HANS-JOACHIM MAAZ
unter Mitarbeit
von Ulrike Gedeon-Maaz

Hilfe!
Psychotherapie

Wie sie funktioniert
und was sie leistet

C.H.BECK

Originalausgabe

© Verlag C.H.Beck oHG, München 2014
Satz: Druckerei C.H.Beck, Nördlingen
Druck und Bindung: Pustet, Regensburg
Umschlaggestaltung: Geviert, Grafik & Typografie, Christian Otto
Umschlagabbildung: © gettyimages
Gedruckt auf säurefreiem, alterungsbeständigem Papier
(hergestellt aus chlorfrei gebleichtem Zellstoff)
Printed in Germany
ISBN 978 3 406 66078 8

www.beck.de

Inhalt

Vorwort

Die Psychotherapie fristet im Medizinbetrieb ein kümmerliches Dasein, sie umfasst gerade einmal circa vier Prozent des Gesamtvolumens der Krankenkassenleistungen. Dabei gehört Deutschland noch zu den wenigen Ländern der Welt, in denen sie überhaupt als Kassenleistung anerkannt und honoriert wird. Denn insgesamt ist Psychotherapie nur in elf EU-Staaten gesetzlich geregelt. Die Weltgesundheitsorganisation WHO geht aber davon aus, dass weltweit etwa 400 Millionen Menschen von einer ernsten psychischen Erkrankung betroffen sind. Die Zahl psychischer krankheitswertiger Symptome ist jedoch wesentlich höher; die Dunkelziffer wird auf 30 bis 40 Prozent der Patienten aller medizinischen Fachgebiete geschätzt. Das heißt auch, dass die Zahl derer, die in einem organmedizinischen Fach landen und dort unnötig oder gar falsch behandelt werden, weil sie eigentlich Psychotherapie bräuchten, etwa jeden dritten Patienten betrifft.

Mit diesem Buch will ich mein Psychotherapieverständnis aus über 40 Jahren praktischer Erfahrung zusammenfassen. Ich will aufklären und informieren und dabei auch uns Psychotherapeuten kritisch sehen, Patienten ernüchtern, die sozialen Verhältnisse anprangern, aber auch Hoffnung machen. Wo keine vollständige Heilung möglich ist, kann Entlastung helfen, wo normabweichende Individualität verfolgt wird, kann Empathie Kontakt ermöglichen, wo Verlassenheit droht, kann Solidarität Halt geben. Und wenn schon die Welt nicht verändert werden kann, so kann ich mich – mit Respekt für alle Begrenzungen – doch verstehen lernen. Wenn manchmal auch die Spaltung zwischen Wissen, Gefühl und Handlung ausgehalten werden muss, so ist das unvergleichlich besser, als begeistert und blind jeder Mode und Verheißung zu folgen. Ich halte Würde für das oberste und wichtigste Lebensziel, und die gewinnt man nicht durch Erfolg und

Leistung, sondern nur durch die individuelle Wahrheit, die es zu finden und zu leben gilt.

«Hilfe! Psychotherapie» entstand auf zweifache Anregung hin. Zum einen wünschten sich die Kolleginnen und Kollegen, die bei mir und meiner Frau in der Aus- und Weiterbildung waren, einen Leitfaden für die psychotherapeutische Praxis, der das Erfahrene und Gelernte zusammenfasst. Zum anderen äußerten viele Patienten die Bitte, für ihre Orientierung einen Ratgeber zur Hand zu haben, der nicht nur gute Hinweise gibt, sondern auch zur kritischen Reflexion auf dem Weg der Selbsthilfe anregt; ein Ratgeber, der einerseits ermutigt und andererseits auch unvermeidliche Begrenzungen anzunehmen lehrt. So habe ich mein psychotherapeutisches Wissen zusammengefasst – und dabei auf andere Literatur vollkommen verzichtet.

Bei den von mir gemachten Erfahrungen stütze ich mich besonders auf die von mir und Kollegen entwickelte «Psychodynamische Einzeltherapie». Mit ihr führen wir mittels psychoanalytischer Grundlagen seit 1984 eine Aus- und Weiterbildung durch, die Theorie, Methodik, Selbsterfahrung und Supervision in mehrjährigen Seminaren praxisbezogen verbindet. Etwa 500 ärztliche und psychologische Psychotherapeuten haben diese Kurse absolviert und mir dabei tiefe Einsicht in das Innenleben von Psychotherapeuten und in die Belastungen und Freuden ihrer Arbeit ermöglicht.

Wesentliches habe ich von meinen geistigen Vätern Sigmund Freud, Wilhelm Reich, Erich Fromm und Horst-Eberhard Richter gelernt und in mein psychotherapeutisches Verständnis und Handeln übernommen. In meiner Arbeit wurde ich durch Jürgen Ott, Kurt Höck, Harro Wendt, Ulrike Beyer, Eva Reich und Walther Lechler geprägt und beeinflusst. Hunderten Kolleginnen und Kollegen sowie Tausenden Patientinnen und Patienten, die mich in ihr Innerstes haben blicken lassen, mit denen ich um Erkenntnisse gerungen habe und deren Entwicklung ich begleiten durfte, verdanke ich den Reichtum an praktischer Erfahrung, den ich immer mehr geschätzt habe als alle Theorie und Wissenschaft.

Mit meiner Frau – Dr. Ulrike Gedeon-Maaz, Psychiaterin, Psychotherapeutin und Psychoanalytikerin – arbeite ich seit 14 Jahren eng zusammen. Mit ihr habe ich dieses Buch konzipiert, sie hat die Fallbeispiele beigesteuert. Unsere theoretische Orientierung und psychotherapeutische Praxis ist, wie gesagt, psychodynamisch ausgerichtet. In der ambulanten Praxis bieten wir als Richtlinien-Psychotherapie die tiefenpsychologisch fundierte Psychotherapie und die analytische Psychotherapie an. In der klinischen Arbeit hatten wir ein multimodales Behandlungskonzept entwickelt, in das Methoden der Körperpsychotherapie, Gestalttherapie, der Bewegungs-, Gestaltungs- und Musiktherapie sowie der Katathym-imaginativen Psychotherapie Eingang gefunden haben, ebenso das Psychodrama und Entspannungsverfahren. Dabei war uns wichtig, keine Polypragmasie, also eine Konzeptlosigkeit verschiedener Methoden und Schulen, zu betreiben, sondern unterschiedliche psychotherapeutische Techniken zu einem psycho- und beziehungsdynamischen Gesamtkonzept zusammenzufassen. Wir haben darauf geachtet, die Anwendung verschiedener Vorgehensweisen nicht auf mehrere Therapeuten zu verteilen, sondern die Behandlung patienten- beziehungsweise gruppenbezogen in «einer Hand» zu belassen – so bleiben eine klare Übertragungsmöglichkeit und Beziehungsarbeit gesichert.

Die stationäre Arbeit unter Bedingungen, die einer Klausur ähneln (sechs Stunden Therapie pro Tag über acht Wochen), hat eine intensive, regressive (auf vergangene Erfahrungen zurückführende) psychotherapeutische Arbeit ermöglicht, mit der ein Zugang zu den frühesten Entwicklungsbedingungen der jeweiligen Patienten gewagt werden konnte. Unter dem Anschein «normaler» Verhältnisse wird zum Beispiel vielen Kindern so Ungeheuerliches und Entsetzliches angetan – und keiner weiß davon oder will etwas davon wissen –, dass ich mich verpflichtet sehe, davon Zeugnis abzulegen. Aus dieser Erfahrung heraus erklärt sich mein unbedingtes Plädoyer für die so wichtige Elternliebe und die Bedeutung optimaler früher Bindung. Deshalb liegt ein Schwergewicht meines psychotherapeutischen Verständnisses auf dem Einfluss von Mütterlichkeit und Väterlichkeit auf die jeweiligen Störungen. Bereits in meinem Buch über den «Lilith-Komplex» habe ich auf die verhängnisvollen Folgen einer mangelhaften und falschen Mütterlichkeit hingewiesen, die weit verbreitet ist, aber meist hartnäckig geleugnet wird.

Um den Lesefluss nicht zu stören, wähle ich, wo Patienten und Patientinnen, Therapeuten und Therapeutinnen gemeint sind, jeweils nur die männliche Sprachform, es soll aber stets die weibliche mitverstanden werden.

Allen Patienten und Kollegen sei herzlich für ihre oft so schmerzvolle Arbeit gedankt. Meiner Sekretärin, Frau Maria Weidner, danke ich für ihre unermüdliche Bereitschaft und Unterstützung bei der Aufbereitung und Niederschrift der Texte.

Wir wünschen uns, dass dieses Buch als ein «Denkmal der seelischen Not» seine Leser findet.

1

Was ist eigentlich Psychotherapie?

Es überrascht mich immer wieder, wie viel Unkenntnis und falsche Vorstellungen mit dem Begriff Psychotherapie verbunden sind. Dabei ist noch ein altes Vorurteil gegen psychische Erkrankungen wirksam: «Ich bin doch nicht verrückt!» Wenn Menschen den Weg zur Psychotherapie gefunden haben, kommt es nicht selten vor, dass sie Befürchtungen äußern, es könnten Bekannte, Arbeitskollegen oder Vorgesetzte davon erfahren, und diese würden dann mit Unverständnis, Abwertungen oder Hohn reagieren. Die Sorge, als «psychisch Kranker» auf dem Arbeitsmarkt an Chancen zu verlieren, ist jedoch berechtigt. Leider.

Als Psychotherapeut in der DDR hatte ich darum gekämpft, dass nicht nur eine Selbsterfahrung von Therapeuten absolviert wird, sondern dass wir uns auch als Patienten begreifen und in einer «Therapie für Therapeuten» ebenfalls tiefere seelische Probleme eröffnet und heilsam durchgearbeitet werden können. Im vereinten Deutschland wurde uns die qualitative Trennung von Patient und Therapeut nahegelegt, es hieß, man sei zum Therapeutenberuf nicht geeignet, wenn man selbst eine Therapie absolviert habe. Meiner Erfahrung nach hat das dazu geführt, dass mancher Kollege seine Selbsterfahrung nur noch sehr formal absolviert, ohne sich darauf tiefer einzulassen.

Es ist notwendig, psychische Erkrankungen nach Ursachen, Störungsgrad und Folgen zu differenzieren. Es gibt sehr schwere, durch organische Erkrankungen (vor allem Gehirnerkrankungen) verursachte Psychosen, die von Fachärzten für Psychiatrie und von psychiatrischen Kliniken behandelt werden. Diese Behandlungen folgen vor allem den medizinischen Erkenntnissen, die zur Therapie organischer Erkrankungen vorliegen und sich auch auf die Verordnung von Medikamenten stützen. Soziothe-

rapie und Psychotherapie sind dabei natürlich auch wichtig, aber
eher unterstützend, begleitend.

Die meisten psychischen Erkrankungen jedoch entstehen aus
krankmachenden Lebensumständen, sind Folgen früher Beziehungsstörungen zu Mutter und Vater, Folgen einer falschen Erziehung oder durch soziale Belastungen bedingt. Dabei handelt
es sich um eine erfahrene seelische Verletzung, um Kränkung
oder Vernachlässigung, um Bedrohungen, Verlassenheit oder
mangelhafte Befriedigung, um erlittene Gewalt oder seelische
Traumatisierung.

Psychotherapie ist die Disziplin, mit der man als Therapeut
helfen will, mit psychosozialen Mitteln die Folgen der genannten
psychosozialen Ursachen zu mildern. Deshalb sind in der Psychotherapie die Kommunikation und die Beziehungsgestaltung
wichtigste therapeutische Mittel. Durch verbale (Gespräche) und
nonverbale (Bewegung, Gestaltungen, Musik etc.) Kommunikation sollen Erinnerungen angeregt, Einsichten und Verständnis
für Ursachen und Zusammenhänge gefördert und die Patienten
zu verändertem Verhalten ermutigt werden.

Psychotherapeuten können Ärzte oder Psychologen sein. Ärztliche Psychotherapeuten haben ein Medizinstudium absolviert,
sind als Ärzte approbiert und haben eine zusätzliche Fachausbil-
dung absolviert, durch die sie Facharzt für Psychiatrie und Psychotherapie und/oder Facharzt für psychotherapeutische/psycho-
somatische Medizin und Psychotherapie geworden sind. Psychologen müssen nach dem Psychologiestudium eine Approbation
als «Psychologischer Psychotherapeut» oder «Kinder- und Ju-
gendlichenpsychotherapeut» erwerben, deren Weiterbildungsbe-
dingungen durch das Psychotherapeutengesetz vom 16. Juni 1998
geregelt sind. Ärztliche und psychologische Psychotherapeuten
können darüber hinaus durch eine spezielle Weiterbildung den
Zusatztitel «Psychoanalyse» erwerben. Um in der vertragsärztli-
chen Versorgung zur Behandlung von Patienten zugelassen zu
werden, besteht eine «Psychotherapie-Vereinbarung» zwischen
der Kassenärztlichen Bundesvereinigung und den Krankenkas-

sen, die die nachzuweisende fachliche Befähigung ärztlicher und psychologischer Psychotherapeuten festlegt.

In Deutschland werden drei psychotherapeutische Verfahren von den Krankenkassen bezahlt:

1. die Verhaltenstherapie
2. die tiefenpsychologisch fundierte Psychotherapie
3. die analytische Psychotherapie

Diese drei Methoden gelten nach den «Psychotherapie-Richtlinien» als wissenschaftlich gesicherte Verfahren, denen ein umfassendes Theoriesystem der Krankheitsentstehung zugrunde liegt und deren spezifische Behandlungsmethoden in ihrer therapeutischen Wirksamkeit belegt sind. Eine Vielzahl anderer Psychotherapieverfahren, die ebenfalls angeboten werden, aber privat bezahlt werden müssen, sind ungeachtet ihrer sehr wertvollen und effektiven Methoden nicht als Kassenleistung anerkannt, weil der jeweilige wissenschaftliche Nachweis ihrer Wirksamkeit (noch) nicht erfolgt oder gelungen ist.

Ärzte und Psychologen sind also gleichermaßen bei erfüllten Voraussetzungen zur Führung der Berufsbezeichnung «Psychotherapeut» berechtigt. Der unterschiedliche Studiengang als Mediziner oder Psychologe hat bei der Ausübung der Psychotherapie insofern noch Bedeutung, als es zu erkennen und zu differenzieren gilt, inwieweit organische Erkrankungen mit psychischer Symptomatik ausschließlich oder begleitend auftreten, ob psychische Erkrankungen somatisierend als körperliche Erkrankung erscheinen oder organische Erkrankungen wesentlich beeinflussen können. Deshalb gehört eine entsprechende medizinische Voruntersuchung und Abklärung ins Vorfeld jeder psychotherapeutischen Behandlung. Der psychologische Psychotherapeut ist verpflichtet, diese medizinische Abklärung durch einen ärztlichen Bericht abzusichern.

Soll Psychotherapie als Leistung der Krankenkassen honoriert werden, müssen körperliche, psychische, psychosomatische Beschwerden und/oder soziale Konflikte als krankheitswertig eingeschätzt werden. Dabei muss die Arbeitsfähigkeit als beeinträchtigt und die Lebensqualität als erheblich gestört erlebt und bewertet werden. Auch die psychotherapeutische Behandlungsfähigkeit des Patienten muss begutachtet und entsprechend bestätigt werden. Die Grenzen zwischen Kranksein oder sich «bloß» belastet, gestört und behindert zu fühlen (einem eher «normalen» Befinden) sind fließend und nicht immer eindeutig zu bestimmen. Sie unterliegen stark einer subjektiven Bewertung. Ich habe nach medizinischen und psychologischen Befunden sehr kranke Menschen kennengelernt, die sich subjektiv wohlfühlen, und Menschen, die erheblich leiden, ohne dass dafür objektivierbare Befunde vorliegen. Besonders schwierig wird die Beurteilung, wenn krankes Verhalten und Erleben als normal angesehen werden, weil Menschen mehrheitlich so sind, oder wenn ein gesundes Abweichen vom Massenverhalten als abnorm diffamiert wird. In pathologischen Gruppen- und Gesellschaftsstrukturen ist das regelmäßig so.

Unser Verständnis von Psychotherapie erfasst die Kassenleistungen als Krankenbehandlung, aber auch die psychotherapeutischen Hilfen für alle Menschen, ohne dass sie als «Kranke» zu verstehen sind. Diese Hilfen können für schwierige Lebenslagen wichtig und nützlich sein, um zu guten Entscheidungen zu finden, die eigenen Möglichkeiten zu entfalten und Begrenzungen akzeptieren zu lernen, um damit Fehlhaltungen, Konflikte und Erkrankungen zu vermeiden.

Deshalb verstehen wir unser Buch nicht nur als Leitfaden für Therapeuten und Ratgeber für Patienten, sondern auch als Lesebuch für alle Interessierten, die Psychotherapie als eine Lebenseinstellung, als eine Grundlage für eine Beziehungskultur nutzen wollen, um ein friedfertiges und befriedigendes Zusammenleben zu erreichen und für sich selbst Entlastung, Entspannung, Zufriedenheit und lustvolle Augenblicke zu finden. Nicht ohne Grund haben ehemalige Patienten einen Verein gegründet, dem sie den Namen «Psychotherapie als Lebensweg» gegeben haben. Damit bekunden sie die Eigenverantwortung und Selbsthilfe für ein gutes Leben trotz aller seelischer Verletztheit und Begrenzung.

Wir sind bemüht, wichtige psychodynamische Hypothesen und Theoreme allgemeinverständlich zu machen. Dabei wollen wir den praktischen Vollzug von Psychotherapie erklären und für uns ganz wichtige Haltungen und Einstellungen hervorheben, die sicher nicht jeder teilen wird. Aber uns geht es nicht um richtig oder falsch oder um «wissenschaftliche Beweise», sondern um zusammengefasste Erfahrungen, an denen man sich orientieren kann oder durch die man zur Auseinandersetzung, zum kritischen Reflektieren und zum weiteren Nachdenken angeregt werden soll.

Psychotherapie als Krankenbehandlung, verwandelt in eine Beziehungskultur des Zusammenlebens, halten wir für die entscheidende Grundlage für eine überlebensfähige demokratische Gesellschaft. Ohne eine solche Beziehungskultur befürchten wir eine Zukunft, in der unbewältigte und oft sogar unerkannte innerseelische Konflikte und Defizite vieler Menschen weiterhin und erneut erhebliche destruktive gesellschaftliche Fehlentwicklungen bewirken. Erkrankungen, sozialer Unfrieden und gewaltsames Ausagieren würden sich vermehren.

Leider hat die Geschichte immer wieder gezeigt, dass spezifische Lebensbedingungen Menschen krank machen und dass psychisch entfremdete Menschen auch weiterhin kranke gesellschaftliche Verhältnisse ausgestalten oder zumindest tolerieren. Wesentliche Verbesserungen können erst gelingen, wenn die psychosozialen Wurzeln der Gesellschaftspathologie verstanden und aufgelöst werden – sonst restaurieren sich die alten Kräfte selbst nach revolutionären Veränderungen wieder und erscheinen nur in einem veränderten sozialen Gewand oder anderer Machtverteilung.

Das Krankhafte wird schwer erkenntlich und hartnäckig geleugnet, wenn es, wie gesagt, zum Massenverhalten geworden ist. Was alle tun, wird wohl gut und richtig sein, gegen den Strom schwimmt es sich eben auch schwer. Und was die Mächtigen durchsetzen, wird schließlich ebenso akzeptiert und befolgt, sodass die mögliche Lüge, der Irrtum, die Verführung – also das

Krankhafte und Destruktive – gar nicht aufgehalten werden können. Diktaturen leben gesellschaftliche Pathologie offen und exzessiv aus, in Demokratien ist die soziale Pathologie oft nur verschleiert. Die freie Meinungsäußerung, Demonstrationen und
Proteste ändern in aller Regel wenig an der Macht der Mehrheiten. Das ist die Achillesferse jeder Demokratie, dass die Mehrheit
abnorme Inhalte prägen kann, dann auch verteidigt, und sich
damit die Pathologie auch demokratisch durchsetzt. Ein demokratisches Gesellschaftssystem kann nur der Fehlentwicklung
entgehen, wenn in psychosoziale Bildung und Reife der Menschen investiert wird, damit die politische Meinungsbildung
nicht durch die seelischen Störungen und Einschränkungen der
Mehrheiten geprägt wird. Denn die verletzte Seele bedarf der
Hoffnung, dafür sind die Lüge und Beschönigung der tatsächlichen Realität unerlässlich.

Wir dürfen nicht übersehen, dass Machtpositionen ganz wesentlich der narzisstischen Kompensation dienen, also der Beschwichtigung seelischer Verletzungen. Deshalb darf niemals auf
die vorgetragenen Motive und Begründungen für politische Entscheidungen vertraut werden. Demokratie lebt von der Meinungsfreiheit und dem Meinungsstreit, die das narzisstische Agieren begrenzen, und Demokratie stirbt an einer psychischen Epidemie, wenn psychosoziale Störungen mehrheitlich dominieren.

Eine therapeutische Kultur bleibt Utopie, weil die Mächtigen
das immer verhindern werden und die Einsichtigen und Willigen
vor der schmerzlichen Erschütterung bitterer Wahrheiten zurückschrecken. So bleibt die Suche nach gesünderen Lebensformen eine ganz persönliche Herausforderung und Verantwortung
mit einem Funken Hoffnung auf einen energetischen Zusammenfluss befreiter Erfahrungen.

Aber auch in der Psychotherapie besteht immer die Gefahr,
einerseits den seelischen Aufschrei, das Erkranken an sozialer Pathologie durch Tröstung und Beruhigung zu verschleiern, andererseits durch wirkliche Erkenntnis einem Patienten sehr viel Belastung zuzumuten. Das ist ein moralisches Dilemma, das ich für

ein zentrales Thema jeder einzelnen Therapie halte. Es muss ganz subjektiv verantwortet werden, sowohl von Patienten als auch von Therapeuten. Wobei Therapeuten anfangs eine ungleich höhere Verantwortung haben, weil sie um diese Schwierigkeit wissen und sie erst allmählich dem Patienten übereignen müssen.

Aus der psychotherapeutischen Arbeit mit einzelnen Menschen und mit Gruppen ist uns eine Erfahrung bittere Wahrheit geworden: Es ist nicht möglich, einem Menschen zu einem besseren Leben zu verhelfen, ohne dass dunkle Gegenkräfte aus dem Innersten sowie aus der engeren oder weiteren sozialen Umwelt dies verhindern wollen oder bestrafen werden. Ich verstehe mittlerweile jede Erkrankung und vor allem alle psychischen Störungen als ein Symptom eines kranken Systems, in dem Genetik, Erziehung, psychosoziale Entwicklungsbedingungen, Werte und Normen einer Gesellschaft mit ihren ökonomischen Verhältnissen wie auch den ideologischen und religiösen Machtmitteln zusammenwirken. Ein Kranker ist immer das Spiegelbild seiner Lebensbedingungen. Art und Häufigkeit von Erkrankungen sind immer Ausdruck der gesellschaftlichen Verhältnisse. So ist Gesundung ohne gesundende Lebensverhältnisse nicht möglich, und einer, der «gesünder» wird als seine Umwelt, dem droht, dass er gemobbt wird. Für mich ist der Christusmord der symbolisierte Ausdruck dieser ungeheuren Wahrheit.

Psychotherapie ist in krankmachenden Lebensverhältnissen also ein Hoffnungsschimmer. Er zeigt sich immer dann, wenn die Bereitschaft besteht, das subjektive Leiden in bittere Wahrheiten, schmerzvolle Gefühle und anstrengende soziale Auseinandersetzungen zu übersetzen. Darin besteht der einzige, aber auch großartige Trost: über die subjektive Wahrheit sein Leben wirklich zu verantworten. Psychotherapie ist niemals nur Kassenleistung zur Behandlung von Krankheiten, sondern stets auch Lebensform: die beharrliche kritische Auseinandersetzung mit Erkrankungen oder Konflikten auf der Suche nach dem aufrichtigsten Weg.

2

Die therapeutische Beziehung

Doch nun zur therapeutischen Beziehung selbst: Eine psychotherapeutische Behandlung muss der Patient bei seiner Krankenkasse beantragen, der gewählte Therapeut diese fachlich begründen, ein Gutachter den Antrag befürworten – und die Krankenkasse bewilligt schließlich die zu honorierende Behandlung.
Diese hat die letzte Entscheidung, sie kann auch eine vom Gutachter nicht befürwortete Behandlung bewilligen oder eine befürwortete verweigern. In aller Regel folgen die Kassen aber der
gutachterlichen Empfehlung.

In unserem Buch beziehen wir uns ausschließlich auf die psychodynamischen Psychotherapien: auf die tiefenpsychologisch
fundierte und die analytische. Der wesentliche Unterschied zwischen diesen beiden Behandlungen liegt in der für einen Erfolg
gebotenen Zielstellung, im Behandlungssetting (siehe S. 52 ff.)
sowie in der Methodik der Therapie. Die Verhaltenstherapie wird
von uns nicht bedacht, weil wir keine ausreichenden Erfahrungen damit haben.

Die tiefenpsychologisch fundierte Psychotherapie verfolgt eine
lediglich begrenzte Zielstellung. Ausgehend von einer aktuellen
Symptomatik oder sozialen Krise, wird auf die innerseelischen
Konflikte oder Persönlichkeitsprobleme des Patienten fokussiert,
deren Inhalte und Wirkungen ihm anfangs noch nicht verständlich sind, da sie unbewussten seelischen Vorgängen entstammen.
Das Behandlungsziel bleibt also auf eine aktualisierte Problematik begrenzt, deren Ursachen und Folgen geklärt werden sollen,
damit der Patient einen Ausweg aus seiner Belastungssituation
finden kann. Therapeut und Patient einigen sich auf einen Be-
handlungsschwerpunkt und kommen in der Regel einmal pro
Woche für 50 Minuten zur Therapie zusammen. Der mögliche

Behandlungsumfang wird von den Krankenkassen in Bewilligungsschritten bestätigt: 25 – 50 – 80 und maximal 100 Stunden.

Eine analytische Psychotherapie hat eine allgemeinere und umfassendere Zielstellung; deshalb sind auch die Bewilligungsschritte der Krankenkassen wesentlich weiter gefasst: 80 – 160 – 240 und maximal 300 Stunden, die in aller Regel zwei- bis dreimal pro Woche absolviert werden. Die Therapie zielt auf die gesamte Persönlichkeitsproblematik eines Patienten, sie muss deshalb die komplette Entwicklungs- und Lebensgeschichte berücksichtigen. Die gestörten Beziehungsformen sollten möglichst in der Übertragung zum Therapeuten erkennbar werden, um diese dann in ihrer Entstehungsgeschichte mitsamt den Folgen zu verdeutlichen und gefühlsmäßig zu verarbeiten. Dadurch gewinnt der Patient Erfahrungen, um günstigere Beziehungsmöglichkeiten zu finden. Eine tiefenpsychologisch fundierte Psychotherapie bietet sich also an, wenn ein begrenzter Konflikt behandelt werden kann (konfliktorientierte Therapie), eine analytische Psychotherapie dagegen, wenn eine therapeutische Veränderung der Gesamtpersönlichkeit des Patienten angestrebt wird (strukturorientierte Therapie).

Es gibt zunehmend Tendenzen, sehr wirkungsvolle Techniken und Methoden aus psychotherapeutischen Verfahren, die aber nicht als Richtlinien-Verfahren anerkannt sind, zum Beispiel aus der Körperpsychotherapie, der Gestalttherapie oder der Katathym-imaginativen Psychotherapie, in die tiefenpsychologisch fundierte und die analytische Psychotherapie zu integrieren. Das wird auch von uns praktiziert. Die Traumatherapie ist ebenfalls kein Richtlinien-Verfahren, jedoch lassen sich mittlerweile traumatherapeutische Techniken in die Richtlinien-Verfahren integrieren, sofern das psychodynamische Grundverständnis für die Behandlung gewahrt bleibt. Neben traumatisierenden Erlebnissen müssen nämlich immer auch die entwicklungs-, konfliktdynamischen und strukturbedingten Störungen berücksichtigt werden.

Was Psychotherapie eigentlich ist und wie sie wirkt beziehungsweise was sie bewirkt, ist vielen unverständlich. Es ist auch schwer zu erklären. Exakte Aussagen dazu sind kaum möglich, das Objektivierbare bleibt spärlich. Psychotherapie ist und bleibt – darin liegt ihre Faszination – etwas subjektiv Menschliches, ein Beziehungsgeschehen zwischen zwei Menschen (in der Gruppe zwischen mehreren Menschen), ein intersubjektiver Vorgang mit einer kaum jemals genau vorhersehbaren Dynamik. Nie kann Psychotherapie als ausreichend sicher, als richtig oder falsch, als geboten oder verboten, als wirklich hilfreich oder doch hinderlich eingeschätzt werden. Das subjektive Erleben, die Wirkungen und die Folgen der Begegnung zwischen Patient und Therapeut geben jedoch wichtige Informationen über den Wert der Beziehung und mithin auch der Therapie. Für den Therapeuten erwächst daraus Erfahrungswissen, das für seine Arbeit in der Regel wichtiger ist als alle Theorie. Dass Psychotherapie wirkt, ist wissenschaftlich gesichert. Ihre individuelle Anwendung aber bleibt eine Kunst und ist von ganz subjektiven Wirkfaktoren abhängig.

Beziehung ist demnach das Schlüsselerlebnis für die psychotherapeutische Arbeit. Beziehung aber entzieht sich letztlich allen Manualen, allen Regeln und Vorschriften und insbesondere erlernbaren Techniken. Therapeutische Methoden und Interventionen sind nicht an sich wirksam, sondern nur Vehikel, die Beziehung transportieren. So kann dieselbe therapeutische Technik bei verschiedenen Patienten sehr unterschiedliche Reaktionen zeitigen. Auch wird eine gelernte therapeutische Technik von jedem Therapeuten anders verstanden und angewendet. Therapeuten lernen natürlich Methoden, aber sie sind gut beraten, darin nur Hilfsmittel zu sehen, wie sie mit Patienten in eine hilfreiche Beziehung kommen.

Was aber ist hilfreich? Auch das bleibt eine Sache subjektiver Bewertung. Patienten und/oder Therapeuten können eine Entwicklung als sehr hilfreich erleben, die sich letztlich dann doch als Sackgasse erweist. Der Therapeut handelt etwa nach seiner theoretischen Überzeugung (er gibt eine ihn selbst überzeugende

Deutung) und ist zufrieden bis stolz auf seine erlernten Fähigkeiten. Aber wie seine Deutung beim Patienten ankommt und verstanden wird, liegt nicht in seiner Macht. Oder der Patient fühlt
sich in einer Abwehrleistung vom Therapeuten bestätigt – zum
Beispiel in einer Behauptung wie: «Das stimmt für mich so, das
lasse ich mir auch nicht ausreden!» – und erlebt die therapeutische Zusammenarbeit als hilfreich. Aber in Wirklichkeit wird er
nur in einer verzerrten Wahrnehmung oder trotzigen Haltung
bestärkt und damit an tieferer Einsicht gehindert.

Hilfreich ist also nicht gleich hilfreich. Die subjektive Einschätzung kann durchaus ein Symptom der neurotischen Störung sein, und zwar gleichermaßen beim Therapeuten wie beim
Patienten. Wir müssen mehr Zweifel und Unsicherheit bei der
Beurteilung zulassen, annehmen, dass unser Wissen nie ausreichend sicher ist, und auf den Verlauf, die Entwicklung warten.
Genauso müssen wir aber auch zu unerwarteten Erkenntnissen
und schmerzlichen Einsichten bereit sein und die Zusammenarbeit immer wieder neu daraufhin justieren, was der Patient wirklich sucht, braucht und aushält und was der Therapeut noch verstehen, akzeptieren und verkraften kann.

Dabei sind stets die Wirkungen therapeutischer Erkenntnis
und Veränderung zu berücksichtigen. Wie wird jemand mit
neuen Einsichten und vor allem mit den Reaktionen wichtiger
Bezugspersonen auf sein verändertes Verhalten fertig? Psychotherapie geschieht nicht in einem luftleeren Raum, sondern immer
in einem sozialen Netzwerk, das nicht nur aus Nahestehenden,
sondern auch aus sozialen Regeln und Zwängen besteht. Was zunächst subjektiv als richtig und befreiend erlebt wird, kann im
sozialen Kontext als gefährlich und sehr belastend erfahren werden. Die Kräfte, die ursprünglich zu neurotischen Fehlentwicklungen geführt haben, sind keineswegs nur in den Eltern, sondern darüber hinaus in vielen Personen und Strukturen der sozialen Realität verkörpert.

So nimmt das systemische Denken in der Psychotherapie einen wichtigen Raum ein. Ein leidender Mensch ist aus dieser

Perspektive eben nicht nur ein Individuum mit belastenden Erfahrungen, sondern ein Teil in einem belastenden System, das etwa die Partnerschaft, die Familie, das Arbeits- und Berufsmilieu, die soziale Gruppe und natürlich die Gesellschaft mit ihren Normen, Geboten und Verboten einschließt. Der einzelne Patient ist dann Symptomträger des pathogenen Systems. Infolgedessen glauben er selbst und das soziale Umfeld, es handele sich um einen Kranken in sonst normalen Verhältnissen. Eine verhängnisvolle Kurzsicht! Denn wenn es dem Einzelnen gelingt, seine individuellen Symptome zu überwinden, wird er in der Regel für alle wesentlichen Bezugspersonen erst recht zum Problem. Denn jetzt wird das Gestörte bei den «Normalen» deutlich – jedenfalls für den Patienten erkennbar –, und nicht selten entbrennt daraufhin ein heftiger Konflikt, der den ehemals Kranken erneut zum Symptomträger eines gestörten Beziehungssystems macht. Oder er lässt den mittlerweile Gesundeten zum Kritiker von jenen Personen seiner Umwelt werden, deren Verhalten er als problematisch beziehungsweise gestört erkannt hat. Nicht selten zerbrechen daran Partnerschaften, Familienmitglieder gehen auf Distanz, bisherige Arbeitsverhältnisse werden nicht mehr akzeptiert. Die Abnormität gesellschaftlicher Verhältnisse lässt sich nicht länger übersehen. Es gibt eine alte psychoanalytische Weisheit, die sinngemäß besagt, dass neurotisches Elend durch Therapie in reales Leid verwandelt wird.

Der deutsche Vereinigungsprozess war in dieser Hinsicht eine Art Massenversuch: In der DDR litten viele Menschen unter der Anpassung und Unterwerfung, der Enge und Repression. Gelang es dem Einzelnen, durch Therapie autonomer, selbstbewusster, offener und kritischer zu werden, erhöhte diese Entwicklung auch den gesellschaftlichen Anpassungsdruck, oder er galt als politisch-ideologisch «subversives Element». Mit der Verwestlichung waren aber plötzlich andere Werte und Normen von Bedeutung: Nun musste der Einzelne möglichst eigenständig, souverän, durchsetzungsfähig, clever und gerissen sein, um im sozialen Wettkampf eine Chance zu haben. Bislang kultivierte

Verhaltensweisen wie Schwäche, Abhängigkeit, Unsicherheit, Ängstlichkeit oder Hilfsbedürftigkeit zu zeigen und auszuleben, wurden nun zum Verhängnis für den «humanen» Marktwert im Wettbewerb um Arbeitsplätze.

Therapeutische Ziele, seien es Wunschvorstellungen des Patienten, seien es Erwartungen und Vorstellungen des Therapeuten, sind in hohem Maße von den Verhältnissen abhängig, in denen man lebt. So kann ein psychisch relativ gesunder Mensch zum Störenfried in einengenden Umweltverhältnissen werden oder ein sozial sehr erfolgreicher Mensch psychisch erheblich gestört oder krank sein. Erkennbar wird das jeweils erst, wenn die Verhältnisse sich ändern oder der Erfolg verloren geht. Die von unserem Mediensystem erst gehätschelten, dann abservierten Prominenten sind diesbezüglich die besten Beispiele.

Eine Psychotherapie wird also Wunschziele des Patienten in kritischer Auseinandersetzung mit den individuellen und sozialen Realitäten relativieren müssen. Ein guter Psychotherapeut ist stets dazu bereit, seine Vorstellungen davon, wie ein Mensch leben soll und kann, kritisch zu hinterfragen und zu revidieren. Dies bleibt die Aufgabe einer nie abzuschließenden Verständigung in der therapeutischen Zusammenarbeit. Manche Therapeuten – vor allem solche mit einer eher orthodoxen psychoanalytischen Einstellung – glauben, sich dieser Problematik dadurch entziehen zu können, dass sie eine wertfreie, tendenzlose, neutrale Einstellung gegenüber dem Patienten einnehmen. Ich halte das für eine Illusion. Um sie zu erfüllen, müsste sich der Therapeut nahezu entmenschlichen in dem Glauben, jede Haltung, die den Patienten beeinflussen würde, ablegen zu können. Außerdem würde man ihm mit einer solch aufgesetzten Neutralität eine wesentliche Beziehungsdynamik vorenthalten, die er zur Auseinandersetzung und Orientierung jedoch braucht.

Der Therapeut benötigt zum einen große Geduld und Toleranz, um dem Patienten ausreichend Freiheit zu lassen. Zum anderen bedarf er der permanenten Selbstkorrektur seiner Einstellungen und Haltungen. Was der Therapeut im Kontakt mit dem

Patienten denkt und fühlt, wird sich diesem stets übermitteln, auch wenn davon explizit nie die Rede ist. Er ist besser beraten, seine mögliche Tendenz zu reflektieren, statt eine Tendenzlosigkeit einnehmen zu wollen. Er sollte auch seine Machtbedürfnisse kennen und um seine reale Macht wissen, statt einen machtfreien Raum vorzugaukeln. Ob, wann und wie er seine Macht kommuniziert und zur Auseinandersetzung mit dem Patienten bringt, gehört zur therapeutischen Verantwortung. Er wird in besonderer Weise zur Ehrlichkeit und Offenheit gefordert, wenn der Patient seine Wahrnehmung und seine Fantasien dazu zur Sprache bringt. Der Therapeut wird natürlich nicht alles von seinem Erleben offenbaren können, aber was er mitteilt, muss echt und wahr sein und darf nicht allein einer theoretischen Überlegung folgen oder gar seiner psychischen Abwehr dienen. Deshalb braucht er eine fortdauernde kritische Selbsterfahrung der eigenen Werte und Einstellungen.

Der Therapeut, der sich für ganz «neutral» hält, ist gefährlich, da seine wirkliche Haltung die Beziehung unterschwellig beeinflusst und der Patient dadurch unerkannt manipuliert wird. Ein Patient wird immer die Position des Therapeuten erspüren und sich auch ganz unbewusst führen lassen – zustimmend oder ablehnend. Aus diesem Grund wird im therapeutischen Prozess die klärende Auseinandersetzung so wichtig.

Psychotherapie ist also ein höchst subjektives Geschehen, belastet von einem unsicheren Ausgang und unerwarteten Folgen. Allgemein gültige Bewertungen der therapeutischen Arbeit werden der psychotherapeutischen Realität genauso wenig gerecht wie etwa Manuale, die festlegen, wie bestimmte Symptome oder Störungen zu behandeln sind. Eine erfolgreiche Entwicklung kann durch Psychotherapie angeregt und unterstützt werden, wenn der Patient eine hilfreiche Beziehung erlebt. Und dies ist relativ unabhängig von den Theorien des Therapeuten und seinen Methoden. So muss man davon ausgehen, dass zwischen dem, was theoretisch durch Psychotherapie geschehen und wirken soll, und dem, was wirklich wirkt – im Guten wie im Schlechten –,

erhebliche Unterschiede bestehen können. Die reflektierte therapeutische Beziehung wird also immer im Mittelpunkt stehen
müssen.

Denn, ganz ehrlich gesagt, was wissen wir vom Menschen?
Was wissen wir darüber, warum welche therapeutische Intervention wie wirkt? Wie wird die Beziehung gerade erlebt, und mit
welchen Auswirkungen? Was geht im anderen Menschen tatsächlich vor? Ich kann das ja nicht einmal an mir selbst umfassend
und mit Sicherheit wahrnehmen und beschreiben. Therapeuten
sollten sich nicht so viel einbilden und sich in ihrer Kompetenz
nicht so sicher fühlen. Eher passt zu ihnen eine kreative, su-
chende Unsicherheit und die Bereitschaft, Überraschungen zu
akzeptieren.

Das gilt auch für ihren Gegenpart: Patienten neigen zu Anfang
einer Therapie zu maßlosem Vertrauen und zur Delegation von
Verantwortung. Das ist ihrer Not geschuldet und demzufolge in
Ordnung. Im Prozess ihrer therapeutischen Entwicklung sollten
sie jedoch immer kritischer prüfen, wie der Therapeut sich verhält und was für sie selbst davon nützlich und hilfreich ist und
was nicht. Wenn ein Patient in einer Krise alles, was vom Therapeuten kommt, zunächst dankbar annimmt, dann ist das gar
nicht anders denkbar – selbst wenn dadurch das wirkliche Problem abgewehrt wird. Aber im weiteren Verlauf kann eine Therapie ohne Irritation und Destabilisierung des Patienten keine
wirkliche Therapie sein. Eine solche führt zwangsläufig zur Erkenntnis verleugneter seelischer Verletzungen. Eine therapeutisch
unumgängliche seelische Erschütterung setzt eine vertrauensvolle
Zusammenarbeit voraus, die erst miteinander gewonnen werden
muss.

Doch Vorsicht: Einige Patienten sind in ihrer seelischen Struktur so nachhaltig geschwächt, dass sie unbedingt Halt in der therapeutischen Beziehung brauchen und keiner Belastung ausgesetzt werden dürfen. In diesen Fällen sind auch Deutungen innerseelischer Vorgänge und die Regression (das Zurückfallen) auf
frühkindliche Zustände unbedingt zu vermeiden. Der betref-

fende Patient könnte dies gar nicht verarbeiten, dafür fehlen ihm die innerseelischen Voraussetzungen. Die Therapie gleicht dann einer Krücke für einen Gehbehinderten. Aber immerhin, auf diese Weise können auch seelisch schwer verunsicherte und verletzte Menschen lernen, durch mitmenschliche Hilfe ausreichend gut zu leben.

Über den subjektiven Charakter von Psychotherapie ist genug gesagt. Ich wende mich nun den Erfahrungen zu, die für eine erfolgreiche Psychotherapie wichtig sind, ohne gleich einen objektivierbaren Wert behaupten zu wollen. Die notwendigen Einstellungen sowie die möglichen «Techniken», die Therapeut und Patient wissen und beachten sollten, sind vonseiten des Patienten folgende:

- Der Patient sollte Motivation mitbringen oder sich diese erwerben. Viele werden vom Hausarzt überwiesen oder von Familienangehörigen, manchmal sogar von Vorgesetzten oder Gerichten geschickt. Solange kein eigener Therapiewunsch vorhanden ist, ist die Therapie nicht erfolgversprechend. Ein Patient muss sagen: «Ja, ich will Psychotherapie! Ich leide so sehr an Lebensproblemen oder Beschwerden, die allein medizinisch nicht zu behandeln sind, die ich nicht mehr verstehe und allein bewältigen kann, dass ich Hilfe brauche.» Ohne subjektiven Leidensdruck sollte keine Psychotherapie versucht werden.
- Der Patient muss verstanden haben, dass er nicht gesund «gemacht» werden kann, dass sich Psychotherapie nicht verordnen lässt, sondern dass es im Grunde um Hilfe zur Selbsthilfe geht, für die er bereit sein muss.
- Für die notwendige Selbsthilfe bekommt der Patient von seiner Krankenkasse bezahlte Zeit und entsprechenden Raum mit Begleitung durch einen Therapeuten zur Verfügung gestellt.
- Der Patient muss akzeptiert haben, dass er sich sprachlich mitteilen oder zu nonverbalen Informationen bereit sein muss,

etwa durch den Ausdruck von Gefühlen oder auf dem Weg der Selbsterfahrung über Bewegung, Gestaltung oder Musik. Dabei ist er gehalten, vor allem von sich zu sprechen, sein Erleben und Befinden mitzuteilen, weniger über andere oder anderes zu reden.

- Die sprachliche Mitteilung umfasst vor allem Erinnerungen aus der eigenen Lebensgeschichte, die kritische Reflexion über das Erlebte, über die eigene Lebensform. Im Grunde stehen alle Erfahrungen zur kritischen Analyse an: warum, weshalb, wieso, woher. Welchen Wert haben sie, welche Überzeugung hat man selbst? Dabei sollte nichts tabu sein. Die ideale Einstellung zur Therapie ist eine unzensierte Mitteilung aller Assoziationen und Gedanken. Das erfüllt kein Patient (damit wäre er schon kein Patient mehr), aber das Bemühen darum gibt der therapeutischen Arbeit die Richtung vor. Das heißt aber auch, die Anstrengung, die eigentliche therapeutische Arbeit liegt beim Patienten.

- Indem der Patient sich erinnert und befragt, reflektiert und mitteilt, werden zugleich Gefühle aktiviert, die er wahrzunehmen und auszudrücken lernen sollte: Dadurch wird es ihm ermöglicht, sich umfassender zu verstehen – und er erfährt zugleich eine emotionale Entlastung.

- Der Patient muss die in der Therapie gewonnenen Erkenntnisse dahingehend überprüfen, ob und wie sie in seiner sozialen Realität lebbar sind. Gegebenenfalls muss er um die Weiterentwicklung und die entsprechende Anpassung oder Durchsetzung seiner Erkenntnisse ringen. Das Ergebnis jeder gelungenen Therapie ist Übung, Übung und nochmals Übung. Ohne Anstrengung mit dem Ziel realer Veränderung sind psychotherapeutische Erfolge nicht nachhaltig.

Der Patient muss anfangs überzeugt werden, er muss daran glauben, dass im Sich-Mitteilen, Sich-Reflektieren, im Gefühlsausdruck und im Üben von Verhaltensänderungen die psychotherapeutische Arbeit besteht. Seine Mitarbeit ist entscheidend für den Erfolg. Den Patienten dafür zu gewinnen gehört zur Kunst des Therapeuten. Psychotherapie wirkt also dadurch,

- dass man sich vertrauensvoll mitteilen kann (und muss) – das ist schon Entlastung an sich;
- dass zugehört wird im Bemühen zu verstehen, was der Patient denkt, meint und empfindet, sodass er sich verstanden fühlen kann (was viele Menschen nie wirklich erleben durften);
- dass man zum Reflektieren angeregt, ermutigt und unterstützt wird, sodass Zusammenhänge entdeckt werden können;
- dass Zeit und Raum zur Verfügung stehen, um sich zu erinnern, zu assoziieren, um die mögliche Bedeutung von Gedankenbruchstücken, Einfällen, Fantasien und Träumen zu erforschen;
- dass man sich selbst wahrnehmen, das eigene Erleben und Befinden spüren und aufkommenden Gefühlen Ausdruck geben kann;
- dass neue Beziehungserfahrungen und davon ausgehend neue Verhaltensweisen möglich werden und erprobt werden können.

Aus der Sicht des Patienten ist Psychotherapie:
- eine aktive, reflektierte Beziehung;
- Erkenntnis und emotionale Abreaktion;
- Übung;
- die Übernahme von Verantwortung für verändertes Verhalten;
- Selbsterkenntnis und Selbstveränderung;
- Erkenntnis der Wirklichkeit und Akzeptanz von Begrenzung;
- Entwicklung eigener Möglichkeiten unter Beachtung der sozialen Bezogenheit.

Auf einen Punkt gebracht: Psychotherapie ist vor allem anstrengende, belastende Arbeit für den Patienten. Sie wird ausgefüllt durch die Suchhaltung des Patienten, die zu Erkenntnissen, Gefühlen und zur Verhaltensänderung führt.

Was Psychotherapie hingegen nicht ist:
- Eine Methode, die passiv verändert oder gar gesund macht.
- Eine Form der Beratung mit Hinweisen auf richtiges oder falsches Verhalten.
- Ein garantierter Weg zu Beschwerdefreiheit, Gesundheit, Zufriedenheit und zum Glück (vielmehr ist sie die Erkenntnis über hinderliche und förderliche Umstände auf diesem Weg).
- Die Beseitigung erlittener Not und schmerzvoller Verletzungen (stattdessen ist sie das Suchen, Finden und Erlernen von Möglichkeiten, trotz allem so gut wie möglich leben zu lernen).
- Die Chance zur Veränderung der «Welt», wahlweise des Partners, der Familie, der Umwelt oder der gesellschaftlichen Verhältnisse. Eher ist sie eine Möglichkeit, sich so anzupassen oder zu widersetzen, dass man nicht krank werden muss, im Sinne von: «Ich kann niemanden und nichts verändern außer mich selbst – und das hat Auswirkungen auf die Umwelt.»

Auf diesem anspruchsvollen und anstrengenden Erkenntnis- und Befreiungsweg sollte der Therapeut hilfreicher Begleiter sein. Diese Funktion erfüllt er am besten, wenn
- er zuzuhören gelernt hat (auf das hört, was der Patient meint);
- er empathisch ist, sich also in das Erleben des Patienten einfühlen kann;
- der Therapeut sich zurückhalten kann und sich selbst nicht so wichtig nimmt, um dem Patienten Freiraum zu lassen;
- er beziehungsfähig ist und menschlich authentisch, statt nur professionell zu reagieren. Natürlich braucht der Therapeut theoretisches Wissen und praktische Erfahrung, all das darf aber nicht zur therapeutischen Ideologie werden, sondern dient nur der Orientierung. Das Maß für therapeutische Interventionen ist nicht die Bedürftigkeit des Therapeuten (zum Beispiel wichtig zu sein!), sondern die Entwicklung des Patienten. Dabei ist das Nützliche und Hilfreiche für den Patienten immer auch kritisch zu sehen: Ein Patient kann subjektiv sehr

zufrieden sein, weil er in seiner Abwehr therapeutisch unterstützt worden ist, oder er kann ziemlich ärgerlich und enttäuscht reagieren, weil ihm eine bittere, aber notwendige Wahrheit widergespiegelt wird.

- er über eine Vielzahl therapeutischer Interventionsmöglichkeiten verfügt, die er situativ und dynamisch anbietet, ohne auf bestimmte therapeutische Regeln und empfohlene Interventionen festgelegt zu sein.

Aus der Sicht des Therapeuten ist Psychotherapie:
- Geduld und Toleranz;
- Zuhören und Empathie;
- Ermutigung, Unterstützung, Konfrontation und Begrenzung;
- eine ehrliche Beziehung, in deren Mittelpunkt der Patient steht.

Der Therapeut bleibt in aller Regel zurückhaltend, abwartend; bei Bedarf stellt er seine Erfahrung zur Verfügung, belastet den Patienten aber nicht mit Persönlichem und Privatem.

Auf einen Punkt gebracht: Psychotherapie ist für den Therapeuten Beziehungskunst, um den Patienten Entwicklung zu ermöglichen und Begrenzung zu akzeptieren zu lehren.

Psychotherapie wirkt also durch eine Beziehungskultur, wie sie der Patient vorher nie kennengelernt hat und die in der gesellschaftlichen Realität sehr selten geworden ist. Deshalb bringt erfolgreiche Therapie reale Belastungen für den Einzelnen mit sich und ist stets eine kritische Herausforderung der sozialen Realität.

3

Wie finde ich «meinen» Psychotherapeuten?

Die Suche nach einem Psychotherapeuten ist relativ einfach: Internet, Telefonbuch, Therapeutenlisten bei der zuständigen Ärztekammer oder der Kassenärztlichen Vereinigung. Es empfiehlt sich auch, persönlichen Empfehlungen zu folgen. Aber kein Psychotherapeut ist für alle Patienten gleich geeignet. Eine Faustregel lautet: Jeder Psychotherapeut ist für etwa ein Drittel aller Patienten sehr gut, für ein weiteres Drittel akzeptabel und für ein Drittel nicht wirklich hilfreich.

Empfehlenswert ist, sich im Vorfeld bereits Gedanken zu machen, welche der drei von den Krankenkassen bezahlten Psychotherapie-Methoden am besten zur eigenen Problematik passt. Natürlich kann man das als Laie nicht hinreichend wissen und ist auf Beratung angewiesen. Die Art und Weise, wie diese erfolgt, ist aber bereits ein Kriterium dafür, ob man an den richtigen Therapeuten geraten ist. Natürlich möchte jeder «seine» Methode verkaufen, davon lebt er schließlich. Seriös ist der Therapeut jedoch erst, wenn er die anderen Methoden, die nicht zu seinem Repertoire gehören, mitbedenkt und darüber angemessen informiert. Schlägt er eine andere Methode vor, als er selbst anbietet, dann darf das wohl als ein Hinweis auf seine Qualifikation gewertet werden. Die sogenannte «Warteliste» ist dabei aber ebenfalls zu bedenken. Hat ein Therapeut eine lange Warteliste, bis ein Therapieplatz frei wird, spricht das durchaus für seinen guten Ruf (aber nicht zweifelsfrei, denn Therapieplätze sind immer noch knapp). Jedenfalls wird er freier darin sein, einem Patienten auch andere Methoden nahezulegen (und damit andere Therapeuten). Hat ein Therapeut hingegen noch viele freie Plätze, ist das Risiko selbstverständlich größer, dass er den Patienten braucht, um auf seine Einkünfte zu kommen.

Alter und Geschlecht des Therapeuten spielen eine wichtige Rolle bei der Therapeutensuche. Aber das ist nicht so einfach. Wer unbedingt zu einem Mann oder einer Frau will, kann damit einen spezifischen Widerstand gegenüber dem abgewählten Geschlecht signalisieren. Dann könnte es für den Therapieerfolg geradezu geboten sein, einen Therapeuten des «gemiedenen» Geschlechts zu wählen, da sich bereits in der Geschlechterwahl ein Konfliktfeld ankündigt, um das es in der Therapie gehen muss. Aber ein Patient hat zu dieser Thematik in aller Regel noch keinen Zugang, er entscheidet nach seinem Gefühl. Der Therapeut dagegen weiß um die Bedeutung der Geschlechterrolle in einer therapeutischen Beziehung und muss sie bedenken, womöglich auch mit der Empfehlung, besser zu einem Mann oder einer Frau zu gehen. Auf jeden Fall sollte darüber zwischen Therapeut und Patient gesprochen werden, um Argumente für oder wider das jeweilige Geschlecht des Therapeuten zu finden, diese zu verstehen und in der weiteren Arbeit zu berücksichtigen.

Warum ist das Geschlecht so wichtig? In fast jeder Therapie spielen der Einfluss von Mutter und Vater auf die eigene Entwicklung, Fragen nach der eigenen Weiblichkeit und Männlichkeit, der eigenen Mütterlichkeit und Väterlichkeit eine wichtige Rolle. Als Faustregel mag hier gelten, dass man mit einer Therapeutin die Beziehung zur Mutter und Fragen der eigenen Weiblichkeit und Mütterlichkeit besser bearbeiten kann als mit einem Therapeuten. Und das mag ebenso für das männliche Geschlecht zutreffen. Dass Probleme mit Männlichkeit und Väterlichkeit bei einem Therapeuten mehr Verständnis finden, ist aber kein Gesetz. Man kann nicht wissen, ob derjenige selbst mit dem eigenen Geschlecht beziehungsweise der Elternfunktion im Reinen ist. Wichtiger ist deshalb, wie die Verständigung zwischen Therapeut und Patient über diese Themen gelingt. Dabei ist in erster Linie die Offenheit des Therapeuten gemeint, auf Fragen nach seiner Kompetenz und Einstellung angemessen Auskunft zu geben, besonders dann, wenn der Therapeut in manchen Bereichen wenig Erfahrung hat. Ein Mann mag gute mütterliche Seiten haben –

und doch bleibt ihm das Muttersein fremd. Eine Frau mag väterliches Verhalten in ihrem Repertoire haben – und dennoch bleibt ihr die Innenwelt eines Vaters verschlossen. Selbst bei bester Empathie kann man sich beim Einfühlen immer nur annähern. Deshalb sollte sich kein Therapeut einbilden, seinen Patienten jemals wirklich verstehen zu können, und kein Patient darf erwarten, ganz und gar verstanden zu werden. Die konflikthafte Spannung zwischen Hoffnung und Realität gehört zum Kern der therapeutischen Arbeit.

Die Geschlechtsidentität des Therapeuten spielt auch bei allen Partnerschafts- und sexuellen Konflikten eine wichtige Rolle. Die Scham, einer Person des anderen Geschlechts sexuelle Schwierigkeiten und als problematisch erlebte Fantasien anzuvertrauen, erschwert häufig die therapeutische Beziehung. Bei Partnerschaftsauseinandersetzungen gibt es zudem die Befürchtung, der Therapeut könne von einer Solidarität mit dem eigenen Geschlecht beeinflusst sein. Sind beispielsweise schwule Patienten bei homosexuellen Therapeuten und lesbische Patientinnen bei lesbischen Therapeutinnen besser aufgehoben – oder gerade nicht? Anfangs werden solche Bedenken auf jeden Fall beachtet und manchmal bei der Therapeutenwahl berücksichtigt werden müssen, doch ist das noch keine Garantie für einen guten Therapieverlauf. Denn jeder Therapeut wird, wie gesagt, bei Fragen der Geschlechtsidentität, Partnerschaft und Sexualität mit eigenen Belastungen zu ringen haben, sodass eine Patientin von einer Therapeutin und ein Patient von einem Therapeuten ungünstig beeinflusst werden können. Auch hier gibt es nur einen Rat: Am Anfang muss Vertrauen zueinander durch kritische Auseinandersetzung miteinander erworben werden.

Ähnlich wie die Frage nach dem Geschlecht ist das Alter des Therapeuten ein wichtiges Thema. Ältere Therapeuten haben mehr Erfahrung und eignen sich in der Regel besser für Mutter- und Vater-Übertragungen (dazu später mehr). Aus Furcht vor dem erinnerten Einfluss von Mutter und Vater mag die Wahl manchmal auf einen jüngeren Therapeuten fallen, der besser im

Sinne einer Geschwister-Übertragung oder als potenzieller Partner fantasiert werden kann. Der Patient wird in der Regel nicht
wissen, aus welchen unbewussten Motiven heraus er Alter und
Geschlecht des Therapeuten wählt. Der Therapeut jedoch muss
die potenzielle Bedeutung berücksichtigen und angemessen zur
Sprache bringen. Bei einem sehr jungen Therapeuten ist es für
einen älteren Patienten natürlich schwieriger, eine Mutter- oder
Vater-Übertragung zu entwickeln (was ja unbewusst geschieht),
und es gibt auch die Scheu des Anfängers, sich als Übertragungs-Mutter oder -Vater zu verstehen.

Wir sehen: Die entscheidende Frage, wie man den richtigen
Therapeuten findet, ist eine höchst subjektive – genauer: intersubjektive – und mithin dynamische Angelegenheit. Das heißt,
sie kann nicht sofort und für alle Zeit beantwortet werden. Der
Therapeut muss das Gefühl haben, den jeweiligen Patienten gut
verstehen und annehmen zu können, er sollte keine Angst vor
ihm haben und ihn auch nicht allzu sympathisch finden (das
heißt, sich durch den Patienten nicht verführt zu fühlen, eigene
Wünsche und Bedürfnisse auf ihn zu projizieren). Und ebenso ist
der Patient anfangs unbedingt darauf angewiesen, dass ihn der
Therapeut versteht und annimmt und dass seine Hinweise für
ihn gut verständlich sind. Therapeut und Patient müssen ein Arbeitsbündnis eingehen, damit ihre Zusammenarbeit fruchtbar
werden kann. Das Bündnis bedarf formaler Absprachen und Vereinbarungen, die für beide verbindlich sind. Aber viel stärker
geht es zu Beginn um die noch unreflektierte «Chemie» zwischen
beiden Vertragspartnern. Da spielen unbewusste Faktoren eine
erhebliche Rolle, die erst unverständlich, aber für den Start entscheidend sind: Hoffnungen, Überzeugungen, Vertrauen, Verständnis und Verständigung.

Für den Patienten ist es also wichtig, dass er so offen wie möglich sein Anliegen vorträgt, seine Fragen stellt, seine Bedenken
äußert, seine Zweifel, Ängste und Vorurteile zu erkennen gibt –
und dabei erfährt, wie hilfreich und einfühlsam der Therapeut
darauf reagiert. Gerade die sehr verschlossenen, misstrauischen

und vorsichtigen Patienten mit viel Angst und Scham werden registrieren, wie der Therapeut damit umgeht. Der «erste Eindruck» – Werde ich in meinem Anliegen verstanden und bekomme ich verständliche und überzeugende Informationen? – ist für den Patienten ein Ansatzpunkt dafür, ob er beim «richtigen» Therapeuten gelandet ist.

Stellt sich jedoch kein positives Gefühl ein, sollte der Patient sich nicht scheuen, andere Therapeuten aufzusuchen. Sogenannte probatorische Sitzungen (also zur Probe und Prüfung) können mehrfach (also bei verschiedenen Therapeuten) in Anspruch genommen werden. Ein gutes Gefühl ist für den Beginn einer Therapie ganz wichtig, denn in ihrem Verlauf lassen sich dann Spannungen, Konflikte, Ärger und Enttäuschungen zwischen Therapeut und Patient nicht vermeiden. Es spricht immer für einen intensiven Therapieprozess, wenn auch die negativen Übertragungen bearbeitet werden können. Ist das grundlegende Vertrauen gegeben, lässt sich das in aller Regel ohne Therapieabbruch durchstehen. Und stellen sich im Verlauf des Therapieprozesses Ärger und Enttäuschung beim Patienten ein, dann sollte er auf keinen Fall weglaufen, sondern alle Bedenken gegenüber dem Therapeuten vorbringen und ihn mit seiner Kritik herausfordern.

Es gibt also viele Parameter, die auf die Wahl des «richtigen» Psychotherapeuten Einfluss nehmen. Methode, Erfahrung, Alter sowie Geschlecht sind dabei nicht ganz nebensächlich; ausschlaggebend aber ist die Beziehungsdynamik, die sich erst in der Verständigung um eine Therapievereinbarung ergibt. Patienten sind gut beraten, jenen Therapeuten nicht zu wählen, bei dem ihr Bauchgefühl Dissonanzen signalisiert. Und Therapeuten sollten natürlich keinen Patienten annehmen, den sie nicht gut verstehen können oder der ihr Neutralitätsgebot überfordert. Jeder Mensch ist einmalig, jede therapeutische Beziehung ist unverwechselbar und beinhaltet unvermeidbar Möglichkeiten und Begrenzungen – wie das Leben selbst.

4

Eine klare Basis: Therapievereinbarung und Arbeitsbündnis

Die meisten Patienten geben einem Therapeuten einen Vertrauensvorschuss – das ist ihrer Not und Hilfsbedürftigkeit geschuldet, aber auch mit dem Risiko behaftet, sich den Therapeuten «schön» zu sehen, also nicht kritisch genug zu prüfen, ob es der richtige ist. Therapeuten brauchen ihre Patienten zum Lebensunterhalt, sie verdienen am Hilfsangebot, und nicht wenige regulieren mit dem Helfermotiv eigene narzisstische Bedürftigkeiten. Neben der offensichtlichen Gefahr, Patienten vor allem des Geldes wegen anzunehmen (auf diese Weise hat Psychotherapie einen gewissen Prostitutionscharakter), gibt es also auch die weniger deutliche Gefahr, im Patienten eine Aufgabe zu sehen, sich als guter Mensch beweisen zu wollen, sich dabei zu überfordern oder die notwendige Auseinandersetzung mit dem Patienten zu vermeiden.

Ein klares Arbeitsbündnis hilft hier, potenzielle Gefahren zu vermindern und eine klare Basis für die Zusammenarbeit herzustellen. Das Arbeitsbündnis ist zwar nicht übertragungsfrei, aber strikt zu trennen von den therapeutisch relevanten Übertragungs- und Gegenübertragungsbeziehungen (siehe S. 213 ff). Eine Therapie, die vom Therapeuten durchgängig als positive Übertragung und Gegenübertragung erlebt wird, verdient nicht die Bezeichnung Therapie. Übertragungs- und Gegenübertragungsgefühle sind dynamisch, das heißt, sie wechseln ständig und geben damit Auskunft über therapierelevante Inhalte. Eine gute Therapie lebt davon, dass die sehr differenzierten Übertragungs- und Gegenübertragungsgefühle vor allem vom Therapeuten wahrgenommen und angemessen mit dem Patienten besprochen werden. Dagegen sollte das Arbeitsbündnis konstant und zuverlässig posi-

tiv sein. Beides muss aber erst einmal erreicht werden. Der Therapeut muss klar darüber informieren, wie er seine Therapie versteht und durchführt, er muss über Behandlungsalternativen,
über Folgen, Risiken und Nebenwirkungen aufklären.

Eine Therapie kann Folgen, sie kann Auswirkungen auf das
Beziehungssystem zum Partner, den Kindern, Eltern, Freunden
und Kollegen haben. Aber auch Einstellungen zum Beruf, zur Lebensform sowie politische und religiöse Überzeugungen können
sich verändern. Ich habe Künstler kennengelernt, die nach einer
Therapie ihre Maltechnik und ihre Inhalte veränderten, oder
Schauspieler, die bestimmte Rollen nicht mehr spielen konnten.
Lehrer wollten nicht mehr unterrichten, Banker wechselten ihren
Beruf und Pfarrer gaben ihre Tätigkeit auf – nicht selten mit finanziellen Einbußen. Die häufigsten Konflikte nach einer Therapie entstehen jedoch in Partnerschaften und Familien, wenn die
vom Patienten übernommene und ihm zugedachte Rolle von
ihm nicht mehr akzeptiert wird und das Zusammenspiel dann
nicht mehr funktioniert.

Ein wesentliches Ziel jeder Therapie ist nämlich die Steigerung
von echtem Selbstbewusstsein, von Autonomie, Abgrenzungs-
und Kritikfähigkeit für die eigenen Belange. Therapie sollte niemals gegen andere aufrüsten. Aber eine gesündere Selbstbezo-
genheit des Patienten nach dem Ende der Therapie löst bei den
meisten Beziehungspartnern Unwillen aus, wenn die bislang pro-
blemlos ablaufenden Projektionen und Abhängigkeiten von ihm
nicht mehr angenommen werden. Der Patient spielt im pathogenen System nicht mehr mit und muss deswegen Kränkungen,
Vorwürfe, Drohungen und manchmal sogar Trennungen hinnehmen und verarbeiten.

Der Psychotherapie wird häufiger vorgeworfen, dass sie zu
Trennungen, zu Ehescheidungen führen würde. Ja, das ist der
Fall. Die Psychotherapie ist aber nicht die Ursache der Bezie-
hungsstörung in der Partnerschaft, vielmehr ermöglicht sie eine
Erkenntnis der bestehenden Konflikte und schafft Raum für ihre
Lösung. Das kann im Extremfall Trennung bedeuten.

Angesichts der Beziehungskultur, die man in der Therapie als
befreiend und hilfreich erfahren hat und die man fortsetzen und
pflegen möchte, gehen viele bisherige Beziehungen auseinander
und neue werden gefunden. Die wesentliche Veränderung besteht nämlich darin, von sich sprechen zu wollen und zugleich
von anderen zu erwarten, dass sie zuhören und dass Gefühlen
ein hoher Stellenwert eingeräumt wird, dass die Beziehungspartner bereit sind, Projektionen und Übertragungen zurückzuneh-
men.

Für viele Patienten führt eine erfolgreiche Psychotherapie auch
zu einem Bruch mit dem bisherigen Genussmittelmissbrauch,
dem Kulturkonsum oder den moralischen Urteilen. Es kann
beim Patienten aber auch als Folge belastender Erkenntnisse zu
einer vorübergehenden Symptomverschlechterung, zu einer kri-
senhaften Destabilisierung und zu einer großen Verunsicherung
kommen. Deshalb gehört in eine Therapievereinbarung, dass der
Patient während der verabredeten Dauer der Behandlung keine
existenziellen Entscheidungen trifft – die ja der situativen Irritation geschuldet sein können – und alle anstehenden wichtigen
Lebensveränderungen unbedingt in der Therapie zur Sprache
bringt. Der Patient muss das wissen und wollen – selbst wenn er
zu diesem Zeitpunkt noch nicht alle Konsequenzen übersehen
und einschätzen kann. Hier liegt eine große Aufklärungsverant-
wortung beim Therapeuten. Denn je größer der Leidensdruck
des Patienten ist, desto mehr wird er mögliche Folgen ignorieren
oder doch unterschätzen.

Aufklärung und Information des Patienten müssen so lange
erfolgen, bis der Patient seine klare Zustimmung formuliert.
Ohne Bestätigung durch den Patienten kann keine Therapie vereinbart werden. Der Therapeut wird sagen müssen, wie er sich
verhält und was er vom Patienten erwartet. Er wird über das Gut-
achterverfahren, die Honorierung über die Krankenkasse, den
möglichen Behandlungsumfang, Zeit und Ort für die Therapie,
die Dauer einer Behandlungsstunde, Stundenausfall und Ausfallhonorar informieren müssen. Etwa folgendermaßen: «Sie müssen

die gewünschte Behandlung bei Ihrer Krankenkasse beantragen, ich muss die geplante Therapie inhaltlich (anonym) begründen, die von einem unabhängigen Gutachter befürwortet wird oder abgelehnt werden kann. Bei Nichtbefürwortung – das kann auch an meinem Bericht liegen – muss ich mich mit dem Gutachter auseinandersetzen.» Eine Behandlungsstunde dauert in der Regel 50 Minuten, es sind aber auch andere Vereinbarungen möglich (zum Beispiel 2 x 25 Minuten, die rechnerisch eine Behandlungsstunde ergeben).

Sind die formalen Bedingungen geklärt, ist die inhaltliche Seite der Zusammenarbeit zu vereinbaren: «Als Therapeut werde ich Ihnen vor allem zuhören, bemüht sein zu verstehen, was Sie bewegt und belastet. Dazu werde ich hin und wieder Fragen stellen und Hinweise (Deutungen) geben oder auch nur meinen Eindruck mitteilen. Es kann sein, dass ich damit Ihre Erwartungen und Wünsche nicht erfülle oder dass Ihnen meine Deutungen unangenehm sind – darüber sollten wir uns verständigen. Ich werde dann mein Verhalten erklären oder die Deutung begründen. Ich werde aber nicht das Gespräch führen und auch nicht vordergründig Rat erteilen. Therapie lebt vor allem davon, dass Sie Raum und Zeit bekommen, von sich zu sprechen, über sich nachzudenken und Ihr Erleben zu reflektieren. Dabei kann Gegenwärtiges wie Vergangenes eine wichtige Rolle spielen. Aber stets wird es weniger um Sachverhalte gehen, vielmehr um Ihr Befinden, Ihr Erleben, Ihre Gefühle. Es handelt sich um eine Suchhaltung zu dem Zweck, dass Sie lernen, sich und Ihre Probleme besser zu verstehen. Dabei haben wir die Möglichkeit, uns gegenüberzusitzen, dabei können wir uns im Gespräch anschauen. Oder Sie liegen auf der Couch bzw. auf einer Matte auf dem Fußboden, um besser reflektieren und assoziieren zu können. Was jeweils das bessere Setting ist, gehört zu unserem Austausch. Ganz wichtig wird sein, dass Sie sich so offen und ehrlich wie möglich über alles, was Sie beschäftigt und bewegt, auch unsere Zusammenarbeit betreffend, mitteilen. Vor allem, wenn Sie etwas nicht verstehen, wenn Ihnen etwas nicht gefällt, Sie sich ärgern oder ängstigen. Therapie lebt von Ihrer Selbstreflexion, die ich ermutige, so wie ich mit meinen Interventionen auch Ihr Verstehen zu unterstützen bemüht bin.»

Aus den verschiedensten Gründen werden Therapeuten oft schlecht verstanden: Weil sie sich nicht ausreichend mitteilen, zu professionell reagieren, erschöpft, gelangweilt oder sonstwie abgelenkt sind. Und weil Patienten in Not oder eingeschüchtert, angstvoll oder unsicher und deshalb in ihrer Wahrnehmung und kognitiver Verarbeitung eingeschränkt sind. Deshalb muss ein steter Abgleich darüber erfolgen, was wie verstanden wurde und ob wirklich ein Einverständnis erzielt worden ist.

Bei unkritischer positiver Übertragung wird das Arbeitsbündnis häufig nicht ernst genug genommen, bei ungeklärter negativer Übertragung hingegen nicht eingehalten. Verstöße gegen oder Abweichungen von der Therapievereinbarung, die die Grundlage des Arbeitsbündnisses darstellt, dürfen keinesfalls übergangen werden. Man muss sie so lange besprechen, bis der Grund dafür gefunden und das Arbeitsbündnis wieder gesichert ist.

Um ein gutes Arbeitsbündnis zu erreichen, sind einige Therapiestunden notwendig. Erst wenn das Bündnis stabil und verlässlich funktioniert, kann auch die Therapie gelingen. Es empfiehlt sich, den Therapievertrag schriftlich zu formulieren, um bei Abweichungen an die Vereinbarung zu erinnern und den anzunehmenden Widerstand des Patienten sofort besprechen zu können.

Ein Beispiel für einen Therapievertrag:

Therapievertrag
zwischen
Name (Therapeut/in), Anschrift, Telefon
und
der Patientin/dem Patienten:

Frau/Herr ....

wohnhaft in ....

Verpflichtung des Patienten/der Patientin
Ich habe mich über die Möglichkeiten einer Psychotherapie bei
(Name des Therapeuten/der Therapeutin) informiert und mich
für eine Therapie entschieden. Dabei sind mir alternative Behandlungsmethoden (tiefenpsychologisch fundierte Psychotherapie, analytische Psychotherapie, Verhaltenstherapie, Gruppentherapie, stationäre Therapie, medikamentöse Behandlung) auf-
gezeigt und verständlich erklärt worden.
Die Behandlung erfolgt unter der Diagnose (ICD-10: ...)

Formale Vereinbarungen
1. Psychotherapie als Leistung der Krankenkassen ist antrags-
und genehmigungspflichtig und unterliegt einem Gutachterver-
fahren. Der Bericht an den Gutachter ist anonymisiert und wird in
einem verschlossenen Umschlag an die Krankenkasse geschickt
und darf nur vom Gutachter geöffnet werden. Die Therapie ist an
die Kostenzusage der zuständigen Krankenkasse gebunden. Sie
beginnt erst, wenn die Kostenzusage vorliegt. Diese erlischt mit
einem Kassenwechsel, über den daher der Therapeut unterrich-
tet werden muss.

2. Vereinbart/genehmigt wurde
   1. Schritt ...
   2. Schritt ...
   3. Schritt ...
Die Therapie wird voraussichtlich ... Stunden dauern. Die Ge-
samtstundenzahl ist nach den Psychotherapie-Richtlinien begrenzt. Der notwendige Behandlungsumfang im begrenzten Ge-

samtkontingent ist abhängig vom Therapieverlauf, von der Stellungnahme des Gutachters und der Genehmigung durch die Krankenkasse.

3. Eine Therapiestunde dauert in der Regel 50 Minuten. Die Häufigkeit der Sitzungen wird durch das Verfahren und das Behandlungskonzept bestimmt und muss vereinbart werden (1 bis 3 Sitzungen/Woche).

4. Vereinbarte Sitzungstermine, die vom Patienten nicht in Anspruch genommen werden, sind prinzipiell, d. h. gleich aus welchem Grund, selbst zu bezahlen. Das Ausfallhonorar beträgt .... Werden Sitzungstermine jedoch spätestens bis 13.00 Uhr des Vortages abgesagt, wird kein Ausfallhonorar fällig. Die Termine am Montag sind bis Freitag 13.00 Uhr und die Termine nachFeiertagen bis zum letzten Werktag 13.00 Uhr abzusagen.

5. Die Aussicht auf Erfolg der Psychotherapie ist wie bei anderen medizinischen Maßnahmen nicht sicher vorhersehbar. Bei individueller Therapieplanung und realistischer Zielsetzung wird erfahrungsgemäß – auch bestätigt durch wissenschaftliche Untersuchungen – ein guter Behandlungsverlauf erzielt. Es kann vorkommen, dass die Psychotherapie nicht den angestrebten Erfolg hat. Die Prognose ist auch abhängig von der Mitwirkungsbereitschaft des Patienten.

6. Ich bin darüber informiert, dass sich meine Symptomatik im Verlauf der Therapie vorübergehend auch verschlechtern kann, da mir zugrundeliegende Ursachen bewusster werden, was meist eine körperliche und seelische Belastung darstellt. Über eine krisenhafte Zuspitzung meines Befindens werde ich meinen Therapeuten umgehend in Kenntnis setzen bzw. auch einen Notdienst beanspruchen. Ich wurde darüber informiert, dass es bisweilen zu meinem Schutz unerlässlich sein kann, zusätzliche Behandlungsoptionen (teil-/stationäre Behandlung, Medikamente) in Betracht zu ziehen.

7. Alle anstehenden existenziellen Lebensentscheidungen (z. B. Arbeitsplatzwechsel, Kündigung, Scheidung, Hochzeit, Todesfälle von Nahestehenden, Geburten etc.) müssen während der Therapie mitgeteilt werden.

8. Ein laufendes Strafverfahren ist offenzulegen.

9. Die Einnahme von Psychopharmaka und anderen Medikamenten muss besprochen werden.

10. Die Einnahme von Drogen ist während der vereinbarten Therapie nicht gestattet, der Genuss von Alkohol muss mitgeteilt und beurteilt werden. Evtl. ist ein Abstinenzvertrag notwendig.

11. Suizidgedanken müssen mitgeteilt werden. Der Patient ist verpflichtet, während der vereinbarten Therapiezeit keinen Suizid oder Suizidversuch zu unternehmen. Evtl. ist ein Lebevertrag erforderlich.

12. Bei Nichteinhaltung des Vertrages ist die Therapie beendet.

Inhaltliche Vereinbarungen:
Ich habe nach entsprechenden Informationen akzeptiert, dass die Ursachen meiner Beschwerden in unbewältigten inneren und äußeren Konflikten zu finden sind und dass Veränderungen meiner inneren Einstellung, meines Verhaltens, meiner Beziehungen und meiner Lebenssituation notwendig sind, um selbst Einfluss auf meine Symptomatik zu nehmen.
Dafür bemühe ich mich,

- Zusammenhänge zwischen meiner Lebensgeschichte und meinen jetzigen Problemen zu erkennen und mich zu erinnern, das heißt, auch verdrängte Erinnerungen bewusst werden zu lassen;
- mein eigenes Erleben im Hier und Jetzt in der Therapiestunde zu reflektieren und auf alle Gedanken, Gefühle, Erwartungen und Befürchtungen im Kontakt mit dem Therapeuten/der Therapeutin zu achten und diese ihm/ihr mitzuteilen, auch wenn es sich um unangenehme, aggressive, enttäuschte oder schambesetzte Gefühle handelt;
- über Veränderungen meiner aktuellen Lebenssituation zu sprechen;
- meine Therapeutin/meinen Therapeuten über andere Behandlungen oder Beratungen zu informieren und körperliche Beschwerden anzusprechen, weil diese in der Regel einen Hinweis auf unbewusste seelische Konflikte geben können.

Ich entscheide darüber, inwieweit ich bereit bin, mich auf die Therapie einzulassen. Sollte ich diese vorzeitig beenden wollen, werde ich mit meiner Therapeutin/meinem Therapeuten über meine Gründe sprechen.

Zusagen der Therapeutin/des Therapeuten
Ich übernehme hiermit Ihre psychotherapeutische Behandlung und biete Ihnen tiefenpsychologisch fundierte/analytische Psychotherapie an.
Folgende Zusagen bestehen von meiner Seite:

- Ich stelle Ihnen Raum, Zeit, Schutz zur Verfügung und schaffe damit günstige Rahmenbedingungen für Ihren therapeutischen Prozess.
- Ich führe Sie durch vertiefte Fragen weiter, um Ihren Gedanken- und Mitteilungsfluss zu unterstützen und Ihnen nach meinen Möglichkeiten hilfreiche und auch kritische Rückmeldungen zu geben.
- Ich bin bemüht, mich in Ihre innere Situation und Ihr Erleben so gut ich kann einzufühlen, so wertungsfrei, wie es mir möglich ist.
- Ich begleite Sie auf Ihrem Weg zu einem gesünderen Verhalten und Erleben, indem ich helfe, Widerstände aufzudecken, verdrängte Gefühle zu befördern, Unbewusstes bewusst zu machen, sodass Sie eigene Lösungen für sich finden.

Mein Bemühen während des therapeutischen Prozesses ist, dass Sie Hilfe zur Selbsthilfe, Selbstbestimmung und Selbsterfahrung erhalten, um kompetenter mit Ihren Schwierigkeiten umgehen zu lernen.
Ich unterliege der ärztlichen Schweigepflicht.
Ich achte auf die Einhaltung unseres Therapievertrags.

....

Datum	Unterschrift	Unterschrift
	der Therapeutin/	der Patientin/
	des Therapeuten	des Patienten

5

Die Macht des Therapeuten und die
Macht des Patienten

Über Macht in der Psychotherapie wird nicht gern gesprochen, lieber von Helfen und Hilfe-Erfahren. Das ist auch in Ordnung. Und dennoch ist das Zusammenspiel zwischen Therapeut und Patient durchwirkt von realer, suggestiver und verdeckter Macht auf beiden Seiten. Macht durch Kompetenz und Autorität ist etwas Wertvolles und Notwendiges, Macht durch Leiden ist unvermeidbar und konstituiert den Therapievertrag. Bedenklich aber ist, wenn Macht verschleiert bleibt, wenn sie verleugnet, nicht anerkannt oder missbraucht wird. Die Prozesse der Macht sollten Therapeuten gut verstehen und zu regulieren gelernt haben – bei sich und bei den Patienten, die ihre neurotische Macht (die Macht der Not, die Macht des Opfers) erst begreifen müssen.

Ist ein Mensch in Bedrängnis, ist sein Bewusstsein fokussiert. Die Wahrnehmung ist eingeengt und das Sinnen und Trachten auf Hilfe, auf Erleichterung orientiert. Das bedeutet auch Rückzug aus sozialer Verantwortung hin zu durchaus (notwendigen) egoistischen Bedürfnissen. Wenn ein Patient sich also hilfesuchend an einen Therapeuten wendet, gibt er diesem fast unkritisch einen Vertrauensvorschuss, in der Hoffnung auf Besserung. Wer sich charakterbedingt misstrauisch und vorsichtig bewegt, für den ist es wesentlich schwieriger, Hilfe annehmen zu können.

Jede Therapie – bei jeder Erkrankung – ist in hohem Maß suggestiv. Ihr Erfolg hängt sehr stark davon ab, wie der Therapeut sich und seine Behandlung «verkauft», wie sehr der hilfebedürftige Mensch in Not ist und Vertrauen entwickeln kann. Die Suggestion der Hilfsfähigkeit kann demonstrativ und betont aufgesetzt daherkommen, ist vielleicht gerade dadurch am Anfang besonders wirksam, wird aber im Verlauf der Therapie nicht halten, was sie zu versprechen schien. Es sei denn, die Suggestion wird durch echte Zuwendung und Unterstützung bestätigt.

Auf jeden Fall ist die therapeutische Situation in aller Regel so determiniert, dass der Patient dem Therapeuten sehr viel Macht über sich einräumt. Es ist die Macht der Autorität, die Macht des Wissens und der Erfahrung, auf der die Zuversicht des Patienten beruht, der er sich anvertraut und Glauben schenkt. Das muss so sein, damit Hilfe überhaupt zustande kommen kann. Natürlich ist jeder Patient gut beraten, kein blindes Vertrauen zu schenken, sondern auch seine Vernunft zu gebrauchen, sich alles genau erklären zu lassen, Alternativen zu besprechen und sich über den Therapeuten zu erkundigen. Gut wäre, der Patient informiert sich über die eigene Erkrankung und deren Behandlungsmöglichkeiten, sodass er darüber mit dem Therapeuten diskutieren kann. Auch gut ist: Er holt sich eine Zweit- oder Drittmeinung ein, bespricht sich mit Freunden und Angehörigen, hört auf Empfehlungen und Vorschläge. Im Ergebnis sollte der Patient ausreichend Vertrauen zum Therapeuten aufbringen können, um ihm Macht über sich zu verleihen.

Der Therapeut hingegen muss seine Macht benutzen, um dem Patienten zu schwierigen Erkenntnissen und Lebensveränderungen zu verhelfen. Er darf sie aber nicht missbrauchen, indem er den Patienten nach seinem Gutdünken manipuliert. Doch lässt sich Letzteres nie gänzlich vermeiden, allein schon aufgrund des erheblichen Suggestionsgefälles der beiden Therapiepartner. Die suggestive Macht des Therapeuten ist ein wesentlicher Heilungsfaktor und zugleich eine Riesengefahr für beide. Der Patient kann hoffen und glauben, er müsse alles so sehen und machen wie der Therapeut – oft auch nur, wie er glaubt, dass der Therapeut es sieht und macht. Im hoffenden Nachahmen verliert der Patient jedoch das Gespür für seine Andersartigkeit, für seine individuellen Möglichkeiten und Begrenzungen, mit der fatalen Konsequenz, dass das neue Leben, das er dann beginnt, immer noch ein falsches ist, da es nicht sein eigenes ist.

Der Patient kann aber auch in gegenabhängiger Reaktion auf die Macht des Therapeuten alles oder vieles betont anders machen wollen, als er meint, dass der Therapeut es erwartet. Durch Trotz und Protest verspielt er ebenso die Chance auf ein eigenes Leben. Diesen unvermeidbaren Einfluss sollte jeder Therapeut realisieren und damit umzugehen verstehen. Das beginnt damit, dass er in eigener Therapie und Selbsterfahrung das Ausmaß seines Machtbedürfnisses zur Kompensation narzisstischer Defizite kennenlernt und durch emotionales Durcharbeiten seines Mangelschmerzes die ihm innewohnende Machtlüsternheit abbaut. Berufsbegleitend sollte er seine Einstellung zu den wesentlichen Lebensthemen und zu den einzelnen Patienten immer wieder kritisch reflektieren und durch Supervision/Intervision kontrollieren lassen. Ob er das will oder nicht, oftmals wirken bereits seine Einstellung und seine Haltung suggestiv. Entwickelt er ein Bewusstsein dafür, kann er besser und schneller realisieren, wie sehr sich der Patient davon abhängig macht. Nach Bedarf kann er sich darüber mit dem Patienten erhellend und differenziert auseinandersetzen. Manchen Patienten gibt der Machteinfluss des Therapeuten Halt und Struktur, für andere ist er belastend und irreführend. Idealerweise sollte er sich in der Selbstermächtigung des Patienten auflösen.

Nicht minder spannend ist die Frage der Macht des Patienten über seinen Therapeuten. Therapeuten sind juristisch zur Hilfe verpflichtet. Psychodynamisch gesehen dient ihre Helfermentalität häufig der Stabilisierung des eigenen Egos. Sie sind also gesetzlich wie psychologisch im Bann der Macht des Leidens. Dabei löst reale Not unweigerlich Mitgefühl aus, aber aufgesetztes Leid bewirkt oft Abneigung. Therapeuten müssen also ihre Reaktion auf die übermittelten bzw. demonstrierten Probleme erfassen und regulieren, um sich nicht mitreißen oder manipulieren zu lassen. Und wie reguliert sich der Therapeut? Er muss geübt sein, auf sein Erleben im Kontakt mit dem Patienten zu achten. Wenn ihn etwas sehr belastet oder irritiert, hat das zumeist damit zu tun, dass etwas an der eigenen Lebensgeschichte reaktiviert wird. Dann muss er mit jemandem darüber sprechen, um sich seine Problematik bewusster zu machen und um seine Reaktion aus der Kenntnis der eigenen Innenwelt zu verstehen. Um das Reaktivierte gefühlsmäßig zu verarbeiten, muss er gegebenenfalls auch selbst «auf die Matte» (siehe folgendes Kapitel) gehen. Eine solche Selbsttherapie ist unerlässlich, um ein guter Therapeut für den Patienten bleiben zu können und selbst keinen Schaden zu nehmen. Der Patient kann dem Therapeuten mit seinen Klagen erheblich zusetzen, ihn mitunter sogar quälen. Er inszeniert dann häufig etwas, was er als kleines Kind gelernt hat: Wenn er krank ist, bekommt er elterliche Aufmerksamkeit – sonst nicht. Also hat er Kranksein als Mittel der Kommunikation und Bedürftigkeit kultiviert. Geht der Therapeut auf die Macht dieser Anforderungen eins zu eins ein, löst er damit unendliche Begehrlichkeiten aus. Denn die Symptomatik wird (unbewusst) ja eingesetzt, um Zuwendungsbedürfnisse gestillt zu bekommen. Das ist auf diesem Weg aber unmöglich, ganz absehen davon, dass sich früh empfundener Mangel nicht einfach nachträglich befriedigen lässt. Die Macht des Patienten erhöht sich noch, wenn er auf einen Therapeuten trifft, der vor allem beliebt sein möchte, der kritische Auseinandersetzungen scheut und notwendige Konfrontationen vermeidet. Ein solcher Therapeut lässt sich leicht manipulieren, wenn der Patient klagt, abwertet, fordert oder gar droht.

Kranksein ist eine Macht, der sich angemessen nur begegnen lässt, indem der Therapeut auf die Angebote des Patienten nicht nur reagiert – in der Regel mit dem Ziel schneller Symptomlinderung. Vielmehr muss er die Botschaften des Krankseins mühevoll entschlüsseln, was aber nur in der Analyse der Lebensgeschichte und der Beziehungen des Patienten gelingen kann. Dann löst sich die Macht der Krankheit in der Erkenntnis ihrer komplexen somato-psychosozialen Zusammenhänge mit ihren emotionalen Verstrickungen auf.

Zwei Mächtige haben die Wahl, sich wechselseitig zur Ohnmacht zu verdammen, wenn schmerzvolle Erkenntnis vermieden wird, oder einander zu helfen, die Macht der Erkrankung mit Hilfe der Therapie in Gefühle zu verwandeln und durch eine gemeinsame Entwicklung ihrer Beziehung verbesserte Lebensformen zu initiieren.

6

Stuhl, Couch oder Matte?
Das Setting

Mit einem Setting ist jene Form gemeint, in der Therapeut und Patient sich begegnen und miteinander arbeiten. Dabei haben die Frequenz der Therapiestunden und die Sitzordnung die größte Bedeutung.

Die Stundenfrequenz beeinflusst wesentlich die Intensität und Tiefe des Therapieprozesses. Je öfter Therapeut und Patient zusammentreffen, desto mehr treten sie in Beziehung. Um die Regression zu befördern, das heißt frühere Zustände, Erfahrungen und Erlebnisse aus der Entwicklungsgeschichte zu beleben und in der therapeutischen Beziehung teilweise zu reinszenieren, aber auch um intensive Neuerfahrungen zu erleben, muss die Therapiefrequenz in der Regel hoch sein, also mindestens zwei Stunden in der Woche, besser noch drei oder in Ausnahmefällen manchmal sogar vier. Die therapeutische Beziehung bekommt bei hoher Frequenz einen intensiven Übertragungssog, sodass es dem Patienten leichter fällt, seine Beziehungserfahrungen mit Mutter und Vater, die ihn geprägt haben, im Verhältnis zum Therapeuten wiederzubeleben, zu vergleichen und sogar unbewusst zu provozieren. Nun gibt es auch viele Therapien (zum Beispiel als «tiefenpsychologisch fundierte Psychotherapie»), die die Regression und Übertragung begrenzen wollen und müssen, da weniger Therapiezeit zur Verfügung steht oder vor allem ein aktuelles Problem zu klären ist. Auch kann die Wiederbelebung früher Erfahrungen viel zu bedrohlich sein und keinen therapeutischen Nutzen bringen, sondern eher das Gegenteil erreichen. Die Erinnerung der frühen Kindheit ist also nicht immer sinnvoll, wünschenswert und notwendig.

Die Regression ist jedoch eine wichtige Frage für das Therapieziel und die verantwortbaren Möglichkeiten der Erkenntnis und

Veränderung. Je mehr Erinnerung und Reaktivierung früher Erfahrungen therapeutisch gewünscht und erforderlich sind, desto höher muss die Behandlungsfrequenz sein. Geht es dagegen um mehr Halt, Unterstützung und Stabilisierung, desto niedriger kann die Behandlungsfrequenz ausfallen (zum Beispiel eine Stunde pro Woche bis zu einer Stunde pro Monat). Sie sollte auch niedrig gehalten werden, um keine unnötige Abhängigkeit zu befördern.

Auch die Sitzordnung zwischen Therapeut und Patient hat eine enorme Bedeutung für den therapeutischen Prozess. Es gibt:

- Das Sich-gegenüber-Sitzen in beliebigen Varianten mehr oder weniger zu- oder abgewandt, näher oder ferner gerückt.
- Das Couch-Setting: Der Patient liegt auf der Couch, der Therapeut sitzt mehr oder weniger sichtbar neben oder hinter dem Patienten.
- Die Matte auf dem Fußboden, auf der der Patient liegt; der Therapeut kann entfernt davon sitzen oder sich auch neben der Matte platzieren.
- Der Raum, in dem der Patient sich frei bewegen kann und seinen Aufenthalt frei wählt, ebenso seine Verweilhaltung (sitzend, kauernd, liegend, versteckt, sich verkriechend, zugewandt, abgewandt, näher, ferner).
- Das Gruppen-Setting, das einen besonderen sozialen Raum eröffnet.
- Die vielfachen Spezial-Settings, wie sie aus Musiktherapie, Gestaltungstherapie, Ergotherapie, Bewegungstherapie, aus Rollenspielen oder dem Psychodrama bekannt sind.

Das *Sich-gegenüber-Sitzen* ist vor allem eine starke Anforderung für den Therapeuten. Manch einer mag das nicht mehrere Stunden am Tag aushalten. Der Patient kann jede Regung des Therapeuten wahrnehmen und sich an dessen Mimik und Gestik orientieren wollen. Das kann sehr hilfreich für den Patienten sein, ihn aber auch irritieren und beunruhigen. So wird er feststellen, was dem Therapeuten gefällt, worüber dieser erstaunt ist oder wo er vielleicht auch mit Ablehnung und Angst reagiert. Die Gefahr ist, dass der Patient sich nach seiner Wahrnehmung des Gegenübers richtet, um dessen Wohlwollen zu gewinnen oder sich von ihm zu distanzieren. Mancher Patient hat sein Überleben gesichert, indem er gelernt hat, das zu tun, was von ihm erwartet wird. Das wird er auch dem Therapeuten «abspüren» wollen und so eine Übereinstimmung produzieren, die für beide entlastend wirken kann, aber keine neue Erfahrung ermöglicht.

Therapeuten sind wiederum in Gefahr, ihren Gesichtsausdruck unter Kontrolle zu halten, damit der Patient nicht viel ablesen kann. Oder sie setzen eine professionelle Maske auf, die Freundlichkeit, Zuwendung, Interesse übermitteln will, um es dem Patienten zu erleichtern, sich zu zeigen und mitzuteilen. Das wird aber Stunde um Stunde und Tag für Tag eine anstrengende Herausforderung, die sich über längere Zeit nicht ohne Schädigung und Verbiegung des seelischen Innenlebens des Therapeuten durchhalten lässt. Natürlich gibt es auch eine «Charaktermaske» bei Therapeuten – ihre ihnen anerzogene Helferhaltung. Aber damit tun sie weder sich noch dem Patienten wirklich Gutes. Mimik und Gestik des Therapeuten sollten der Offenheit und Ehrlichkeit einer wachsenden Beziehung gerecht werden.

Eine Therapie im Gegenübersitzen ähnelt am meisten der Gesprächsform unter Erwachsenen mit gegenseitigem Blickkontakt. Damit bleiben die Gesprächsinhalte am ehesten erzählerisch, argumentativ, rational, fragend und beratend. Die Bearbeitung aktueller Konflikte, die rationale Klärung möglicher Ursachen und Zusammenhänge von Beschwerden, die notwendige Stabilisierung in Krisen, Ermutigung für schwierige Aufgaben und Beratung werden also bevorzugt im Setting des Gegenübersitzens absolviert.

Mit der *Couch* ist die Psychoanalyse berühmt geworden, sie ist Gegenstand unzähliger Witze und kabarettistischen Hohns, weil sie eben doch eine ganz ungewöhnliche Form der Beziehung charakterisiert. Aber dieses Setting hat einen hohen Wert. Der Patient ist mehr bei sich, er kann die Augen schließen und ist damit sehr viel freier, Einfälle, Bilder und Gefühle entstehen zu lassen. Das bedingt einen Reflexionsprozess, der nicht so sehr durch Blickkontakt und Dialogherausforderung beeinflusst und auch gestört werden kann. Diese mehr assoziative Haltung eröffnet das Tor zu Erinnerungen, zu noch nie erfassten Zusammenhängen und damit zu unbewussten seelischen Inhalten.

Im Liege-Setting liefert man sich aus, so wie es in der Kindheit die Regel war. Die Couch infantilisiert im therapeutisch gewünschten Sinn. Patienten können damit eine große Freiheit erleben, sie müssen nicht reagieren, nicht auf das Gegenüber achten. Sie können sich aber auch leicht bedroht fühlen, wenn sie die Kontrolle abgeben und sich einem inneren Prozess mit allen möglichen Überraschungen und belastenden Erfahrungen überlassen. Die Couch schwächt den Halt, die Orientierung und die Kontrolle, unterstützt die Assoziation und Reflexion und stärkt die Erfahrung von Autonomie, Selbsterfahrung und Selbstwirksamkeit. Für welchen Patienten die Couch hilfreich ist und wann sie zu beängstigend und bedrohlich wirkt, ist genau zu klären.

Für den Therapeuten ist das Couch-Setting in aller Regel eine enorme Entlastung. Er kann den Patienten viel besser sich selbst überlassen, er kann in freischwebender Aufmerksamkeit darauf warten, was ihm angeboten wird und viel besser sein eigenes Erleben zur Kenntnis nehmen und reflektierend analysieren. Vor allem muss er sich nicht ständig «anstarren» lassen. Unabhängig davon: Die Couch ist für einen längerfristigen Erinnerungs- und Reflexionsprozess hervorragend geeignet, nicht aber für eine Kriseninterventtion, eine notwendige dialogische Auseinandersetzung, ebenso wenig für alle Formen der direkten und beratenden therapeutischen Funktion.

Seitdem ich körperbezogene Interventionen in das Behandlungskonzept integriert habe, ist die *Matte* zu einem wesentlichen Setting «aufgestiegen». Diese Matte ist eine etwa zehn Zentimeter dicke Schaumstoffmatratze, auf der der Patient auf dem Fußboden liegt. Diese Erdnähe symbolisiert fast schon einen kleinkindhaften Ort, der aber notwendig ist, um tief regressiv arbeiten zu können. Die Matte bietet freien Bewegungsraum, den man zum Liegen in Rücken- oder Bauchlage, zum Krabbeln oder Hocken nutzen kann. Auf ihr kann getobt, geschlagen, getreten, gestrampelt werden, man kann sich embryonal einrollen, zu- oder abwenden, zudecken und verstecken. Hervorragend geeignet ist sie für eine gefühlsaktivierende Körperarbeit. Durch Tiefenatmung werden Gefühlsimpulse in Gang gesetzt, deren Ausdruck ungebremst im freien Bewegungsraum der Matte möglich ist. Die Matte ist sozusagen das Setting für den Zugang zu frühkindlichen Emotionen. Der Gefühlsausdruck auf ihr dient aber auch der kathartischen Abreaktion, die sofortige Entspannung ermöglicht. Es ist immer wieder faszinierend mitzuerleben, wie ein Mensch in höchster psychischer Not sich auf der Matte emotional ganz öffnen kann (das geht weder auf der Couch und erst recht nicht im Gegenübersitzen). Nach einer Stunde ist er dann wie verwandelt: entspannt, entlastet, ruhig, mit strahlenden Augen und rosig durchblutet.

Auf die Matte kann aber nicht jeder Patient gehen. Er muss in der Lage und bereit sein, sich auf einen frühkindlichen Erinnerungs- und Gefühlsprozess einzulassen. Das ist nicht zu empfehlen oder auch aus berechtigten Abwehrgründen nicht möglich, wenn die frühen Beziehungen sehr gewalttätig-traumatisch oder defizitär waren. Dann könnte die Arbeit auf der Matte lebensbedrohliche Erinnerungen wecken, die kaum zu verarbeiten sind und eventuell schwere Folgen bewirken könnten (psychotische oder dissoziative Abwehr!).

Die körperbezogene emotionale Erinnerung an früheste Erfahrungen macht jedoch großen Sinn, wenn die nun ausgedrückten, aufgestauten und gespeicherten Erfahrungen ein vertieftes Verständnis ermöglichen, wenn dabei gelernt wird, wie man sich durch den Gefühlsausdruck wesentlich entlasten kann. Nach meiner Erfahrung ist das ohne Matte kaum möglich. Und es muss über den Körper gehen, weil die emotionalen Erinnerungen aus einer Zeit stammen, in der der Mensch noch keine Sprache entwickelt hatte, der Körper sich aber daran erinnern kann.

In der Zusammenarbeit von Therapeut und Patient ist die Matte erst dann als Setting möglich, wenn ein gutes Vertrauensverhältnis gewachsen ist und die wesentliche Übertragungs-Gegenübertragungs-Arbeit geleistet ist. Das heißt, der Patient hat seine Erlöserhoffnung (idealisierende Übertragung) vom Therapeuten zurückgezogen, fürchtet auch keine Übergriffe mehr (in negativer Übertragung) und fühlt sich ausreichend gut gehalten (auch ausgehalten), wenn er früheste Verlassenheit, Leere, aber auch mörderischen Hass, abgrundtiefen Schmerz, ungestillte Sehnsucht oder Bedürftigkeit wiederbelebt. Damit ist für den Therapeuten gesagt, was er für diese Arbeit mitbringen muss: Selbsterfahrung und emotionale Verarbeitung seiner eigenen Frühstörungsanteile. Das heißt, er muss auch auf der Matte gewesen sein, sonst kann er diese Arbeit nicht wirklich empathisch begleiten.

Im Gegenübersitzen sind Therapeut und Patient am stärksten auf einer Erwachsenen-Ebene, im Couch-Setting wird eine Eltern-Kind-Konstellation befördert und auf der Matte wird eine Eltern-Kleinkind/Säugling-Beziehung möglich.

Für manche Patienten und bestimmte Situationen ist es von großem Vorteil, wenn dem Patienten erlaubt ist, sich frei im *Therapieraum* zu bewegen. Er kann dann den Platz im Raum wählen, die Distanz zum Therapeuten bestimmen, die Sitz-, Steh-, Hock- oder Liegehaltung erproben und sich dadurch zum Ausdruck bringen. Dabei ist es wichtig, dass die jeweilige Position, Bewegung oder Haltung analysiert, gedeutet und verstanden werden kann. Damit wird die nonverbale Mitteilungsmöglichkeit für den Patienten wesentlich erweitert. Es ist schon beeindruckend zu sehen, wie ein Patient sich im Raum verhält. Seine Mobilität, sein Stand, das Auftreten und Sich-Raum-Nehmen, die Nähe und Distanz – all dies bietet hervorragendes Material für ein tieferes Verständnis, wie ein Mensch sich in seinem Leben bewegt.

Das *Gruppensetting* wiederum hat den großen Vorteil, dass eine erweiterte soziale Bezogenheit möglich ist; es hat aber den Nachteil, dass sich das Individuelle nicht voll entfalten kann. In einer Gruppe muss der Einzelne sich mit anderen auseinandersetzen und vergleichen. Er muss den Anspruch an den Therapeuten mit seinen «Geschwistern» teilen. Er muss konkurrieren, sich streiten, kämpfen, sich durchsetzen oder nachgeben, führen oder sich führen lassen, sich zur Geltung bringen oder lieber verdrücken. In der Gruppe werden über kurz oder lang alle sozialen Konfliktmöglichkeiten reaktiviert, es werden aber auch neue Beziehungserfahrungen in vielfachen Übertragungen möglich. Auf diese Weise lassen sich soziale Verhaltenswirkungen erfahren.

Es gibt die leiterzentrierte Gruppe, in der ein Patient mit sozialer Begleitung und Resonanz behandelt wird, die themenzentrierte Gruppe, in der bestimmte Inhalte besprochen werden, sowie die dynamische Gruppe (tiefenpsychologisch fokussiert oder analytisch-freigelassen), in der die Patienten durch die Gruppendynamik, durch den Gruppenprozess therapiert werden. Für den Therapeuten ist dafür eine Spezialausbildung unerlässlich, weil er lernen muss, den Gruppenprozess zu erkennen, zu verstehen und entsprechend zu steuern. Mithin sind die Vor- und Nachteile eines gruppentherapeutischen Settings gut abzuwägen und mit dem Patienten zu besprechen.

Wir sagen: «Geh in die Gruppe, wenn du bei vorherrschenden Beziehungskonflikten Kontakte und Erfahrungen brauchst, um dich darin zu spiegeln und neue Beziehungsformen einzuüben. Geh in Einzeltherapie, wenn du individuelle intrapsychische Konflikte und Persönlichkeitsprobleme vertieft verstehen und verändern willst.» Natürlich lassen sich intrapsychische Konflikte auch in einer Gruppe bearbeiten – nur nicht vorrangig. Und Beziehungskonflikte sind ebenso in der Zweierbeziehung mit dem Therapeuten zu erfassen und zu bearbeiten – nur nicht so vielgestaltig. Eine Gruppe ist immer besser als der einzelne Therapeut, vorausgesetzt, es ist eine dynamische Gruppe. Ich habe die erweiterte therapeutische Kompetenz einer Gruppe stets sehr geschätzt.

Abschließend noch zu den *Spezial-Settings:* Vor allem die nonverbalen Therapiemethoden (Bewegungstherapie, Gestaltungstherapie, Musiktherapie) bedienen sich eines Vehikels, um therapeutisch relevante Inhalte zum Ausdruck zu bringen. So lässt sich
über Bilder, aktives Musizieren und Musikhören, über Bewe-
gungs- und Kommunikationsübungen das seelische Befinden
ohne Sprache wahrnehmen und vermitteln. Beziehungserfahrungen können durch Körperübungen unmittelbar oder über Instru-
mente oder Objekte vermittelt gesammelt werden. Beim Malen
oder Musizieren sind keine künstlerischen Fertigkeiten gefragt;
diese können sogar aufgrund von Ehrgeiz und künstlerischem
Anspruch hinderlich sein. Es geht darum, aus dem Bauch heraus
spontanen Ausdruck zuzulassen – er zeigt oft sehr viel mehr als
ein sprachliches Mitteilen. Die nonverbalen Ausdruckswege
transportieren mehr unbewusstes Material; dieses Gestaltete und
Erlebte ist dann zu deuten. Das «Produkt» spielt dabei eine wesentlich geringere Rolle als der Weg des Darstellens und des Erlebens.

*Ein Fallbeispiel einer therapeutischen Arbeit mit Hilfe eines vom Pa-
tienten gemalten Bildes:*
Der Patient zeichnet eine weibliche Gestalt und ein Kind, beide
stehen am Rand eines trockenen Ackers, am Himmel sind dunkle
Wolken. Die zwei Figuren sind ganz allein. Im analysierenden
Gespräch wird der Patient nach der Beziehung zwischen Frau
und Kind gefragt und nach der Stimmung des Bildes. Dabei fällt
dem Patienten auf, dass die beiden Personen in Distanz zueinander stehen, die Frau mit dem Blick abgewandt, das Kind zu
ihr hochschauend. Mit den Einfällen des Patienten zum trockenen Acker als «vertrocknete Beziehung» und dem Stimmungsbild
(«ohne strahlende Wärme», «verhangene Atmosphäre», «Gewit-
terspannung») reflektiert er die distanzierte Beziehung seiner
Mutter zu ihm, die ohne Interesse und ohne wärmende Zuneigung war. Er spürt etwas von seiner Enttäuschung, seiner Wut,
die durch die Stimmung des Bildes zum Ausdruck kommen. Auf

diese Weise wird die Deutungsanalyse, zu der vor allem der Patient angeregt wird – es werden ihm keine Deutungen aufgedrängt –, zu einer guten Hilfe für die Reaktivierung des Verständnisses von erlebter Geschichte.

Ein Fallbeispiel aus der Bewegungstherapie:
Es fällt auf, dass ein Patient sich nur am Rand der Gruppe aufhält, jeden Körperkontakt möglichst vermeidet und sich nur vorsichtig, zögernd vorwärtsbewegt. Am liebsten bleibt er zurück oder stehen, wenn die anderen in einen direkten Kontakt mit körperlicher Auseinandersetzung gehen. In der Nachbesprechung wird dem Patienten sein Verhalten gespiegelt, er wird nach seinen Gefühlen gefragt. Der Patient teilt mit, dass ihm das «Gedränge» der Gruppenteilnehmer sehr unangenehm war, er Angst bekam, dass er hin und her geschubst werden könnte, ohne sich angemessen wehren zu können. Dieses reflektierte Erleben führte zu Erinnerungen des Patienten, wie er sich als Kleinkind in der Kinderkrippe verloren und verlassen gefühlt hatte und ungeschützt stürmischeren Kindern ausgeliefert war. Mit dieser Erinnerung wurde etwas von der lieblosen Frühbeziehung zur Mutter wiederbelebt, die letztlich als Ursache für sein «schizoides» Randdasein in sozialen Beziehungen und für seine Selbstabwertung, nur eine «Randfigur» zu sein, verstanden werden konnte. Dieses Erlebnis führte dann zur emotionalen Verarbeitung der frühen Defizite und schließlich zur Übung neuer Erfahrungen – indem der Patient sich nun gezielt mit Kontakten in der Gruppe bewegungs- und später beziehungsdynamisch ausprobierte.

Bei einem solchen Spezial-Setting ist der Prozess wichtig. Das nonverbale Ausdrücken erlaubt neue Perspektiven und weniger bewachte und zensierte Zugänge zum Unbewussten. Deshalb ist die Nacharbeit des Erlebten so wichtig. Nonverbale Methoden werden häufiger in Kliniken von speziell dafür ausgebildeten Therapeuten angewendet. Das hat immense Vorteile für den kompetenten Gebrauch von hilfreichen Begleittherapien, aber auch einen Nachteil: Werden diese Therapien parallel zur Einzel- und Gruppentherapie durchgeführt, ist möglicherweise der Informationsfluss nicht ausreichend. Patienten benutzen dann verschiedene Therapien für ihren Widerstand, indem sie sehr wohl unterscheiden, was sie wo zeigen und anbieten. So passiert es gar nicht selten, dass jemand zum Beispiel in der Gruppe schweigt und sich in der Bewegungstherapie austobt. Oder es wird beim Malen ein wesentliches Thema eröffnet, das aber in der Einzel- oder Gruppentherapie nicht weiter bearbeitet wird. Dafür gibt es nur eine Lösung: Der Austausch zwischen den Therapeuten muss regelmäßig stattfinden. Noch besser ist es, wenn alle Therapien von einer Hand durchgeführt werden. Es ist nicht zu verstehen, wie sich in den psychosomatischen Reha-Kliniken eine polypragmatische Methodenvielfalt ausbreiten konnte, bei der die Patienten praktisch im Gießkannen-Prinzip multiple Settings verordnet bekommen. Ständig werden sie beschäftigt, aber damit wird keine psychotherapeutische Entwicklungslinie mit individueller Widerstands- und Übertragungsarbeit (siehe S. 182 ff., 213 ff.) verfolgt. Der Patient mag vielleicht Entspannung und Anregung finden, aber eine mögliche Reifung ist bei unverbundenen, möglicherweise noch miteinander konkurrierenden Settings nicht zu erwarten.

7

Die Mitarbeit des Patienten

Psychotherapie unterscheidet sich von allen anderen medizinischen und therapeutischen Heilmethoden dadurch, dass der Patient die wesentliche Arbeit tun muss. Psychotherapie kann nicht verordnet, sondern nur vereinbart werden. Psychotherapie ist keine Behandlungsmethode, die am Patienten angewendet wird, sondern die zu gewinnende Bereitschaft des Patienten, sich erkennen, verstehen und verändern zu wollen. Dafür können ihm hilfreiche psychotherapeutische Methoden und Techniken zur Verfügung gestellt werden. Der eigentliche Therapeut ist der Patient selbst, der für die Entfaltung seiner Lebenskompetenz Ermutigung und Anleitung erhält. Die Bereitschaft und Fähigkeit zur Selbsttherapie trägt wesentlich zum Erfolg bei.

Dass man viel lieber gesund «gemacht» werden möchte, ist die durchschnittliche Ausgangslage und entspricht der vorherrschenden Einstellung in der Medizin, in der Behandlungsmaßnahmen am passiven Patienten vollzogen werden. Im Extrem ist das zu sehen bei der Operation am narkotisierten Patienten oder bei der Behandlung auf dem Zahnarztstuhl, auf dem man mit geöffnetem Mund und unbeweglich die Prozedur über sich ergehen lässt. Die Umwandlung des Subjekts Mensch in ein Objekt der Medizin eröffnet einerseits Behandlungsoptionen und bedeutet andererseits eine Entmündigung bis hin zu einer Entwürdigung der individuellen Existenz, die zur Ursache vieler Misserfolge werden kann. Es gibt eine sehr unheilvolle Kollusion zwischen den Ärzten, die ihre Fertigkeiten und Erfahrungen verkaufen müssen, und den Patienten, die gerettet und erlöst sein wollen, möglichst ohne kritische Hinweise auf eine ungesunde Lebensweise, eine individuelle Schuld oder auf notwendige Erkenntnisse und Veränderungen.

Mit solchen Erwartungen und Einstellungen kommen auch viele zur Psychotherapie, und leider gibt es auch Psychotherapeuten, die glauben, allein durch ihre Zuwendung Heilungsprozesse bewirken zu können. Über Erfolg oder Misserfolg entscheidet aber vor allem die Art und Weise der Beziehung zwischen den beiden Therapiepartnern. Der Patient muss die therapeutische Beziehung als hilfreich erleben, es gibt jedoch keine therapeutische Strategie, die eine solche Wirkung sichert. Mögliche therapeutische Haltungen und Interventionen wie Geduld, Toleranz, Empathie, Unterstützung, Ermutigung, Fragen, Hinweise, Deutungen oder Konfrontationen haben ganz unterschiedliche Wirkungen. Während der eine Patient in Watte gepackt sein will, braucht der andere harte Konfrontation; sind beim einen Fragen und Deutungen durch den Therapeuten notwendig, stellen beim anderen Schweigen und Antworten die angemessene Hilfe zur Erkenntnisgewinnung dar.

Ein Therapeut ist durchaus eine «Droge» für den Patienten. Wie wir aber wissen, entscheidet die Dosierung, ob ein Mittel heilsam oder schädlich wirkt. Bei der «Droge Therapeut» entscheidet die Art und Weise der Interventionen und die Qualität der Zuwendung darüber, ob der Patient zur Selbsttherapie befähigt oder eher daran gehindert wird. So muss in jedem Einzelfall und im Grunde in jeder Behandlungsstunde herausgefunden werden, was für den Patienten hilfreich und was hinderlich ist. Dafür aber bietet die subjektive Aussage des Patienten keine verlässliche Orientierung. Der Patient wird sich immer wohler fühlen, wenn er nicht in Frage gestellt, wenn er nicht zu schmerzvollen Erinnerungen und bitteren Einsichten aufgefordert wird – was oftmals erst wirkliche Therapie bewirken würde. Der empathische, verstehende und wohlwollende Umgang mit dem Patienten ist zwar die notwendige Beziehungsbasis für die therapeutische Arbeit, aber auch nicht mehr. Allzu liebevolle Zuwendung durch den Therapeuten kann Patienten genauso sehr ängstigen und bedrohen wie allzu harte Forderungen und eine zu früh gegebene belastende Deutung.

Als Therapeut wird man sich jede Information bestätigen lassen: Haben Sie das verstanden? Wollen Sie das? Sind Sie dazu bereit? Ohne ein eindeutiges Ja darf keine Therapie begonnen werden. Wenn Unklarheiten bestehen, Fragen offen bleiben oder gar ein Nein kommt, muss der Klärungsprozess so lange fortgesetzt werden, bis die Zustimmung eindeutig ist. Dabei ist zu bedenken, dass Patienten im Verständnis situativ eingeengt sind und ja sagen, ohne die Bedeutung ihrer Einwilligung wirklich erfasst zu haben, schon gar nicht hinsichtlich ihrer Konsequenzen. Häufig ist es ratsam, um das einfache Ja zu vermeiden, konkret nachzufragen: «Wie haben Sie das Erklärte verstanden?» Und: «Welche Vorstellungen haben Sie davon, wie Sie Ihre Zusage umsetzen können. Und mit welchen Wirkungen rechnen Sie?»

Therapeuten wie Patienten drücken sich gern vor solchen eindeutigen Klärungen. Vor allem, wenn die Sitzungen im Abstand von einer Woche stattfinden, neigen Patienten dazu, von den gegenwärtigen Belastungen erzählen zu wollen. Dabei geht jedoch meistens der rote Faden der vereinbarten Therapieinhalte verloren. Sich Entlastung durch Mitteilung zu verschaffen und sich dabei in unendlich vielen neurotisch geprägten Schwierigkeiten und Konflikten herumstochernd zu verlieren, dürfte der häufigste Widerstand gegen den therapeutischen Weg sein. Damit kann man sich lange Zeit etwas vormachen, kann Therapie nur spielen, da ja wichtige Probleme angesprochen werden und es dazu auch therapeutisch hilfreiche Interpretationen geben kann, sodass beide Therapiepartner in der Überzeugung schwelgen, wichtige Arbeit miteinander zu leisten. Das störungsspezifisch wesentliche Thema wird jedoch vermieden.

Deshalb sind Informationen und Vereinbarungen so wichtig, denn nur dadurch lässt sich erkennen, dass ein bedeutungsvoller Gesprächsinhalt zum Widerstand wird. So muss der Therapeut den Patienten immer wieder mit den Fragen «Erinnern Sie sich noch an unsere Vereinbarung?» oder «Warum weichen Sie von unserer Vereinbarung ab?» auf den therapeutischen Pfad zurückbringen. Das wesentliche Hilfsmittel für die therapeutische Zusammenarbeit ist ein zu vereinbarender Behandlungsfokus. Bei zeitbegrenzter Therapie, also einem zu behandelnden aktuellen Konflikt oder akuter Symptomatik, ist er geradezu unverzichtbar (siehe S. 112 ff.). Bei einer langfristigen, auf die Gesamtpersönlichkeit des Patienten orientierten analytischen Psychotherapie tritt an die Stelle des Behandlungsfokus die Vereinbarung zur unzensierten Mitteilung des inneren Erlebens. Das wiederum ist notwendig, damit sich die bisherigen Erfahrungen und Schwierigkeiten des Patienten in der therapeutischen Beziehung entfalten und damit unmittelbar im Hier und Jetzt besprochen werden können.

Die erforderlichen Einstellungen seitens des Patienten, die seine Mitarbeit an einer effektiven Psychotherapie sichern, lassen sich in zehn Schritten zusammenfassen:

1. Ich leide sehr und brauche Hilfe.

2. Ich will und muss meinen Anteil an meinen Beschwerden, Konflikten und Krisen finden und verstehen.

3. Dafür muss ich mich erinnern, reflektieren und mich mitteilen.

4. Psychotherapie verstehe ich als eine selbstreflektierende Suchhaltung nach möglichen Hintergründen und Zusammenhängen meiner Probleme.

5. Dabei lasse ich mir auch von meinem Therapeuten etwas sagen und reflektiere seine Hinweise, ohne die Führung und Verantwortung ganz abzugeben.

6. Ich bemühe mich um eine vertrauensvolle Beziehung zu meinem Therapeuten, indem ich alles, was mich beunruhigt, ängstigt und verwirrt, mitteile, meine eventuellen Zweifel, Unklarheiten, Fragen und Vorwürfe äußere und anhand der Antworten feststelle, inwieweit diese ehrlich und überzeugend sind.

7. Ich habe verstanden und akzeptiere, dass Therapie anstrengende Arbeit für mich ist, weil ich Erinnerungen zulassen, Erfahrungen machen und Erkenntnisse gewinnen muss, die auch schmerzlich, traurig, peinlich und empörend sein können.

8. Ich erlebe in meinem Therapeuten einen Beziehungspartner, der mich ermutigt, Unangenehmes und Belastendes
zu fühlen, der mir hilft, mein Erleben zu ordnen, und der
mir das Verstehen erleichtert.

9. Mir ist klar, dass mich keiner gesund macht oder verändert, sondern dass ich für mich gesündere Lebensformen
finden kann und mich dabei entsprechend verändern
muss.

10. Psychotherapie ist kein Mittel, um einen Zustand wie Gesundheit, Wohlbefinden, Glück oder Erfolg zu erreichen,
sondern ein nie endender Weg, mich selbst und meine Lebensprobleme besser zu verstehen und befriedigender zu
gestalten.

Dies sind natürlich idealtypische Einstellungen eines Patienten
zur Psychotherapie. Aber um sich klarzumachen, was Psychotherapie vom Patienten verlangt, geben die genannten zehn
Punkte wichtige Hinweise. Der Patient hat zwar das Vorrecht, alles zu dürfen – Gewalt ausgenommen –, damit er sich in all seinen Facetten, seinen Möglichkeiten und Behinderungen, zeigen
und entfalten kann. Doch Therapie beginnt damit, dass der Patient in die von der getroffenen Vereinbarung vorgezeichnete Spur
findet. Nur dann hat er die Chance, aus dem Labyrinth seines
Leidens allmählich auch herauszufinden.

Therapie ist also der Prozess, der einen Patienten aus einem
Zustand des «Nichts geht mehr», des «Das ist mir nicht möglich»
oder des «Ich bin ganz verzweifelt und hilflos» zum «Ich finde einen Weg, eine Möglichkeit für mich und lerne, mir zu helfen»
begleitet. Die Illusion des «So möchte ich gerne sein» wird heilsam zur Realität des «So bin ich».

Dabei darf nie vergessen werden, dass die seelischen Defizite
oder innerseelischen Konflikte Folge von sozialen Einflüssen
sind, vor allem seitens der Erzieher, Eltern, Kindergärtnerinnen
und Lehrer. Sie verkörpern mehr oder weniger den vorherrschenden Erziehungsstil der jeweiligen Verhältnisse, an denen der betreffende Patient schließlich krank geworden ist. Die Überwin-

dung dieser pathogenen psychosozialen Einflüsse kann zwar individuelle Gesundung bringen, bedeutet aber doch einen Widerspruch zum Mainstream der vorherrschenden Einstellungen innerhalb des sozialen Umfelds. Mit der therapeutisch-heilsamen Entwicklung werden zwangsläufig die Eltern und die anderen wesentlichen Bezugspersonen der Frühentwicklung als Täter erkannt, im Grunde als Feinde des innerseelischen Gleichgewichts und des Friedens identifiziert.

Wer aber wagt schon den Aufstand gegen die eigenen Eltern, gegen die Autoritäten des eigenen Lebens, die ja in der Charakterstruktur fest verankert sind, die sich wie Antreiber, Spitzel oder Moralapostel in der Gehirnfunktion des Heranwachsenden eingenistet haben? Der Aufstand gegen die Verursacher des persönlichen Leids muss zugleich wie eine Teilamputation der eigenen Persönlichkeit wirken. Die sogenannte Ablösung von den Eltern, die immer ein notwendiger Entwicklungsschritt ist, bedeutet eben nicht nur, eine eigene Wohnung zu beziehen, eine eigene Familie zu gründen und nach persönlichen Vorstellungen zu leben. Vielmehr muss der elterliche Einfluss in allen Einzelheiten nach nützlichen und schädlichen Wirkungen untersucht und differenziert werden. Dabei darf es keine Tabus geben, denn etwas, was als selbstverständlich und unantastbar gilt, kann gerade die wesentliche Quelle der individuellen Probleme sein. So gibt es tausendfache Einstellungen, die gleichsam mit der «Muttermilch» vermittelt wurden und in Fleisch und Blut übergegangen sind, dass man nie daran zweifeln würde.

Einige Beispiele für nicht mehr hinterfragte Einstellungen:
- Ich benehme mich anständig.
- Ich bin höflich und zuvorkommend.
- Ich darf nicht egoistisch sein.
- Ich halte mich lieber zurück.
- Ich bin vorsichtig.
- Ich bin nicht aggressiv.
- Ich strenge mich an.
- Ich falle nicht auf.

Oder:
- Ich muss mich immer anstrengen.
- Ich muss perfekt sein.
- Ich muss Leistung bringen.
- Ich darf nicht nachgeben.
- Ich darf keine Schwäche zeigen.
- Das macht man nicht.
- Man lügt nicht.
- Man ist immer bemüht, ordentlich und fleißig.
- Man widerspricht nicht.
- Man geht nicht fremd.
- Nur der Erfolg zählt.

Oder:
- Lass dir nichts gefallen.
- Wehr dich.
- Schlag zurück.
- Kämpf dich durch.
- Sei kein Feigling.
- Mach mit, sonst gehörst du nicht dazu.
- Du musst dich durchsetzen.

Oder:
- Meine Mutter war ganz bemüht.
- Mein Vater ist an allem schuld.
- Ich hatte eine schöne Kindheit.
- Die Eltern haben doch ihr Bestes gegeben.
- An meiner Kindheit kann es nicht liegen.
- An allem ist nur mein Partner schuld.
- Ich leide an einem Trauma.
- Ich werde gemobbt.

Solche Sätze – und jeder kann Hunderte davon in sich finden –
hat sich der Einzelne als stark wirkende Suggestionen elterlicher
Einflüsse oder dominanter Meinungen des Zeitgeistes in der Re-

gel so zu eigen gemacht, dass sie gar nicht mehr als Fremdbeein-
flussung erkennbar sind. Therapie muss die Wirkungen solcher
Gebote und Verbote untersuchen, um herauszufinden, wie hilfreich oder konflikthaft sie das eigene Leben bestimmen oder ob
sie etwa ganz unbedeutend geworden sind.

Natürlich gibt es viele Patienten, die mit ihrem tiefen Elend
eine große Belastung darstellen, wenn sie sich an Ungeheuerliches
erinnern oder in ihrem «vergifteten» Zustand ein unerträgliches
Verhalten an den Tag legen. Doch der Therapeut, der sich davon
quälen lässt, ist in Gefahr, die Beschwerden des Patienten zu missbrauchen, um für die eigene Beschwernis eine Ersatzbühne zu
finden, indem er an seiner «schweren Arbeit» leidet. Zugegeben,
das Mitgefühl kann schon belastend sein, doch es ist nicht die
Aufgabe des Therapeuten, die Qual des Patienten in sich aufzunehmen, sondern dem Patienten dabei zu helfen, die Quelle seiner Not ausfindig zu machen und darüber hinaus «Entsorgungs-
wege» für die ungeheuren Spannungen aufzutun, die seine Beschwerden und Konflikte unterhalten. Der Therapeut ist nicht
der Held, der alles aushält, was er gar nicht zu verantworten hat.
Vielmehr muss der Patient lernen, seinen traurigen Opfer-Status
weder gegen sich noch gegen andere in quälende Täterschaft zu
verwandeln. Das muss dem Patienten zugemutet werden.

8

«Haben Sie das so gemeint?»
Therapeutische Interventionen

Was macht eigentlich ein Therapeut? Wenn er bei dem Patienten eine krankheitswertige und behandlungsfähige Symptomatik diagnostiziert, ihn ausreichend aufgeklärt, die formalen Behandlungsbedingungen mit der Krankenkasse geregelt und mit dem Patienten eine Behandlungsvereinbarung zustande gebracht hat, wird er in erster Linie schweigen und zuhören. Und zwar so lange, bis er therapeutische Hilfe geben muss. Das Wann, Was und Wie in dieser Hinsicht ist eine sehr subjektive Entscheidung, die durch den Patienten und dessen Problematik sowie durch die Erfahrung des Therapeuten bestimmt wird. Art und Weise der therapeutischen Interventionen, der Zeitpunkt, die Dosis und der Umfang der Mitteilungen gehören zur Kunstfertigkeit der psychotherapeutischen Arbeit.

Im Folgenden beschreibe ich kurz die häufigsten therapeutischen Aktivitäten und Interventionen.

1. Explorieren: Der Therapeut befragt den Patienten und erhält so Informationen, die er braucht, um die Krankheitswertigkeit, die Behandlungsfähigkeit und die Diagnose einzuschätzen. Er will auch wissen, wie dessen körperliche und psychische Beschwerden aussehen, will von den sozialen Konflikten erfahren. Er wird die Lebensgeschichte erforschen wollen, wobei die Beziehungserfahrungen des Patienten aus den ersten Lebensjahren (Verhältnis zur Mutter, zum Vater, zu Geschwistern) eine zentrale Rolle spielen. Lebenslauf, Ausbildung, Partnerschaft, Sexualität, Beruf und Arbeit müssen erfasst werden, immer gebunden an die Suche nach möglichen pathogenen Belastungen. Weiterhin werden Charaktereigenschaften und Verhaltensweisen des Patienten fragend untersucht. Auch ein zeitlicher und dynamischer Zusammenhang zu der Symptomatik beziehungsweise Problematik des Patienten sollte gefunden werden. Der Therapeut muss so lange explorieren, bis er eine Indikation für Psychotherapie stellen kann oder ausschließen muss.

2. Fragen stellen: Das Explorieren ist eine systematische Befragung, die etwa ein bis fünf Stunden in Anspruch nehmen kann. Dagegen sind Fragen des Therapeuten im Verlauf der Behandlung eher selten, sie dienen allein dem therapeutischen Erkenntnisprozess. Solche Fragen sind:

- Verständigungsfragen: «Ich habe Sie jetzt noch nicht richtig verstanden. Haben Sie das so gemeint?» – «Ich sage Ihnen mal, was ich begriffen habe, und frage, ob das so gemeint ist.»
- Klärende Fragen bei Widersprüchen: «Sie haben jetzt unterschiedliche Angaben gemacht, wie war das gemeint? Wie ist die Aussage, der Widerspruch zu verstehen?» – «Das ist jetzt zu viel für mich, ich bin ganz verwirrt. Was ist das Wichtigste?»
- Nachforschende Fragen bei Unklarheiten: «Das höre ich gerade zum ersten Mal von Ihnen. Wie ist das zu verstehen?» – «Das ist ein ganz wichtiger Aspekt, wie ist das zustande gekommen?» – «Dafür muss es eine Quelle geben. Woher kann das herrühren?» – «Was meinen Sie dazu?» – «Wie denken Sie darüber?»
- Internalisierende Fragen bei vorwiegend externalen Mitteilungen: «Wie erleben Sie das?» – «Wie geht es Ihnen damit?» – «Was löst das in Ihnen aus?» – «Woran erinnert Sie das?»
- Beziehungsfragen: «Wie geht es Ihnen hier mit mir?» – «Geht es Ihnen mit mir nicht wie mit Ihrem Partner?» – «Jetzt reagiere ich wohl wie Ihr Vater?» – «Was Sie gerade hier erleben, kennen Sie in der Beziehung zu Ihrer Mutter gar nicht?»
- Fragen nach dem Befinden («Wie geht es Ihnen?») oder nach Symptomen («Woran leiden Sie?») sind im Behandlungsprozess nicht empfehlenswert, da damit die notwendige Suchhaltung verlassen und der Patient wieder auf die Symptomebene gehoben wird, die wenig Erkenntnis bringt.

3. Vereinbarungen treffen und kontrollieren: Zu den notwendigen und empfehlenswerten Vereinbarungen gehören die «Therapievereinbarung», eventuell auch ein «Abstinenzvertrag» (siehe S. 260 f.) oder ein «Lebevertrag» (siehe S. 262 f.). Der Therapeut muss die Bedingungen nennen, die für eine Psychotherapie erforderlich sind (Verbindlichkeit, Regelmäßigkeit, Suchhaltung des Patienten, Offenheit, Ehrlichkeit), dafür die Zustimmung des Patienten gewinnen und bemüht sein, Abweichungen von der Vereinbarung immer wieder zu klären: «Haben Sie das verstanden?» – «Wollen Sie das?» – «Sind Sie damit einverstanden?» – «Können/wollen Sie das einhalten?» – «Weshalb haben Sie sich nicht an unsere Vereinbarung gehalten?» – «Was wollen Sie mir damit sagen?»

Wenn eine Vereinbarung gebrochen wird, ist der Therapeut gut beraten, die Behandlung so lange nicht fortzusetzen, bis die Verletzung verstanden und eine neue Vereinbarung möglich geworden ist. Die Ernsthaftigkeit dafür hat für den Erfolg der Therapie einen hohen Wert. Andererseits lässt sich dadurch herausfinden, wann eine Therapie beendet werden muss, weil der Patient nicht bereit oder in der Lage ist, eine notwendige Vereinbarung einzuhalten. Der Therapeut muss seinen Maßstab für eine Erfolg versprechende Psychotherapie vertreten und verantworten, vor sich selbst, für den Patienten und gegenüber der Krankenkasse.

4. Bestätigen: Es ist ein Grundrecht des Menschen, bestätigt zu werden. Ohne Bestätigung kann keiner gut leben. Als Kind ist Fremdbestätigung lebensnotwendig, als Erwachsener kann man sich selbst bestätigen. Aber natürlich bleibt Fremdbestätigung ein ständiger Wunsch, der allerdings krankhaft-sehnsüchtig wird, falls ein frühes Bestätigungsdefizit geblieben ist. Neben der Bestätigungssucht, bei der man nie genug Anerkennung bekommen kann, gibt es auch die «kultivierte» Bestätigungsabwehr, mit der jedes Lob kleingeredet wird, damit die jetzt mögliche Anerkennung nicht die frühen Mangelerfahrungen aufwühlt.

Die Therapie wird die Qualität der Bestätigung, ihre Dosierung sowie den rechten Zeitpunkt zu beachten haben. Therapie ist Bestätigung aller Bemühungen des Patienten um Wahrheit, Echtheit, Entwicklung und Veränderung. Nicht zu bestätigen sind Fehlhaltungen, Fehleinschätzungen, neurotische Ansprüche und Widerstände. Einige Beispiele für angemessene Bestätigung: «Da haben Sie eine wichtige Erkenntnis gewonnen.» – «Das finde ich richtig gut.» – «Das sehen Sie richtig.» – «Das ist ein schöner Erfolg für Sie.» – «Ja, so ist das.» – «Das ist die Wahrheit.» – «Da haben Sie recht.» – «Es ist angemessen, traurig oder wütend zu sein.» – «Darin kann ich Sie gut verstehen.» – «Ich sehe Sie jetzt ganz anders.» – «Das beeindruckt mich.»

5. *Verbalisieren:* Die Methode der Gesprächspsychotherapie, die in Deutschland kein Psychotherapie-Richtlinien-Verfahren ist, hat große Verdienste darin erworben, hilfreiches Gesprächsverhalten zu analysieren. Dazu gehört das Verbalisieren emotionaler Erlebnisinhalte. Einerseits erfährt der Patient damit Bestätigung, andererseits wird ihm auf diese Weise die Bedeutung der internalen (emotionalen) Mitteilungen – im Unterschied zu den externalen Äußerungen über andere und anderes – nahegebracht. Der Therapeut ist also bemüht, die für die Therapie wichtigen Mitteilungen einfühlend und bestätigend zu wiederholen, ohne sie wörtlich zu perseverieren, zum Beispiel: «Das hat Sie sehr bewegt, das wirkt immer noch in Ihnen nach.» – «Sie sind sich noch nicht im Klaren, was das für Sie bedeuten könnte? Das lässt Ihnen keine Ruhe.» – «Das hat Sie richtig aus der Bahn geworfen, so sehr hat Sie das gekränkt?» – «Sie grübeln und grübeln und finden einfach keinen Ausgang, und Sie fragen sich, was Sie eigentlich daran hindert, eine Entscheidung zu finden.»

6. *Widerstand analysieren:* Wenn Widerstand gegen die Therapievereinbarung und den therapeutischen Prozess aufkommt, muss er analysiert werden, bevor weiterhin therapeutische Inhalte besprochen werden (siehe dazu auch S. 182 ff.). Die Widerstandsanalyse hat Vorrang und muss bis zur Klärung geführt werden:

«Was bedeutet das?» – «Was fällt Ihnen dazu ein?» – «Sie haben sich nicht an unsere Vereinbarung gehalten: aus welchem Grund?»

Vergessen, Verwechseln, Schweigen, externales Gerede, neue Symptome, aktuelle Belastungen, Nichteinhalten einer Vereinbarung, Vergessen des Fokus, Zu-spät-Kommen – all das kann Widerstand sein und sollte besprochen werden, bis der Grund dafür erkannt ist und aufgegeben werden kann: «Was wollen Sie erreichen?» – «Was wollen Sie vermeiden?» – «Wovor haben Sie Angst?» – «Was wollen Sie mir damit sagen?» – «Was fürchten Sie?» – «Was fällt Ihnen so schwer?» – «Wie soll es weitergehen?» – «Was können Sie tun?» – «Was müssen Sie beachten?»

7. *Konfrontieren:* Psychotherapie lebt vom Vertrauen zueinander. Der Patient muss sicher sein können, dass er alles mitteilen kann, ohne dafür beschämt, bestraft oder abgelehnt zu werden. Auch Belehrung und Kritik sind in aller Regel nicht hilfreich. Und doch kann es notwendig werden, den Patienten zu konfrontieren, ihn auf Widersprüche und Wahrnehmungsverzerrungen aufmerksam zu machen und nach deren Hintergründen zu suchen. Eine hochsensible, aber sehr wichtige Konfrontation ist erforderlich, wenn Fehlverhalten oder Fehleinschätzungen angesprochen werden müssen: «Wie verstehen Sie das?» – «Was könnte das bedeuten?» – «Woher kennen Sie das?» – «Was fällt Ihnen dazu ein?» – «Was geht dabei in Ihnen vor?» – «Wie erleben Sie das?»

Wenn Patienten gemäß ihren neurotischen Erfahrungen ein Geschehen erkennbar falsch einschätzen und Verhaltensweisen zeigen, die ihnen schaden oder belastende Reaktionen bei anderen auslösen, müssen sie auch das eigene Erleben kritisch zu reflektieren lernen. Dabei helfen Konfrontationen wie: «Sie sehen das so, wie sehen das andere?» – «Wie erklären Sie sich diese Unterschiede?» – «Versetzen Sie sich mal in die Position von … Wie wird es … (dem anderen) damit gehen?» – «Bei diesem Verhalten müssen Sie mit solchen Reaktionen rechnen.» – «Das kann ich nicht bestätigen.» – «Das verstehe ich noch nicht. Wie ist das gemeint?» – «Das macht mir Angst!»

Mit solchen Konfrontationen soll der Patient zum Reflektieren neurotisch festgefahrener Meinungen, die ja meistens eine tiefere Problematik überdecken und abwehren sollen, und letztlich zu einem tieferen Verständnis gebracht werden.

8. Deuten: Mit Deutungen soll der Patient neue Zusammenhänge und Hintergründe entdecken und verstehen. Der Therapeut deutet unter Zuhilfenahme wissenschaftlicher Erkenntnisse und seines empirischen Erfahrungsschatzes. Deutungen können, müssen aber nicht zutreffen. Deutungen können immer nur Angebote an den Patienten sein, seine Angelegenheiten anders zu sehen und in anderen Zusammenhängen zu verstehen. Der Therapeut sollte niemals mit seinen Deutungen recht behalten wollen, aber wenn diese abgelehnt werden, heißt das nicht, dass sie nicht stimmen. Es kann auch sein, dass der Patient eine Deutung noch nicht versteht oder akzeptiert. Deutungen können also zu früh gegeben oder ungeschickt formuliert werden, zu heftig, zu bedrohlich sein. Theoriegeleitete Deutungen tragen das Risiko in sich, dass der Patient eine neue Ideologie daraus macht, in ihnen können aber auch Halt und Orientierung gefunden werden. Deutungen sind also eine Wissenschaft für sich. Am besten, man versteht sie als eine Möglichkeit unter anderen, als ein Verständnis auf Probe, das sich als stimmig erweist, wenn der Patient erlebt: «Ja, genau! So ist es! Jetzt habe ich das verstanden!» Und wenn er dann im Rahmen dieser erlebten Zustimmung deutliche Entlastung und Klärung von Konflikten erfährt.

Noch etwas mehr zu den einzelnen Deutungen:

* Deutungen von Zusammenhängen: «Diese Symptomatik hat vermutlich etwas mit der erlebten Kränkung zu tun?» – «Ich sehe da einen Zusammenhang zwischen Ihrem unterdrückten Ärger und dem darum entstandenen Streit.» – «Dass Sie das so sehr verletzt, muss etwas mit Ihrer Lebensgeschichte zu tun haben. Mir fällt dazu ein, was Sie mir von Ihrem Vater erzählt haben …» – «Das ist kein Wunder, dass Sie an der Stelle in die

Krise gekommen sind, wenn Sie bedenken, wie Sie als Kind behandelt worden sind.»

- Deutungen von Hintergründen: «Diese Beschwerden zeigen deutlich, wie sehr Sie unter Druck stehen und Opfer des Ehrgeizes sind, der Ihnen abverlangt worden ist.» – «Ich verstehe Ihre Schuldgefühle gegenüber Ihren Kindern auch als eine Abwehr der Verletzungen, die Sie infolge der Schuld Ihrer Eltern in sich tragen.» – «Es muss eine Quelle dafür geben, dass Sie das so erleben. Ich denke an die Erwartungen Ihrer Mutter, mit denen Sie beladen worden sind.» – «Immer wieder geraten Sie in einen solchen Streit mit Ihrer Frau. Ich habe den Eindruck, dass Sie Erwartungen und Wünsche an sie haben, von denen sie gar nichts weiß. Vermutlich fürchten Sie, bei ihr so abzublitzen wie bei Ihrer Mutter.»

- Theoriegeleitete Deutungen: Dabei muss immer bedacht werden, dass eine Theorie nur eine Krücke ist, sich die Welt zu erklären, ohne dass die «objektive Wahrheit» gesichert wäre. Auch wissenschaftliche Bestätigungen von Theorien sichern noch nicht ihre subjektive Wirkung. Mit einer theoriegeleiteten Deutung kann man Patienten Hilfen für ein nützliches Verständnis ihrer Probleme geben, aber auch zu einer rationalisierenden Erklärung beitragen, wenn es um die Abwehr einer tieferen Wahrheit geht. Theoriegeleitete Deutungen betreffen zum Beispiel mögliche Inhalte der Entwicklungspsychologie, Entwicklungsphasen, der Mütterlichkeits- und Väterlichkeitsstörungen, der Trieb- und Bedürfnisentwicklung, der Strukturbildung der Persönlichkeit oder der innerseelischen Konfliktdynamik: «Mit dieser unerfüllten Sehnsucht, an der Ihre Partnerschaft erstickt ist, versuchen Sie, frühe Mangelerfahrungen (oraler Mangel oder Muttermangel) zu befriedigen, was keine Partnerin wirklich stillen kann.» – «Sie erleben dabei einen Konflikt zwischen Ihren Entwicklungswünschen und den väterlichen Einschüchterungen, der Ihre Hemmung erklärt. Es ist, als würden Sie ausgebremst werden!» – «Bei der Art und Weise, wie Sexualität in Ihrer Familie abgewertet wurde, ist es eigentlich kein Wunder, dass Sie sich so schwer hingeben können. Da bremst offenbar eine zu strenge Moral Ihre Lustfähigkeit.» – «Ich kann gut verstehen, dass Sie das schwer eingeschüchtert hat und Sie sich zurückgezogen haben, wenn man die Bedrohung bedenkt, die Sie aus Ihrer Frühgeschichte in sich tragen.»

9. Beraten: Rat sollte der Psychotherapeut nicht oder nur selten geben, da es darauf ankommt, dass der Patient lernt, sich besser zu verstehen, und aus Erkenntnis und Einsicht zu seinen Entscheidungen findet. Psychotherapie ist Lehre zur Selbstberatung. Die Ingredienzien erwachsen aus der Suchhaltung des Patienten durch Erinnern, Verstehen, Fühlen und Handeln, letztlich auch aus Versuch und Irrtum. Und dennoch kann es notwendig sein, dass der Therapeut Rat erteilt, allerdings unter Verzicht auf autoritäres oder suggestiv-manipulierendes Verhalten. Vielmehr sollte er im Sinne kritischer Reflexion ermutigen, Alternativen aufzeigen und erklären, was potenziell denkbar ist: «Ich sehe folgende Möglichkeiten …» – «Aber das müssen Sie dabei unbedingt bedenken!» – «Wie wäre es, wenn Sie …» – «Wenn Sie das so entscheiden, dann …» – «Ich überlege, was man tun könnte …» – «Am besten, Sie probieren das mal aus, und dann werden wir sehen.» «Ich weiß von anderen Patienten, dass …» – «Ich habe damit die Erfahrung gemacht …» – «Wenn Sie so handeln, müssen Sie mit diesen Folgen rechnen …» – «So wie ich Sie kenne, könnte es Ihnen passieren, dass …»

Bei psychotherapeutischer Beratung geht es also darum, die Risiken und Nebenwirkungen des Verhaltens oder Unterlassens zu beachten, Möglichkeiten zu erkunden und seitens des Therapeuten möglichst im Konjunktiv zu bleiben, damit der Patient gut zum Ratgeber für sich selbst werden kann.

10. Antwort geben: Schwächere Menschen brauchen eine direkte Unterstützung. Man kann sie mit Deutungen nicht belasten, weil potenzielle Inhalte zu bedrohlich sein können. Ein solcher strukturschwacher Patient benötigt «Substanz» von außen – die Aussagen, Hinweise oder Antworten, die der Therapeut geben kann. Bei schweren Defiziten braucht der betroffene Mensch sein Leben lang eine äußere, Halt gewährende Stabilisierung.

Werden Therapeuten von Patienten direkt gefragt, ist es meistens richtig, nicht oder nicht sogleich die Frage zu beantworten, sondern erst herauszufinden, weshalb der Patient fragt. Muss er wirklich etwas wissen oder versteckt er mit seiner Frage Bedürfnisse? Will er den Therapeuten zur Beratung verführen? Bei Strukturgestörten ist das anders. Sie brauchen klare Aussagen, Ansagen und Antworten, um Orientierung zu erfahren und zu lernen, was für sie gut und richtig oder ungünstig und falsch ist: «Das müssen Sie so verstehen …» – «Das ist so …» – «Ja, so ist das richtig!» – «Nein, das bringt Sie nur in Schwierigkeiten.» – «Darauf müssen Sie achten!» – «Das ist für Sie wichtig!» – «Das dürfen Sie nicht tun!» – «Genau, das haben Sie gut gemacht!» – «An die Vereinbarung müssen Sie sich unbedingt halten!» – «Wenn Sie in die Krise kommen, dann machen Sie Folgendes …» – «Wenn Ihr Kind so reagiert, müssen Sie das so verstehen und Folgendes beachten …» – «Sie wollen wissen, wie ich Sie sehe? Das will ich Ihnen sagen …» – «Ich will Ihnen auch sagen, was das bei mir auslöst, wie es mir damit geht …» – «Ich sage Ihnen, wie ich die Situation erlebt habe und warum …»

Die verschiedenen therapeutischen Interventionsmöglichkeiten zeigen die Vielfalt der Reaktionen, mit denen der Therapeut förderliche oder hinderliche Wirkungen erzielen kann – sie machen aber auch seine Verantwortung deutlich. Im Allgemeinen gilt, dass der Therapeut sich mit Interventionen so lange wie möglich zurückhält, damit der Patient sich entfalten kann. Je größer die Strukturstörungen eines Patienten sind (siehe S. 139 ff.), desto stärker muss er aktiv werden, je gereifter die Persönlichkeitsstruktur eines Patienten ist, desto mehr wird er zuhören, schweigen und abwarten, bis eine Deutung nützlich oder eine Konfrontation erforderlich wird.

9

Was macht krank?
Das Ringen um die Psychogenese

Der durchschnittliche Patient trägt seine Beschwerden und Krankheitsbefürchtungen zum Hausarzt oder gleich zum Facharzt. Der Arzt ist in der Pflicht, die vorgetragenen Symptome abzuklären. Aber welcher Mediziner will schon in die Situation kommen oder sich nachsagen lassen, er hätte nichts gefunden. Und es gibt wohl auch kaum einen Menschen, bei dem man nichts finden würde, wenn man nur ordentlich sucht. Darauf hat sich die moderne Medizin spezialisiert – der Labor- und Apparatediagnostik entgeht keine Abweichung von der Norm. Aber ob damit die genannten Beschwerden zu erklären sind, ist eine andere Geschichte.

Die große medizinische Diagnostik bringt immer Befunde und vor allem viel Geld. Die teuren Geräte müssen arbeiten, damit sie bezahlt werden können. Und der Patient zahlt dafür häufiger mit einer unnötigen Beunruhigung, nicht selten auch mit einer irreführenden Erklärung und mitunter auch mit den Folgen einer falscher oder unnötiger Behandlung.

Die Somatisierungs- oder Organfunktionsstörungen sind entwicklungspsychologisch gesprochen primitive Ausdrucks- und Abwehrformen verborgenen psychosozialen Leids. Zudem handelt es sich um gesellschaftsfähige Symptome: Man kann gut sagen, dass man es mit «dem Magen hat», aber nicht, dass man an «verschluckter» Kränkung leidet. Hoher Blutdruck lässt sich als Zeichen eines leistungsstarken und bedeutungsschweren Lebens vorweisen, nicht aber als bedrückende Anstrengung gegen Minderwertigkeitsgefühle. Die Neurodermitis eines Kindes ist bestimmt ein anerkannt bedauernswerter Zustand, nicht aber der schmerzliche Schrei einer gestörten Mutterbindung. Auf diese

Weise lässt sich fast jede Erkrankung nach ihrer möglichen psychosozialen Dimension verständlich machen.

Mit einer Organdiagnose wahrt der Patient also sein Gesicht in einer Welt umfassender Beziehungsstörungen und großer Diskriminierung des Emotionalen. Auf diese Weise bilden die meisten Patienten zusammen mit dem medizintechnischen und pharmatherapeutisch dominierten Medizinbetrieb eine Art Verschwörung gegen das Erkennen psychosozialer und gesellschaftlich begründeter Erkrankungsursachen. Das psychotherapeutisch notwendige Ringen um die Psychogenese der Erkrankung ist der unvermeidbare Kampf gegen diese Verschwörung. Kranksein ist dann nicht mehr nur Schicksal, sondern hat Täter, ist Folge kritikwürdiger und veränderungspflichtiger Lebensformen, ist Ausdruck von zu verantwortender Fehlentwicklung und Schuld. Wer ließe sich da nicht lieber den Stempel einer Diagnose «einbrennen» und würde nicht mit der fast magischen Hoffnung auf Befreiung vom Leid alles schlucken, was auf dem Markt ist, ungeachtet reichlicher, mitunter sehr gefährlicher Nebenwirkungen.

Der Psychotherapeut muss diesen Kampf gegen die Verschwörung führen, gegen die mächtigen Profitinteressen des Medizinbetriebs, gegen die Reduzierung eines komplexen Ursachengefüges auf eine einfache Diagnose, auch gegen die oft überlebensnotwendige Verleugnung der lebensgeschichtlichen Last und psychosozialen Fehlentwicklung. Wer möchte schon gern erkennen, dass die schöne Kindheit auch eine Hölle war und dass die so bemühten Eltern eine wesentliche Schuld am Leid des Patienten tragen? Bevor ein Mensch zugeben kann, dass die Mutter böse war und der Vater ungerecht, dass die Eltern nicht wirklich lieben konnten, wird er lange Zeit und sehr hartnäckig an der Vorstellung einer schicksalshaften Krankheit festhalten und dem Medizinbetrieb Futter geben. Keiner soll schuld sein, die Eltern – vor allem die Mutter – am allerwenigsten.

Die unantastbare Mutter verdankt ihre «Heiligsprechung» der Bedeutung, die sie für das Leben jedes Kindes hat. Schwangerschaft, Geburt, Stillzeit sind als erste Beziehungserfahrungen des

Kindes von nicht zu überbietender und nicht mehr zu tilgender prägender Erfahrung für das ganze Leben. Das Bild, das man sich von der Mutter gemacht hat, war überlebensnotwendig. So erfährt die wirklich böse, die vernachlässigende Mutter, auch wenn sie körperliche und noch viel häufiger emotionale Gewalt ausgeübt hat, immer noch Verehrung, weil die Erkenntnis ihres Versagens für das Kleinkind einem Todesurteil gleichkäme. Das Kind wiederum überlebt schwerste Verletzung und absolute Ablehnung, indem es seine Gefühle zu unterdrücken lernt und sich selbst für schuldig erklärt. Mit der Überzeugung des Kindes, nicht liebenswert zu sein, kann es am Leben bleiben in der Hoffnung, durch entsprechende Anstrengungen und Anpassungen am Ende doch geliebt zu werden. Mit der Erkenntnis, dass die Mutter nicht liebesfähig ist oder – noch schlimmer – dass sie nicht bereit ist, das betroffene Kind zu lieben, kann es nicht gut leben. An fehlender Nahrung stirbt man, an fehlender Liebe auch. Mit Hunger kann man noch einige Zeit leben, mit der Hoffnung auf Liebe kann man noch etwas länger leben, aber nicht wirklich gut. Irgendwann wird man doch an den Folgen des Liebesmangels vorzeitig sterben.

Die heute als Risikofaktoren für viele Erkrankungen anerkannten gestörten Verhaltensweisen – Bewegungsarmut, falsche Ernährung, stressreiches Leben, Alkohol, Nikotin, Drogen und süchtiges Verhalten, Zeitdruck, Beziehungskonflikte und Arbeitsbelastungen – sind auch als Folge von Kompensation für frühen Liebesmangel und Beziehungsdefizite zu verstehen. Die wissenschaftliche Medizin hat solche Risikofaktoren für Herz-Kreislauf-, Magen-Darm-, Lungen-, Leber- und Stoffwechselerkrankungen längst nachgewiesen, ebenso für Störungen im Bewegungsapparat und bei der Immunabwehr. Doch in aller Regel fragt man nicht weiter nach, geht den Ursachen des Fehlverhaltens nicht wirklich auf den Grund: Weshalb ernährt man sich falsch, bewegt sich zu wenig, trinkt zu viel Alkohol und akzeptiert oder braucht sogar Stress? Es gibt wohl kaum einen naiveren, um nicht zu sagen dümmeren Rat, als wenn einem Patienten mitgeteilt wird: «Nun entspannen Sie sich doch erst mal!» Oder: «Sie müssen mit dem Rauchen aufhören!» Als ob man Verhalten einfach abschalten könnte, ohne das Bedeutungssystem eines Fehlverhaltens zu erfassen und mühevoll zu verändern.

Doch genau darin besteht die Hauptaufgabe des Psychotherapeuten. Der Psychotherapeut muss mit dem Patienten ringen, um die mögliche Psychogenese seiner Erkrankung zu finden. Jede Erkrankung hat einen psychodynamischen Anteil – mal mehr, mal weniger –, die jeweilige Lebensweise ist mithin als Folge der frühen Beziehungserfahrungen zu verstehen. Die moderne Lebensweise dient vielen Menschen dazu, den frühen Mangel an Zuwendung und Anerkennung zu kompensieren, was nur oberflächlich, aber nie kausal gelingen kann. Der Psychotherapeut muss auf einen solchen möglichen Zusammenhang hinweisen und mit Fragen, Einfällen und Überlegungen den Patienten animieren, eine Suchhaltung dazu einzunehmen. Das ist mitunter Schwerstarbeit. Viele Patienten verweigern sich einer solchen Reflexion anfangs hartnäckig: «Nein, da war nichts.» – «Dazu fällt mir gar nichts ein.» – «Ich weiß nicht, das kann ich mir nicht vorstellen.» – «Das kann doch nicht an meiner Kindheit liegen.» – «Die Mutter hatte es so schwer und war sehr bemüht – nein, das war alles gut.» – «Ich hatte wirklich eine schöne Kindheit.» – «Ich kann da keine Zusammenhänge sehen.»

Solcher Widerstand ist nahezu normal. Das Reflektieren über das eigene Leben ist nicht geübt und wird nirgendwo gelehrt. Das Wahrnehmen und Kommunizieren von Befindlichkeiten und Gefühlen ist in einer «Spaßkultur» und bei der Oberflächlichkeit der üblichen Kommunikation («Hallo, wie geht es?» – «Bestens.») nahezu tabu. Wer (echte) Gefühle zeigt und innerseelische Nöte übermittelt, der hat im sozialen Ranking bereits verloren. Unsere Kultur ist absolut unecht geworden: Aufgesetzte «Gefühle», narzisstischer Wettkampf um Geltung, externales Gerede über etwas, Streit ums Rechthaben dominieren die Kommunikation. Prahlen oder klagen, kämpfen oder streiten, diskutieren oder erzählen, beraten oder fragen – immer gern. Hauptsache, nur nicht über sich selbst wirklich nachdenken und auf keinen Fall von sich ehrlich sprechen. Dafür gibt es gute Gründe: Das frühe seelische Leid muss unbedingt unter Verschluss gehalten werden, weil frühe Verletzungen, Ablehnung, Bestätigungsmangel und Zuwendungsdefizit lebensbedrohliche Erfahrungen sind. Mit dieser Gefühlsqualität bekommt man es bei einer Erinnerung zu tun, die wirklich diesen Namen verdient.

Der überlebensnotwendige seelische Abwehrpanzer ist ein Massenphänomen und trägt wesentlich dazu bei, ein von Streit und Kampf beherrschtes soziales Zusammenleben und eine von Action und Animation bestimmte Kultur zu schaffen. Damit ist man abgelenkt von der Wahrheit und Bedürftigkeit des eigenen Lebens. Diesen Panzer aufzuweichen ist die erste wichtige Aufgabe des Therapeuten: Er muss überzeugen, aufklären, er muss suggestiv und einfühlsam, geduldig und tolerant sein und darf dennoch nicht das Ziel aus den Augen verlieren. Der Patient muss neugierig werden darauf, sich und sein Leben besser zu verstehen, er muss sich in der reflektierenden Suchhaltung üben und die Deutungsangebote des Therapeuten für nachdenkenswert halten. Am Anfang ist der Leidenszustand des Patienten der beste Verbündete, um dem Therapeuten einen Vertrauensvorschuss zu geben und seinen Hinweisen Glauben zu schenken.

Der beste Patient ist der, der sagt: «Mir geht es sehr schlecht, so kann ich nicht gut weiterleben. Ich kann mir nicht mehr helfen, ich weiß nicht weiter!» Solange Patienten hingegen streiten und kämpfen und sowieso alles besser wissen und sich nichts sagen lassen, wird Psychotherapie nicht gelingen. Der Therapeut wird sich natürlich auch bei diesen Patienten Mühe geben, sie in die Spur der Suchhaltung nach psychosozialen Zusammenhängen und lebensgeschichtlichen Ursachen zu bringen. Aber zugleich wird er sich eingestehen müssen, dass es keinen Zweck hat, Zeit und Geld für jemanden aufzuwenden, der das absolut nicht will.

Für die Psychogenese ist es sehr hilfreich, bei den Beschwerden des Patienten nach einem zeitlichen sowie einem dynamischen Zusammenhang zu forschen.

Der *zeitliche Zusammenhang* erschließt sich aus Antworten auf Fragen nach den Umständen zu der Zeit, als die Problematik erstmals auftrat: «In welcher Situation waren Sie? Was war vorausgegangen? Was stand bevor? Was wurde durch die Beschwerden verhindert oder war nicht möglich? Was hat Sie gerade beschäftigt, eventuell auch belastet? Gab es Streit, Ärger, Enttäuschungen? Wie reagierte Ihre Umwelt?» Dabei ist es wichtig, den Patienten zu ermutigen, über alles zu sprechen, selbst wenn er sich einen Zusammenhang mit seiner Symptomatik nicht vorstellen kann. Man kann für die verschlungenen, rätselhaften Kräfte und Wege des Unbewussten nur Respekt haben.

Beim *dynamischen Zusammenhang* fragt sich der Therapeut: Warum ist *dieser* Patient zu *diesem* Zeitpunkt an *dieser* Symptomatik erkrankt? Der dynamische Zusammenhang stellt das individuelle Leben und spezifische Erleben des Patienten mit den realen Ereignissen und deren Verarbeitung in einen möglichen kausalen Zusammenhang, wobei die Symptomatik häufig durchaus einen Symbolcharakter haben kann. Es geht um die individuelle unbewusste Bedeutung des Krankseins: Was könnte damit abgewehrt, verhindert oder erreicht werden? Das Kranksein enthält eine versteckte Botschaft, die entschlüsselt werden möchte: Es geht um verborgene Ängste, Kränkungen, um Ambivalenzkonflikte, begrenzte Fähigkeiten, reaktivierte Verletzungen und belastende Erfahrungen.

Mögliche Fragen zum dynamischen Zusammenhang: «Was fällt Ihnen dazu ein? – Wie passt das zu Ihrem Leben? – Kennen Sie so etwas schon? – Erinnern Sie sich an irgendwelche Zusammenhänge? – Was sagen Ihnen die Beschwerden? – Wenn Sie an Ihre Familie, Partnerschaft, Arbeit … denken – sehen Sie eine Verbindung zu Ihrer Erkrankung?» Solche Fragen sollen den Patienten anregen, seinen Beschwerden eine psychosoziale Bedeutung zuzugestehen und nach möglichen Zusammenhängen zu forschen.

Das Ringen um die Psychogenese ist beendet, wenn der Patient nicht mehr Symptome und Verhaltensstörungen anbieten muss, sondern eine Reflexionshaltung gewonnen hat, mit der er mögliche Hintergründe und Zusammenhänge erforscht und bemüht ist, sein Erleben in einen logischen Zusammenhang zu bringen, der auch die Symptomatik verständlich werden lässt.

Bevor eine Psychotherapie durchgeführt werden kann, ist, wie gesagt, eine medizinische Beurteilung der beklagten Beschwerden notwendig. Eine Psychotherapie kann aber eine übertriebene apparative Ausschlussdiagnostik wesentlich begrenzen und helfen, Kosten zu sparen. Dabei ist das Erkunden eines zeitlichen und dynamischen Zusammenhangs zur vorgetragenen Symptomatik oder Problematik ganz entscheidend. Auf diese Weise wird mit hoher Wahrscheinlichkeit verständlich, dass *dieser* Mensch (mit seiner Lebensgeschichte) in *dieser* Situation (aufgrund der subjektiv-spezifischen Bedeutung) mit Symptomen reagiert und erkrankt. Dann kann auf weitere aufwendige Diagnostik verzichtet werden, und wenn im weiteren Verlauf wirklich noch Zweifel auftreten sollten, ist jederzeit eine gezielte Diagnostik möglich.

Hier einige Fallbeispiele, die zeigen, wie durch das Erfragen zeitlicher und dynamischer Zusammenhänge die vorgetragene Symptomatik aus innerseelischen Gründen erklärbar und verstehbar wird:

Fallbeispiel 1, Patient, 22 Jahre

Symptomatik: Akute depressive Reaktion mit suizidalen Gedanken

Zeitlicher Zusammenhang: Der Patient verlässt zum ersten Mal das Elternhaus, da er zum Studieren in eine andere Stadt ziehen muss, wo für ihn alles fremd und neu ist; er ist ohne Freunde und Familienangehörige.

Dynamischer Zusammenhang: Der Patient ist extrem selbstunsicher und abhängig als Folge mangelnder früher Bestätigung und Versorgung (war bereits als Säugling in einer Wochenkrippe).

Interpretation: Durch den Umzug ist die bedrohliche frühe Verlassenheit und Einsamkeit reaktiviert worden, die der Patient depressiv abwehrt.

Fallbeispiel 2, Patientin, 34 Jahre

Symptomatik: Paroxysmale (anfallsartige) Tachykardie (erhöhte Herzschlagfrequenz) mit Herzrhythmusstörungen und Angstzuständen

Zeitlicher Zusammenhang: Aufgrund eines chronischen Ehekonflikts durch mangelndes Verständnis füreinander war die Patientin eine Außenbeziehung eingegangen, die sie aber «schweren Herzens» wieder aufgab, um ihre Ehe mit zwei Kindern nicht zu gefährden. Damit verzichtete sie aber auch auf das einfühlsame Verständnis und die liebevolle Zuwendung, die sie von ihrem Liebhaber erfahren hatte.

Dynamischer Zusammenhang: Die Patientin ist eine leistungsstarke Frau mit Selbstwertproblemen als Folge mangelhafter mütterlicher Bestätigung (Muttermangel) und großem väterlichen Leistungsdruck (Vatermissbrauch), sodass wesentliche Bedürfnisse nach Bestätigung und Annahme nicht erfüllt wurden; nur über Leistung bekam sie väterliche Anerkennung. So hatte sie auch ihre Ehe gestaltet.

Interpretation: Mit dem Liebhaber hatte sie erstmals ihre Zuwendungs- und Bestätigungssehnsucht ausgelebt und bekam funktionelle Herzsymptome nach dem «vernünftigen» Verzicht auf ihre «Herzensangelegenheiten».

Fallbeispiel 3, Patientin, 56 Jahre

Symptomatik: Vielfache, wechselnde körperliche Beschwerden (Kopf-, Glieder-, Rückenschmerzen, Schlafstörungen, Appetitlosigkeit, körperliche Abgeschlagenheit und Mattigkeit). Aufgrund eines Verdachts auf eine rheumatische Erkrankung hatte die Patientin schon längere Zeit viele Schmerzmittel eingenommen.

Zeitlicher Zusammenhang: Die Symptomatik begann, als sie arbeitslos geworden war und sich um neue Arbeit bemühte, aber schließlich resignierte, da alles aussichtslos erschien. Zugleich verstärkten sich die Existenzängste, da das Ehepaar wegen finanzieller Not sein Haus nicht mehr halten konnte.

Dynamischer Zusammenhang: Die Patientin hatte sich ihr ganzes Leben durch Arbeit stabilisiert. Arbeit war nicht nur Geldverdienst, sondern vermittelte Bedeutung, Sinn und soziale Beziehungen.

Interpretation: Mit der Arbeitslosigkeit war der Patientin die wesentliche Kompensationsmöglichkeit für ihre Selbstwertproblematik genommen. Die reale Hoffnungslosigkeit hatte ihre frühe Existenzverunsicherung, die durch eine überforderte alleinerziehende Mutter ausgelöst worden war, reaktiviert. So hatte sie von Anfang an erfahren, dass sie nur über Anstrengung und Leistung lebensberechtigt ist. Die Arbeitslosigkeit war in jeder Hinsicht eine psychosoziale Katastrophe, und ihre vielfachen schmerzhaften Beschwerden waren der angemessene somatisierte Ausdruck ihrer grundsätzlich in Frage gestellten Existenzberechtigung (Somatisierung bedeutet, dass keine rein organischen Ursachen für die Beschwerden vorliegen, sondern dass psychischer Stress in Form körperlicher Schmerzen ausgedrückt wird, wobei die seelischen Belastungen natürlich auch körperliche Verspannungen verursachen.)

Fallbeispiel 4, Patientin, 67 Jahre
Symptomatik: Schwere Depression mit körperlichen Beschwerden, Schlafstörungen und Suizidalität
Zeitlicher Zusammenhang: Die Symptome wurden ausgelöst durch den Tod des Ehemanns nach langer Pflege.
Dynamischer Zusammenhang: Der Ehemann war in der Beziehung dominant gewesen, die Patientin hatte sich ihm gern untergeordnet. Auch die lange Pflege des schwerkranken Mannes hatte sie klaglos übernommen und darin eine wichtige stabilisierende Aufgabe gefunden. Auf Fremdpflege konnte vollkommen verzichtet werden.
Interpretation: Die abhängige Persönlichkeit der Patientin hatte in der Ehe mit einem dominanten Mann eine stabile Kollusion gefunden, in der ihre Selbstwertproblematik und ihre mangelhaft entwickelte Autonomie gut kompensiert waren. Mit dem Tod des Ehemanns verlor sie wesentlichen Halt und war mit ihrer

Entwicklungsstörung konfrontiert, die sie depressiv abwehren musste. So war die abnorme Trauerreaktion nicht nur Ausdruck des Verlusts einer geliebten Person, sondern auch eine Trauer über das eigene Lebensschicksal.

Fallbeispiel 5, Patientin, 26 Jahre

Symptomatik: Erster epileptischer Anfall (nach neurologischer Diagnostik ohne erkennbare Ursache als «genuine Epilepsie» eingeschätzt)

Zeitlicher Zusammenhang: Der Anfall war im Anschluss an eine für die Patientin belastende Situation aufgetreten, bei der sie gegen ihre Überzeugung zu einer Abtreibung (auf Druck ihres Lebenspartners) eingewilligt hatte. Für ihre Trauer fand er kein Verständnis, die partnerschaftliche Beziehung war hoch angespannt und der weitere Zusammenhalt in Frage gestellt.

Dynamischer Zusammenhang: Die Patientin war nachhaltig belastet durch eine übergriffige Mutter, die sich rücksichtslos in alle ihre Lebensbelange eingemischt hatte und bestimmte, was die Patientin zu tun und zu lassen hatte. Bis ins Erwachsenenleben der Patientin forderte die Mutter tägliche Anrufe mit Berichten, wie es der Patientin geht und was sie erlebt hat. Dazu gab sie bewertende Kommentare ab. So war die Patientin erheblich eingeschüchtert, eigene Bedürfnisse und Wünsche zu erkennen, zu entwickeln und vor allem zu leben. Sie war sehr verschlossen geworden, um sich vor ihrer «Vampir-Mutter» zu schützen.

Interpretation: Die geforderte Abtreibung mit dem letztlich gewaltsamen Eingriff in ihre ureigensten Belange hat die Patientin unter enormen Druck gebracht, den sie in keiner Weise ausdrücken konnte. Erst mit dem Krampfanfall konnte sie die unerträgliche Spannung abführen.

Fallbeispiel 6, Patientin, 38 Jahre

Symptomatik: Vielfache Beschwerden wie Rückenschmerzen, Ischias, Kopfschmerzen, Übelkeit, Sodbrennen

Zeitlicher Zusammenhang: Die Patientin war nach jahrelangen Bemühungen endlich schwanger geworden, war jetzt im sechsten Monat, als ihre Symptomatik krankheitswertig wurde und sie arbeitsunfähig geschrieben werden musste.

Dynamischer Zusammenhang: Die Patientin war eine Powerfrau im permanenten Hochleistungsmodus. An eine Schwangerschaft war deshalb viele Jahre nicht zu denken, die Karriere stand im Vordergrund. Auch mit der Schwangerschaft sah sie keine Möglichkeit, ihre Leistungshaltung und Verpflichtungen zu reduzieren. Sie musste erst krank werden, um «Erlaubnis» zu bekommen, an sich und die bevorstehende Mutterschaft zu denken und sich darauf vorzubereiten.

Interpretation: Als narzisstische Kompensation infolge frühen Muttermangels hatte die Patientin einen Leistungs- und Perfektionsanspruch entwickelt, um endlich bestätigt zu werden. Die Anforderungen der Schwangerschaft stellten die Erfüllung dieses zentralen Kompensationsmechanismus in Frage. Der Konflikt zwischen Leistungsanforderung und Selbstfürsorge war zunächst nur durch Krankwerden zu lösen.

Fallbeispiel 7, Patient, 21 Jahre

Symptomatik: Herpes Zoster (Gürtelrose), halbseitig im Gesicht sowie auf der Kopfhaut mit starken Schmerzen und Krankheitsgefühl

Zeitlicher Zusammenhang: Der Patient, ein Student, war längere Zeit im Prüfungsstress. Er litt unter dem sehr hohen Leistungsdruck bei ebenso hohem eigenen Anspruch.

Dynamischer Zusammenhang: Der Patient hatte lange gezweifelt, welchen Beruf er ergreifen wollte. Auf väterlichen Druck hin hatte er das Medizinstudium aufgenommen, dabei aber seine musisch-kreativen Bedürfnisse vernachlässigt. So wollte er es dem Vater recht machen auf Kosten seiner künstlerischen Fähigkeiten, mit denen er stets der mütterlichen Anerkennung sicher war. Er litt nicht nur unter den akuten Schmerzen, sondern empfand seine Hauterscheinungen als ein «Schandmal».

Interpretation: Der reale Prüfungsstress hatte auch innerseelisch durch den Konflikt zwischen (väterlichem) Ehrgeiz und (mütterlicher) musischer Kontemplation zu erheblichem (unbewusstem) Stress geführt. Mit der medizinischen Interpretation, dass Herpes Zoster auch als Ausdruck einer Immunschwäche auftreten kann, wurde dem Patienten sein falsches, einseitiges Leben bewusst, in dem er nicht mehr für hinreichend Ausgleich gesorgt hatte. Das zunächst auf das Aussehen bezogene Schamerleben verwandelte sich in die Scham über die Vernachlässigung eigener Bedürfnisse.

Fallbeispiel 8, Patient, 63 Jahre

Symptomatik: Herzinfarkt

Zeitlicher Zusammenhang: Die akuten Herzbeschwerden begannen nach einer heftigen Auseinandersetzung mit der Partnerin, wobei dem Patienten die Hoffnung genommen wurde, von seiner Frau verstanden und wirklich geliebt zu werden. Diese unerfüllte Bedürftigkeit war in der Paarbeziehung über viele Jahre Thema vieler Streitereien und Enttäuschungen gewesen.

Dynamischer Zusammenhang: Der Patient hatte seine Beziehungssehnsucht und den Wunsch nach liebevoller Bestätigung (resultierend aus einem frühen Muttermangel bei einer kriegstraumatisierten, überforderten Mutter) im bisherigen Leben vor allem durch große Leistungsbemühungen und eine Helferhaltung kompensiert. Er hatte sich damit chronisch überfordert.

Interpretation: In seinem Bemühen, den frühen Liebesmangel im späteren Leben durch Leistungen und eine Helferhaltung für andere, vor allem für seine Partnerin, kompensieren zu wollen, hatte er einen chronischen innerseelischen Stress entwickelt mit Auswirkungen auf das Herz-Kreislauf-System. Bei nicht mehr abzuwendender Einsicht seiner letztlich erfolglosen Bemühungen und mit einem heftigen Enttäuschungsaffekt «brach» sein Herz – nach medizinischer Versorgung und Stabilisierung konnte er in der Psychotherapie seine «Herzensangelegenheiten» entlastend bearbeiten.

Natürlich muss in all diesen Fällen sorgsam abgewogen werden, inwieweit neben der psychotherapeutischen Behandlung auch medizinische Versorgung notwendig ist (medikamentöse Schmerzbekämpfung, Antiepileptika, Antidepressiva, die Immunabwehr stärkende Mittel oder Physiotherapie). In den genannten Beispielen bleibt die Psychotherapie aber federführend, weil sie mit einer ganzheitlichen Perspektive nicht nur den Erfolg einer notwendigen medizinischen Behandlung verbessert, sondern vor allem durch Erkenntniserweiterung und Gefühlsverarbeitung entscheidende präventive Wirkungen entfalten kann, um Chronifizierung zu vermeiden und das Wiederauftreten der Symptomatik zu verhindern.

10

Wunsch und Wirklichkeit –
Therapieerwartungen und Therapieziele

Oft klaffen realistische Therapieziele und subjektive Therapie-
wünsche des Patienten sowie der Therapieanspruch des Therapeuten weit auseinander. Damit wird reichlich Konfliktstoff geschaffen: Enttäuschungsgefühle auf Seiten des Patienten, Krän-
kungs- oder Insuffizienzgefühle auf Seiten des Therapeuten. Die
Therapieerwartungen des Patienten sind meist sehr allgemei-
ner und grundsätzlicher Natur: Er will die Beschwerden loswerden, gesund sein, zufrieden leben können. Sehr viele kommen mit ihrer Beziehung nicht mehr klar, sehen aber die
Schuld beim Partner. Sie leiden und klagen über «die Verhältnisse», erleben Mobbing oder sprechen von Burnout, können keine Ausbildung abschließen, fühlen sich grundsätzlich
überfordert und suchen Halt und Orientierung für ihre Lebensform.

Welche Erwartungen sind aber realistisch? Psychotherapie ist
die Möglichkeit für den Patienten, sein So-geworden-Sein aus
seiner Lebensgeschichte heraus verstehen zu lernen. Das bedeutet
auch, bisher unterdrückte Möglichkeiten zu entdecken und entfalten zu lernen, ebenso, Verlorenes und Begrenztes akzeptieren
zu können. Was heißt das genauer?

• Die Eltern (und andere primäre Bezugspersonen) sind wesentlich an den Entwicklungsstörungen und späteren Erkrankungen des Patienten beteiligt. Sie tragen auch wesentliche Schuld.
Doch spätestens mit dem Erreichen des 18. Lebensjahres ist
das keine Entschuldigung mehr für die eigene Lebensgestaltung. Jetzt ist die Verantwortung gereift, aus den Einflüssen
und Gegebenheiten seine Lehren zu ziehen und das Beste daraus zu machen. Psychotherapie erkennt die Schuld von El-

tern – entschuldigt damit aber nicht Fehlverhalten und Versagen des Patienten.

- Das gilt genauso für die «Verhältnisse» (Kinderkrippe, Kindergarten, Schule, soziale und gesellschaftliche Bedingungen). Auch sie nehmen wesentlichen Einfluss auf die psychosoziale Entwicklung des Menschen. Auch hier ist der Volljährige aber gefordert, das Beste daraus zu machen.

- Der Partner kann ein «Ekel» sein, das heißt schwerste Fehler und Schwächen haben, die durchaus das Leiden in und an der Beziehung erklären können. Trotzdem ist man dadurch nicht davon befreit, den eigenen Anteil an den Konflikten zu erkennen. Insbesondere muss die Frage beantwortet werden, weshalb man an dem «unmöglichen» Partner festhält, ob man ihn vielleicht sogar als Bösewicht braucht, um etwa eigene Schwierigkeiten zu überdecken. Psychotherapie hilft, Partnerschaftskrisen und sexuelle Konflikte zu klären, entlässt aber niemals den Patienten aus der Verantwortung für die eigenen Anteile an der Situation und Beziehung.

- Im Leben des Patienten können Traumata oder traumatische Erlebnisse eine belastende Rolle spielen. Aber nur in ganz seltenen Fällen ist ein wirklich katastrophales, lebensbedrohliches Trauma die entscheidende Ursache für eine seelische Erkrankung. Dann macht dessen Behandlung eine spezielle Traumatherapie notwendig. In den allermeisten Fällen hingegen sind traumatisierende Einflüsse eingebettet in ein komplexes Beziehungsgeschehen, in pathogene Entwicklungsbedingungen und ein verzerrtes Erinnern mit großem Kausalitätsbedürfnis, das auf einen Täter oder ein Trauma zielt. Das komplexe Krankheitsgeschehen verhindert, dieses realitätsgerecht zu erfassen. Psychotherapie hilft, die Vorbedingungen und Folgen traumatisierender Einflüsse zu verstehen, die Reduktion auf ein traumatisierendes Ereignis oder einen Täter zu relativieren. Sie nimmt den Patienten in die Verantwortung, den Einfluss belastender Entwicklungsbedingungen zu erkennen und deren Folgen zu mildern.

Psychotherapie erkennt die pathogenen Einflüsse, denen ein Mensch ausgesetzt ist. Sie verändert aber weder die Welt noch die sozialen Verhältnisse, weder die ökonomischen Bedingungen noch den Partner. Sie bietet jedoch wesentliche Hilfe bei dem Unterfangen, herauszufinden, wie man selbst unter widrigsten Umständen noch halbwegs würdig leben und die pathogenen Einflüsse in ihrer Wirkung abschwächen kann.

Selbst wenn man die Verhältnisse nicht ändern kann, kann man lernen zu verstehen, wie man mit ihnen umgeht: Weshalb man sich schlecht behandeln lässt, wie man sich dem entziehen oder belastende Einflüsse besser verarbeiten kann. Man kann sich natürlich auch politisch oppositionell engagieren und dadurch eine sinnvolle Antwort auf die «schlechten Verhältnisse» geben – das stabilisiert die eigene Würde und mithin die psychosoziale Existenz. Wer sich als einen «Tropfen» im Gesamtgefüge verstehen kann, der weiß auch um die reißende Kraft beim Zusammenfluss der vielen «Tropfen». Womöglich zieht man sich aber in eine private Nische zurück und bemüht sich, nach seinen Möglichkeiten gut zu leben – wobei ich unter «gut» vor allem ehrlich, unverstellt, mit entsprechender Beziehungskultur verstehe. Voraussetzung dafür ist jedoch, dass die materielle Grundversorgung gesichert ist. Wer hungert, dem wird es schwerfallen, seine Würde zu wahren – und doch lebt mancher Arme würdiger und menschlicher als der Reiche und Satte. Kein Mensch ist aus der moralischen Bewertung seines Handelns entlassen, aber Psychotherapie hat nicht zu bewerten, sondern Ursachen und Wirkungen verständlich zu machen und gesündere Entwicklungen zu unterstützen.

Realistische Erwartungen an die Psychotherapie sind mit dem Bemühen verbunden zu begreifen, wer man ist und wie man der geworden ist, der man ist. Sie sind mit dem Ziel verknüpft, einerseits Möglichkeiten für Veränderungen zu entdecken und andererseits Begrenzungen zu akzeptieren. Dass sich manches niemals erreichen lässt, ist eine besondere Herausforderung an unseren Narzissmus – zumal in einer Welt, die den Irrtum kultiviert, man könne alles erlangen, wenn man nur wolle, und die Wachstum und Entwicklung zur Ideologie erhoben hat. Die für die psycho-therapeutische Arbeit unumgängliche Selbstbescheidung bedeutet also auch, sich gegen den Mainstream gesellschaftlicher Zwänge zu stellen.

Diese ernüchternde und manchem vielleicht auch fatalistisch anmutende Aussage wertet die Bedeutung von Psychotherapie nicht wirklich ab. Denn es ist ein großer Unterschied, ob man sich als Opfer ohnmächtig ausgeliefert erlebt oder die Kausalitäten seines «Schicksals» verstehen lernt. Gar nicht zu vergessen die entlastende Wirkung der Mitteilung und des Verstanden-Werdens, schließlich die Befreiung, die durch einen umfassenden Gefühlsausdruck trotz aller Not real erlebt werden kann. So gesehen gehören für mich psychotherapeutische Werte zur Basiskultur sozialen Lebens. Sie sollten nicht erst bei Krankheit als Kassenleistung angeboten werden, sondern zur Allgemeinbildung gehören, mithin ein Grundlagenfach in den Schulen sein. Ich habe noch nie akzeptieren können, dass in den Schulen über die wirklich wichtigen Fragen des Lebens keine ausreichende Lehre stattfindet, etwa als Beziehungslehre, Gefühlskunde, Konflikt- und Kommunikationskurse.

Therapieziele und -erwartungen werden natürlich auch entscheidend von der Persönlichkeit des Therapeuten und seiner Lebensphilosophie beeinflusst. Machen wir uns nichts vor: Ein Therapeut mag noch so sehr um Neutralität, Tendenzlosigkeit und Machtfreiheit bemüht sein, seine Lebenserfahrungen und -einstellungen kann er aus der Therapie nicht wirklich heraushalten. Im Grunde werden sie schon durch Mimik, Gestik, Sprache und Körperhaltung des Therapeuten, durch sein Aussehen, seine Kosmetik, Kleidung und das Ambiente der Praxis, durch seinen Ruf als Therapeut, durch Gerüchte oder reales Wissen über seine Person, durch seine Veröffentlichungen und Statements usw. vermittelt. Deshalb halte ich, wie gesagt, nichts von einer vorgeblichen Neutralität des Therapeuten, sondern betrachte es als seine Pflicht, die eigene Position gegenüber den Belangen des Patienten zu reflektieren.

Ein Patient ist beispielsweise mit einem Ambivalenz-Konflikt hinsichtlich der Partnerschaft belastet: Soll er um seine Beziehung kämpfen oder sich doch lieber trennen? In diesem Fall sollte der Therapeut natürlich nicht Partei ergreifen und zu einer Entscheidung drängen oder eine Tendenz favorisieren. Er muss helfen, das Für und Wider abzuwägen, Zusammenhänge und Hintergründe verständlich werden zu lassen sowie eventuelle Folgen zu bedenken, damit der Patient die Voraussetzungen dafür hat, die für ihn beste Entscheidung zu finden. Dabei sollte es unbedingt zur «stillen Arbeit» des Therapeuten gehören, das eigene Erleben zu reflektieren, das durch die Situation des Patienten und dessen Berichte aktiviert wird, um herauszufinden, wie er wohl in gleicher Lage reagieren würde. Das hat den Vorteil, die eigene Position bewusster kontrollieren zu können und sie eben nicht unbewusst einfließen zu lassen. Manchmal ist es sogar empfehlenswert, sich darüber mit dem Patienten auszutauschen. Natürlich nicht mit der Absicht, dass der Patient die Meinung des Therapeuten übernimmt, sondern um ein Beispiel zu geben, was in einer solchen Situation zu bedenken und zu verantworten ist.

Ist der Gegenstand der Therapie ein aktuelles Lebensproblem, etwa ein Entscheidungskonflikt, und gelingt dessen Klärung nur auf der Symptomebene, kann das den Patienten sehr entlasten – er ist dabei aber nicht einsichtiger und wirklich reifer geworden. Stets droht die Wiederholung des gleichen Problems, nur mit anderen Mitspielern und auf anderer Bühne. Deshalb ist es eine wesentliche therapeutische Herausforderung, den aktuellen Konflikt zurückzustellen und seine möglichen entwicklungsbedingten Momente zu untersuchen. In der Regel ist das Leiden am Partner, an Vorgesetzten oder an den Verhältnissen als Projektion früher Erfahrungen zu verstehen. Sind diese erkannt und verarbeitet, löst sich der Aktualkonflikt meistens wie von selbst auf. Dann weiß der Patient, was für ihn stimmt und richtig ist und kann auch auf die soziale Umwelt angemessen reagieren.

Die sogenannte Abstinenz des Therapeuten in dem Sinne, dass er den Patienten nicht mit seinen privaten Belangen und persönlichen Positionen beeinflusst und belastet, ist eine Grundbedingung seriöser Psychotherapie. Trotzdem bleibt das Risiko einer unbewussten Beeinflussung des Patienten bestehen. Der Therapeut wirkt auf seinen Patienten ein, ob er es wahrhaben will oder nicht, und so ist es besser, dass über die immer vorhandene suggestive Kraft reflektiert wird. Auf diese Weise wächst die Chance, dass allmählich doch andere Einstellungen als die, welche der Therapeut irgendwie vermittelt, vom Patienten riskiert und vom Therapeuten zugelassen werden. Der Meinungsaustausch vermindert die Gefahr der unbewussten Projektion («Was will der Therapeut wohl von mir?») sowie der unbewussten Suggestion («Was sollte der Patient am besten tun?»). Es geht darum, unterschiedliche Möglichkeiten zu reflektieren, Erfahrungen zu übermitteln und auf diesem Weg die Optionen des Patienten zu vermehren und seinen Handlungsspielraum zu erweitern.

Die zwangsläufige Beeinflussung durch den Therapeuten geschieht aus dem Wunsch heraus, therapeutische Erfolge zu erzielen, dadurch sein berufliches Ansehen zu vergrößern und für sich selbst narzisstische Bestätigung zu gewinnen. Der Therapieanspruch steht so durchaus im Dienste der Patientenwünsche. Doch Halt! So einfach und selbstverständlich ist das nicht! Stellt der Therapeut seinen narzisstischen oder auch nur seinen finanziellen Gewinn über das Wohl des Patienten, dann wird dieser zum Selbstobjekt des Therapeuten und muss ihm «dienen». Ausgeschlossen ist das nicht! Häufiger aber kommt es vor, dass ein Therapeut dem Patienten zu viel verspricht oder zumindest dessen illusionäre Erwartungen nicht dämpft, dass er eine Zielvorstellung vom zufriedenen und dankbaren Patienten in sich trägt und auf diese Weise einen suggestiven Sog bewirkt, unter dem der Patient auflebt (aber auch wieder «zusammenschrumpft», sobald der Sog vorbei ist). Therapeuten brauchen eine solche Hoffnung, sonst könnten sie nicht jahrelang diese Arbeit am menschlichen Leid durchhalten. Der Helferberuf resultiert oft aus der früh erlernten Rolle, die Erwartungen und Bedürfnisse der Mutter «abspüren» und erfüllen zu sollen («Mutterversteher»). So hat man als Helfer

die Hoffnung, eigene narzisstische Defizite kompensieren zu
können. Aber mit dieser Einstellung wächst das Risiko, eine eigene Grundstörung zu chronifizieren und dabei «auszubren-
nen» – mit allen denkbaren Folgeerkrankungen.

Leider stößt das bei Patienten auf Gegenliebe, weil sie so be-
dient und nicht gefordert werden, doch um den hohen Preis der
Chronifizierung ihrer eigenen Beschwerden (nach anfänglicher
Besserung) und vor allem der Behinderung notwendiger Erkenntnis und Lebensveränderung. Die Kollusion narzisstischer
Bedürftigkeit zwischen Therapeut im «Größenselbst» (Idealisierung) und Patient im «Größenklein» (Entwertung) ist nicht gerade selten. Der eine will sich als Helfer und Gutmensch, als Al-
lesversteher und als «konstantes Objekt», an dem der Patient ge-
nesen kann, präsentieren, der andere möchte von seiner Not
befreit werden, ohne selbst Schmerzliches durchzuarbeiten und
Anstrengungen zu unternehmen. Ein Psychotherapeut sollte also
zur eigenen seelischen Regulation nicht auf schnelle Beschwerdefreiheit und Zufriedenheit des Patienten angewiesen sein und unrealistische Ziele verfolgen.

Ich kann nicht verstehen, dass manche Therapeuten eine «dau-
erhafte Stabilisierung» des Patienten durch ihre Arbeit erwarten.
Das ist nicht nur unrealistisch, sondern nahezu unmenschlich.
Denn äußere Veränderungen und Belastungen wie auch innere
Spannungen durch unvermeidbare Lebensumstände verursachen
immer wieder auch innerseelische Labilisierung. Solche innere
Krisen sind wichtige Signale, die überhaupt nicht zu verhindern
sind und Erkenntnis und eventuell Lebensveränderung fordern.
So geben Symptome und Verunsicherungen wichtige Hinweise,
die dankbar angenommen werden sollten, um daraus für die Ge-
sunderhaltung und Zufriedenheit zu notwendigen Entscheidungen zu finden.

Das Gesagte schließt nicht aus, dass sich der Therapeut einen
Patienten wünschen darf, der ihm das Gefühl erfolgreicher und
sinnvoller Arbeit vermittelt. Ich will lediglich darauf hinweisen,
dass das Erfolgsbedürfnis des Therapeuten auch Tücken hat: Er

kann zu nachgiebig sein und «gewähren lassen» mit «verstehen wollen» verwechseln, also notwendige Konfrontation und Widerstandsarbeit vermeiden. Er kann den Patienten nach seinem Bilde formen wollen, ihn abhängig machen und dann Freude über die erreichte «Verwandtschaft» und dankbare Anhänglichkeit empfinden. Dann hat er sich aus narzisstischer Problematik den Patienten zum Selbstobjekt gemacht und ihn am Finden und Gestalten seines originären Weges gehindert.

Allerdings gibt es auch genügend Menschen, die einen originären Weg durchs Leben nie finden, weil sich die Basis ihrer Persönlichkeitsorganisation (Selbstwert, Identität, Existenzberechtigung) nicht ausreichend entwickeln konnte. Dann kann ein Therapeut zur Leitfigur für das Leben des Strukturschwachen werden. Doch das ist eher eine Funktion, die man nicht im Sinne besonderer Kompetenz als stolze Leistung verbuchen sollte. Die eben beschriebene Objektabhängigkeit beziehungsweise -angewiesenheit eines Menschen aufgrund seiner Strukturschwäche bindet sich nahezu beliebig an fast jedes zur Verfügung stehende Objekt. Der Therapeut ist dabei als «persona» nicht wirklich gemeint. So wird der Therapeut immer gut differenzieren müssen, was auf ihn übertragen und projiziert wird und was im Guten wie auch im Schlechten wirklich auf ihn zutrifft. Das Erstere wird er mit Bedacht deuten und das Letztere mit Fingerspitzengefühl bestätigen müssen – gerade so, wie es der Patient verkraften kann.

Ein guter Therapeut wird nur den Patienten zur Behandlung annehmen, für den er Empathie aufbringen kann. Er sollte sich weder durch besondere Sympathie korrumpieren lassen noch durch zu große Ängstlichkeit und Unsicherheit auf Distanz gehen müssen. Der Therapeut muss in der Lage sein, den Patienten zu verstehen, den Mut haben, ihn zu konfrontieren und belastende Inhalte zulassen. Er muss den Patienten auch jederzeit freilassen können. Wer mit Empathie («Ich kann mit meinen Erfahrungen ungefähr nachempfinden, wie es Ihnen gehen mag»), mit Konfrontation («So nicht!» – «Das ist nicht in Ordnung!» – «Das kann nicht stimmen!» – «Das müssen Sie akzeptieren!» – «Da ma-

chen Sie sich etwas vor!» – «Das kann es noch nicht sein!») und
mit Freilassen (real: «Die Therapie hat ein klares Ende!», sinngemäß: «Du musst deinen Weg finden!» und «Ich brauche dich
nicht, du kannst jederzeit aufhören und gehen!») bei einem Patienten deutliche Schwierigkeiten hat, sollte mit diesem Menschen
keine Therapie machen wollen.

Mit Stolz berichten Therapeuten mitunter von dem Lob, das
Patienten ihnen zuteilwerden lassen: «Zum ersten Mal in meinem Leben fühle ich mich so angenommen, wie ich bin.» Das
könnte ein verhängnisvoller Irrtum sein. Natürlich möchte jeder
Mensch so, wie er ist, gesehen, erkannt, gespiegelt und bestätigt
werden. Das ist ein narzisstisches Grundbedürfnis und wird extrem selten erfüllt. Viel häufiger sind dagegen Fehlentwicklungen
und eine Entfremdung von sich selbst durch die Erwartungen
der Eltern, die geltenden Erziehungsnormen des sozialen Umfelds und durch die Anpassungsgebote der gesellschaftlichen Realität.

Regelmäßig wird diese Entfremdung «ich-synton» erlebt, das
heißt, der Betreffende merkt gar nicht mehr, wie er mit einer sozialen Maske lebt, weil er darin bestätigt wird und gar nicht herausfinden konnte, wie er wirklich ist oder wie er sich seiner Natur
und Individualität nach hätte entwickeln und entfalten wollen.
Diese Differenz zwischen Natur und Kultur ist, wie schon gesagt,
die Quelle der meisten psychischen und psychosomatischen Erkrankungen und letztlich zentraler Gegenstand der psychotherapeutischen Arbeit. Es geht darum, die Diskrepanzen zwischen
den eigenen Bedürfnissen und den fremden Forderungen zu entdecken und ihr Konfliktpotenzial abzuschwächen.

Dementsprechend ist die Mehrzahl dessen, was ein Patient in
der therapeutischen Beziehung zeigt, Symptom seiner Entfremdung. Das darf auf keinen Fall unkritisch bestätigt werden. Die
Patientenaussage «Hier darf ich endlich so sein, wie ich bin» ist
grundsätzlich kritisch zu hinterfragen. Richtig ist, dass ein Patient
erfahren sollte, dass er, so wie er ist – mit allen Fehlern, Schwächen und Begrenzungen –, eine wohlwollende Chance braucht,

verstanden zu werden. Er muss sich also zeigen dürfen und sogar ermutigt werden, sich umfassend zu erklären. Das heißt aber nicht, dass alles als gut und richtig bestätigt werden kann.

Die therapeutische Aufgabe besteht darin, die Entstehung, Bedeutung und Wirkung von Erlebtem zusammen mit dem Patienten zu erforschen, um allmählich eine vom Patienten zu vollziehende subjektive Bewertung zu ermöglichen, welches Verhalten für ihn günstig beziehungsweise ungünstig ist, von ihm bewahrt beziehungsweise aufgegeben werden sollte. Der Therapeut hat nicht zu bewerten, aber er muss deutlich machen, «spiegeln», was am Patienten merkwürdig, schwer auszuhalten und nicht zu verstehen ist. Dabei ist der Therapeut ein wichtiges Erfahrungs- und Probiersubjekt, das sein (Gegenübertragungs-)Erleben zur Verfügung stellt. Deshalb ist der Therapeut zur Aufrichtigkeit verpflichtet. Es gehört zu seiner Kompetenz, seine ehrlichen Reaktionen dosiert und annehmbar verständlich zu machen. Diese Fähigkeit ist «Therapie per se». Der Therapeut wird also etwa sagen müssen: «Ihr Verhalten macht mir Angst.» – «Ich bin irritiert, wenn Sie solche Kraftausdrücke verwenden.» – «Sie blicken mich heute aber grimmig an, was ist los?» – «Sie klagen erneut so heftig über Ihren Partner und ich frage mich, was da in Ihnen berührt ist?» – «Ich kann Ihr Verhalten nicht nachvollziehen, was ist da mit Ihnen los gewesen?» – «Mir fällt heute Ihre Kleidung auf – irgend etwas passt nicht so richtig zu Ihnen?» – «Sie haben heute einen starken Körpergeruch, was bringen Sie damit zum Ausdruck?» – «Sie haben Ihr Kind geschlagen, das geht gar nicht! Was hat sie so in Rage versetzt?» – «Ich muss ehrlich sagen, dass mich Ihr Redeschwall förmlich erdrückt – ich kann Ihnen gar nicht mehr folgen … Um was geht es Ihnen?»

Ein Patient hat ein unbedingtes Anrecht darauf, als Mensch und als Leidender akzeptiert zu werden, ohne dass er zugleich in seinem gesamten Verhalten und Erleben Bestätigung erfährt. Dieses Verhalten und Erleben ist der wesentliche Gegenstand kritischer therapeutischer Analyse. Selbst kriminelles Verhalten gehört entsprechend analysiert und sollte in Entstehung, Bedeutung und Folgen verstanden werden. Mitteilungen über vergangene Straftaten gehören in die Schweigepflicht des Therapeuten, müssen aber unbedingt so bearbeitet werden, dass gesetzeswidriges Verhalten aufgegeben werden kann. Denn für fortgesetzte kriminelle Absichten und Handlungen besteht keine Schweige-, sondern Anzeigepflicht – auch für Therapeuten.

11

Wohlgefühl und Irritation im therapeutischen Prozess

Therapeut und Patient wünschen sich verständlicherweise, dass durch ihre Zusammenarbeit Wohlbefinden entsteht. Aber das wäre noch keine Therapie. Ohne Verunsicherung, Ratlosigkeit und Ohnmachtsgefühle, ohne Angst und Empörung gibt es keine erfolgreiche Therapie. Nur der Affekt bewirkt Veränderung, aber Affekte machen auch blind und blöd, wie wir wissen. Also geht es, wie immer, um die Dosis und das Zeitmanagement, wann und wie viel Irritation hilfreich ist.

Der erste Kontakt entscheidet bereits über grundlegende Sympathie oder Antipathie, wobei die Varianzbreite beim Therapeuten aufgrund seiner Ausbildung und Erfahrung möglichst groß sein sollte. Der durchschnittliche Patient dagegen wird am Anfang aus Gründen der Unsicherheit, Angst oder Scham mehr oder weniger eingeengt sein. Seine Wahrnehmung des Therapeuten wird entsprechend verzerrt sein. So kann er auch den von seiner Sympathieskala weit abweichenden Therapeuten aus der Not heraus ganz nett finden oder von Anfang an einen sehr freundlichen Therapeuten als ausgesprochen bedrohlich erleben, vor allem dann, wenn der Patient bisher nie liebevolle Zuwendung erfahren hat. Therapeuten wiederum sind gut beraten, sehr genau auf ihren ersten Eindruck zu achten, den der Patient bei ihnen hinterlässt, und darüber zu reflektieren – wie er sich anmeldet, wie er die Praxis betritt, wie er sich und sein Anliegen vorstellt, wie er aussieht, gekleidet ist und riecht, wie der Händedruck, die Körperhaltung, die Sitzhaltung oder der Kommunikationsstil sind. Noch bevor Inhalte bewegt werden, vermittelt der erlebte Eindruck wesentliche Wahrheiten über den anderen und hat entsprechende Wirkungen auf den Beobachter.

Das Beziehungserleben sagt nämlich mehr als tausend Worte! Der Therapeut sollte das gelernt und trainiert haben, um bei ausreichend guter dynamischer Selbsterfahrung – das heißt bei nie endender Verpflichtung zur Selbsterfahrung – mitzubekommen, was der Patient bei ihm auslöst. Kein Therapeut sollte die folgenden Fragen unbeantwortet lassen: «Weshalb ist dieser Patient mir so sympathisch? Und weshalb ist mir der andere so unangenehm?» Antworten darauf sind in jeder Sitzung fällig, weil sie Auskunft über die Beziehungsqualität und versteckte Inhalte geben. Der Patient sollte ebenfalls zu einer solch kritischen Beziehungswahrnehmung ermutigt werden, so kann er daraus seinerseits ein tieferes Verständnis für die Möglichkeiten und Begrenzungen seiner Beziehungsgestaltung gewinnen.

Am Anfang sollte also auf beiden Seiten der Therapie ein relatives Wohlbefinden entstehen. Getragen von der «Chemie» potenzieller Sympathie sollte der Patient sich willkommen, angenommen und in seinem Anliegen halbwegs verstanden fühlen. Beim Therapeuten hingegen sollte sich der Eindruck einstellen, dass er den Patienten annehmen und verstehen kann. Und wenn sich dann kein entspannendes «Wohlgefühl» einstellt, sollte auch keine Therapie vereinbart werden.

Im Therapieprozess selbst hingegen können Irritationen nicht ausbleiben: Der Patient wird sich an unangenehme, peinliche oder verletzende Erfahrungen erinnern müssen, um sie emotional zu verarbeiten. Das macht kein Mensch gern und freiwillig. Der Patient wird also ermutigt, überzeugt und vielleicht auch etwas «verführt» werden müssen, etwa durch die Suggestion, dass diese Erinnerungsarbeit sehr wichtig und notwendig ist. Zwangsläufig wird er dadurch labilisiert werden – wohldosiert ist das der Humus, auf dem neue Erfahrungen wachsen und neue Hoffnungen blühen können. Der Therapeut hingegen wird sich durch die Widerstände des Patienten oft ratlos, überfordert und ohnmächtig fühlen und ablehnende Gefühle mobilisieren. Dabei ist es seine Pflicht, diese Gegenübertragung als Reaktion auf das Verhalten des Patienten zu identifizieren. Auf diese Weise weiß er, dass sich der Patient oft so fühlt, wie es jetzt beim Therapeuten angekommen ist. Handelt es sich dabei um unangenehme Affekte aus dem Seelenleben des Therapeuten, dann ist es für ihn dringend erforderlich, die eigene Problematik zu klären, bevor die Therapie fortgeführt wird. Oder er sollte den Patienten an einen Kollegen oder eine Klinik weitervermitteln.

Die Irritationen im Therapieprozess sind der Zugang zu den wirklichen Problemen und Konflikten, sie sind somit das Gold der therapeutischen Erkenntnis und Arbeit gegenüber dem Silber der echten Worte und dem Blech des bloßen Geredes. In Gestalt von Ängsten, Verunsicherung, Destabilisierung, Kränkung, Bedrohung, Mangel- und Begrenzungserfahrung, Schuld und Scham, Ärger und Hass, Schmerz und Trauer spiegeln sie den wahrhaftigen seelischen Zustand – die innerseelischen Konflikte wie die Strukturdefizite – und eröffnen damit den Zugang zu den wesentlichen therapeutischen Inhalten. Diese können beispielsweise sein:

- Mutter hat mich vermutlich gar nicht gewollt.
- Mutter hatte nie Zeit für mich, sie war so sehr mit ihrer Arbeit belastet.
- Vater hat mich verachtet, ich konnte es ihm nie recht machen.
- Unter den Geschwistern war ich das schwarze Schaf, ich musste immer herhalten, wenn die Eltern unzufrieden waren.
- Im Kindergarten habe ich mich furchtbar allein gefühlt, ich wurde nur gehänselt und geschubst.
- Ich bin nie verstanden worden, das schmerzt noch heute.
- Ich halte es nicht aus, wenn meine Frau nur Zärtlichkeiten will, da kriege ich das Flattern; es geht dann, wenn sie auch Sex will.
- Wenn ich eine Aufgabe bekomme, muss ich die perfekt erledigen, sonst finde ich keine Ruhe.
- Ich erinnere, wie peinlich mir das war, als Mutter zu Bekannten über meine Phimose-OP gesprochen hat.
- Mutter verlangt, dass ich sie jeden Tag anrufe, und wenn ich es

mal vergesse, lässt sie mich wissen, wie schlecht es ihr geht – und ich habe furchtbare Schuldgefühle.

- Es gibt einen Kollegen, der ist so überheblich, und ich habe keine Chance, mich zu behaupten – das ärgert mich.
- Ich wage es nicht, nein zu sagen, weil ich dann denke, dass ich undankbar bin. Ich halte die Ablehnung nicht aus.
- Ich habe so gut gelernt und fürchte mich doch vor der Prüfung – als würde mein ganzes Leben davon abhängen.
- Es ist oft so, dass ich überzeugt davon bin, dass ich das nicht wert bin.
- Ich weiß nicht, wie ich mich entscheiden soll. Am liebsten würde ich meinen Mann verlassen. Aber ob ich allein zurechtkommen werde?
- Ich bin so sehr auf der Hut und fürchte, ausgetrickst zu werden, dass ich nicht zur Ruhe komme.
- Das ist einfach zu viel für mich.
- Ich könnte rasend werden, wenn ich mich nicht durchsetzen kann.

In allen Mitteilungen werden emotional aufgeladene, offenbar erheblich beeinflussende Informationen aus dem seelischen Innenleben und aus Erinnerungen transportiert, die als Quelle des Leids verstanden und als Möglichkeit für therapeutische Interventionen genutzt werden können.

Ein Therapeut, der sich anstrengt, alle Irritationen zu vermeiden, kann keine gute Therapie erzielen. Das bemühte Wohlbefinden ist nichts anderes als ein neurotisches Symptom zur Abwehr therapierelevanter Inhalte. Der Patient wird Wohlbefinden erwarten und zwangsläufig durch die notwendige Erkenntnisarbeit frustriert werden müssen. Erst am Ende einer gelungenen Therapie sollte auf beiden Seiten wieder Wohlbefinden vorhanden sein: Beim Patienten, weil dieser nach anstrengender Arbeit zu einer besseren Lebensform gefunden hat, und beim Therapeuten, weil er stolz auf seine Kompetenz und Leistung sein darf.

Mit diesem Wohlbefinden können sich beide Vertragspartner auch wieder gut trennen: der Patient, indem er nun sein Leben mit den neuen Erfahrungen gestaltet, und der Therapeut, indem er sich guten Mutes auf die neue Herausforderung, die ihm der nächste Patient abverlangen wird, einlassen kann. So bleibt er auch in seiner Arbeit frisch und brennt nicht aus. Ein Burnout-Syndrom stellt sich bei Therapeuten lediglich als Folge von Therapien ein, denen sie nicht gewachsen waren und bei denen sie keine rechtzeitige Beendigung vollzogen haben. Dann haben sie meistens auch die kritische Auseinandersetzung vermieden und sich bis zur Erschöpfung an ihrer eigenen falschen Freundlichkeit und an der blockierten Entwicklung des Patienten abgearbeitet. Der Therapeut muss lernen, nicht mehr auf die Symptome des Patienten zu reagieren, sondern ihn in die Beziehungsarbeit zu bringen. Das Klagen *über* etwas nutzt niemandem – es sollte lediglich zum Verständnis des Befindens des Patienten und als Überdruckventil akzeptiert werden. Im Anschluss daran aber muss die Übersetzungsarbeit beginnen. Das Symptom muss sich auflösen in intrapsychischer Konflikt- und interaktioneller Beziehungsdynamik. Beides muss der Therapeut ermöglichen und einfordern – oder die Therapie ablehnen, wenn das nicht gewollt oder gekonnt wird. Dann brennt er auch nicht aus!

12
Ohne Konfrontationen geht es nicht!

Patienten erwarten Freundlichkeit, Verständnis, Empathie, Toleranz, Ermutigung und Beratung – und das zu Recht! Aber wollte man als Therapeut nur diesen Wünschen entsprechen, bestünde Therapie lediglich in kurzfristiger Entlastung und Erleichterung, aber nicht in wirklicher Erkenntnis für den Patienten. Therapeuten haben die undankbare Aufgabe, das bisherige «falsche Leben» aufzudecken und die rudimentären Reste des «wahren Lebens» aufzuspüren und entwickeln zu helfen. Da das anstrengend ist, begegnet der Patient in aller Regel der Therapie mit Widerstand. Dessen Analyse ist für Therapeuten keine angenehme Arbeit. Dementsprechend leicht haben es stets therapeutische Ideologien gehabt, die davon ausgehen, man müsse den Patienten vor allem gewähren lassen, seine Probleme einfühlsam verbalisieren, ihn trösten und unterstützen, ihn auf positive Ressourcen orientieren und letztlich durch eine empathische Beziehung heilen. Das sind alles wertvolle therapeutische Tugenden und Leistungen, aber oft bei Weitem nicht ausreichend für die notwendige Erkenntnis und Veränderung. Manchmal hemmen sie die Entwicklung sogar und chronifizieren die Störung.

Das empathische Verständnis und die wohlwollende Unterstützung nähren die Illusion: Jetzt endlich versteht mich jemand und hält zu mir! Damit wird aber die Quelle der Erkrankung – in Wirklichkeit nie verstanden worden zu sein und keinen gehabt zu haben, der zu einem gehalten hat – energetisch nicht «ausgetrocknet». Im Grunde wird der negativen Grunderfahrung nur eine situative – an den Therapeuten und die Therapiezeit gebundene – positive Tarnkappe übergestülpt. Das sorgt in der Regel für ein gutes Gefühl, aber die «Abwasser» früher Verletzungen verseuchen weiterhin die innerseelische Landschaft. Sobald nämlich die positive Zuwendung wieder verloren geht, wird die primäre Prägung durch negative Erfahrungen unweigerlich erneut dominieren. Manche Therapeuten hoffen, dass sie als «gute Objekte» im Kampf gegen die belastenden Introjekte der Seele siegen und das Innenleben ihres Patienten mit positiven Erfahrungen besetzen können. Die Chancen dafür halte ich für sehr begrenzt. Es gibt sie nur dann, wenn die therapeutischen Erfahrungen fortgesetzt bekräftigt werden, etwa in der Partnerschaft, in Freundschaften oder auch in Selbsthilfegruppen.

Die Konfrontation des Patienten ist die schwierigste therapeutische Funktion. Ich unterscheide dabei zwischen einer formalen und einer inhaltlichen Konfrontation. Die *formale Konfrontation* ist notwendig, um aus einem freundlichen und interessanten Gespräch eine therapeutische Leistung zu generieren. Eine wichtige therapeutische Hilfe dafür ist der schon besprochene Therapievertrag sowie die Vereinbarung eines Behandlungsfokus, der die Symptomatik oder Problematik des Patienten zu erfassen in der Lage ist (siehe S. 112 ff.). Bei all dem ist es die vornehmliche Aufgabe des Therapeuten, Abweichungen vom vereinbarten Behandlungsfokus zu benennen und den Patienten wieder auf den therapeutischen Pfad zu führen. Zusammengefasst meint das: Konfrontation des Widerstands.

Diese formale Konfrontation bildet den Rahmen für die notwendige *inhaltliche Konfrontation*, für die Konfrontation von der Externalität zur Internalität: Das verständliche Interesse des Patienten, über das zu berichten, was ihn äußerlich belastet und ihm angetan wird, muss gestoppt und konfrontiert werden, indem der Patient darauf orientiert wird, was er dabei erlebt, was in ihm vorgeht, was er fühlt, woher er solches Erleben schon kennt. Der meist ausführliche Klagebericht über äußere Verhältnisse und Einwirkungen muss in das eher ungewohnte, mitunter nahezu unbekannte emotionale Erleben sowie dessen Verständnis und Verarbeitung übersetzt werden. Das Gleiche betrifft die Übersetzung von Symptomen in Gefühle und von Verhalten in Beziehung. Hinter jedem Symptom stecken verleugnete Gefühle, und jedes Verhalten verkörpert Beziehungserfahrungen. So bringt es überhaupt keinen therapeutischen Nutzen, ausführlich über Symptome oder Verhalten zu berichten, sondern der Therapeut wird immer wieder fragen müssen, in welchen emotionalen Zusammenhängen Symptome aufgetreten sind und durch welche Beziehungserfahrungen ein bestimmtes problematisches Verhalten erzeugt worden ist. Das beinhaltet auch die weitere Frage, welche Beziehungserfahrungen bei anderen durch das Verhalten des Patienten immer wieder ausgelöst werden. Dafür ist die therapeutische Beziehung eine hervorragende Erkenntnis- und Reflexionsbühne.

Eine besonders anspruchsvolle Konfrontation ist das Aufspüren von Abwehrvorgängen, die dem Patienten dabei helfen, sich vor schmerzvollen Erinnerungen und bitteren Erfahrungen zu schützen. Nach meinem Verständnis gestaltet die Abwehr die unendlichen, höchst individuellen Symptomvariationen neurotischer Konflikte, die nicht einfach aufgelöst oder aufgegeben werden können, ohne dass der Patient erheblichen seelischen Belastungen ausgesetzt wäre. In welchem Maße Abwehr vermindert oder verstärkt werden muss, ist hohe therapeutische Kunst. Der Therapeut kann nicht einfach in die seelischen Tiefen des Patienten vordringen, ohne den notwendigen Abwehrschirm des Patienten zu beachten und dessen Bedeutung einzuschätzen. Der Patient, der wirklich Erkenntnis und Entwicklung will, darf hingegen nicht hinter seiner Abwehrmauer versteckt bleiben. Um es allgemein zu sagen: Das, was landläufig Gegenstand von Therapien ist, ist in aller Regel neurotische Abwehr einer frühkindlich erworbenen Strukturstörung oder Traumatisierung.

Anders ausgedrückt: Die neurotische Symptomatik ist ein Segen, um unter den frühen Bedrohungen, Mangelerfahrungen und seelischen Vergiftungen nicht weiter leiden zu müssen. Der Patient möchte verständlicherweise von seinem neurotischen Leiden befreit werden. Aber er weiß meist nicht, dass dann noch schlimmeres Leid wieder in Erscheinung tritt, das hinter der neurotischen Abwehrsymptomatik gut versteckt war oder ersatzweise ausagiert wurde.

Die Konfrontation mit der neurotischen Abwehr, die das frühe Leid verbergen soll, ist also gut zu dosieren und manchmal unbedingt zu begrenzen. Denn wie sollte ein Mensch, der als Kind beispielsweise Tötungswünschen oder gar Tötungsimpulsen seiner Mutter ausgesetzt war, diese jemals integrieren können? Einzugehen ist das Wagnis der Konfrontation mit schlimmsten Erfahrungen erst dann, wenn der Patient Möglichkeiten gefunden hat, Bedrohung, Mangel und seelische Vergiftung emotional zu verarbeiten. Dafür ist in aller Regel eine längere therapeutische Zusammenarbeit erforderlich, in der Vertrauen gewachsen, Verständnis erlebt und Halt vermittelt worden sind. Nach meiner Erfahrung ist dann die körperpsychotherapeutische Arbeit auf der Matte ein Königsweg zur affektiven Entladung mit nachfolgendem Erkennen und Annehmen furchtbarster Wahrheiten.

Bei der therapeutischen Zielstellung ist immer herauszufinden, welche Erkenntnisse und Entwicklungen zu riskieren und zu verantworten sind. Der Therapeut muss einen Therapieplan für seinen Patienten haben, anhand dessen er Grenzen und Möglichkeiten der Erkenntnis und emotionalen Verarbeitung reguliert. Aber er darf keinen Lebensplan für ihn entwickeln, sondern sollte vielmehr alle Optionen des Patienten kritisch-wohlwollend begleiten und eventuell hinsichtlich ihrer Konsequenzen hinterfragen. Dabei ist zu beachten: Wenn aus dem sozialen Umfeld zur Therapie geraten wird, wird in aller Regel die Beruhigung und bessere Anpassung des Betreffenden erwartet, nicht aber Systemkritik mit Herausforderung der Sozialpartner. Ein Patient ist immer «nur» der Symptomträger eines gestörten Sozialsystems.

13

Nadelöhr der therapeutischen Erkenntnis – der Fokus

Eine wichtige Aufgabe für die tiefenpsychologisch fundierte Psychotherapie besteht – wie gesagt – darin, das Therapieziel einzuengen und auf das Wesentliche, das zum aktuellen Leiden des Patienten geführt hat, zu fokussieren. Es ist verständlich, dass man eine solche Zielbegrenzung vom Patienten nicht erwarten kann. Viele wollen sich am liebsten uneingeschränkt mitteilen und über alles reden, was sie bedrückt und beschäftigt. Andere wiederum haben Angst, sind gehemmt, verspüren Scham und teilen sich deshalb nur zögerlich mit. Sie wollen eher etwas gesagt bekommen oder höchstens gefragt werden, sodass sie nur Antworten zu geben brauchen, ohne etwas Substanzielles von sich mitzuteilen. Wie auch immer, der Patient ist zur psychotherapeutischen Arbeit zu führen, es ist eine explizit therapeutische Aufgabe, den Behandlungsfokus zu finden und zu vereinbaren. Mit einem Fokus wird der logische Zusammenhang zwischen der behandlungsbedürftigen Symptomatik und der innerseelischen Konfliktdynamik (oder Strukturproblematik) hergestellt. In der Therapie können dann die Entstehungsgeschichte und die Folgen der im Fokus zentrierten Konflikte oder Defizite erarbeitet, verstanden, gelöst oder gemildert werden.

Unabhängig davon, ob jemand sich grenzenlos mitteilen will oder eher gehemmt ist, muss ein zielorientierter Arbeitsinhalt gefunden werden. Das bedeutet einerseits Begrenzung und andererseits Ermutigung. Für den Therapeuten ist das eine therapeutische Arbeit, die nicht unbedingt beliebt ist. Gegen ein derart fokussiertes Vorgehen gibt es eine historisch begründete Abneigung, weil die ursprüngliche psychoanalytische Theorie dem Therapeuten eine tendenzlose Einstellung gegenüber den Patienten abverlangt hatte. Der Patient sollte alle Freiheit haben, sich zu entfalten. Das besitzt zwar einen großen Wert für eine umfassende Selbsterfahrung des Patienten, ist aber bei einem begrenzten Behandlungskontingent nicht zielführend. Fokussierung ist aber auch ein Instrument, dem Patienten nicht unnötige Widerstandsmöglichkeiten zu eröffnen.

Mit dem Fokus «zwingt» man den Patienten im Grunde durch das Nadelöhr der therapeutischen Erkenntnis. Das braucht Geduld, Einfühlungsvermögen und Begleitung. Der Patient wird an «der Leine» geführt, über deren Länge immer wieder neu entschieden werden muss. Der Therapeut kann nicht mit freischwebender Aufmerksamkeit «dahindösen», sondern er hält den Kurs und macht sich damit nicht unbedingt beliebt. Er provoziert sozusagen Widerstand, wenn er immer wieder aufs Schmerzliche zurückkommt.

Der Fokus ist also die therapeutische Leitschiene, vor allem für eine tiefenpsychologisch fundierte Psychotherapie, mit der Kurs gehalten wird auf einer Fahrt, die den Patienten in ruhigere, zufriedenere Gewässer bringen soll. Der Fokus soll dabei den besten, auch schnellsten und somit den effektivsten Weg weisen. Er ist die entscheidende Hilfe für eine erfolgreiche Therapie, denn er gibt immer wieder Orientierung für die therapeutische Arbeit, verhindert unnötige oder falsche Nebenwege und signalisiert Widerstand.

Bei einer tiefenpsychologisch fundierten Psychotherapie kommt der Patient in aller Regel ja nur einmal pro Woche für 50 Minuten zur Therapie. In der Zwischenzeit kann viel passieren, was den Patienten belastet und vom ursprünglichen Therapieanliegen ablenkt. Darüber wird er sprechen wollen, was auch gestattet sein muss, doch damit kann das Therapieziel verfehlt werden. Jeder Mensch hat eine Fülle von Themen und auch zahlreiche Konfliktfelder, die alle reflexions- und diskussionswürdig sind. Doch längst nicht bei allen handelt es sich um Probleme, die für das krankheitswertige Leiden von Bedeutung sind. Nicht selten werden gerade mit Nebenaspekten die wesentlichen Konflikte abgewehrt. Um dies zu erkennen, bedarf es des Fokus. Der Fokus ist der Kompass einer Psychotherapie, gerade bei einem spezifisch begrenzten Therapieanliegen. Er formuliert diese spezifische Therapiebegrenzung in Form einer behandelbaren aktualisierten Konfliktdynamik oder einer zum aktuellen Problem gewordenen Strukturproblematik.

Wie aber findet man den richtigen Fokus? Das Ringen um die Psychogenese (siehe S. 79 ff.) führt letztendlich zum Formulieren eines Fokalkonflikts: Der Therapeut wird also nach einem *zeitlichen Zusammenhang* forschen, was das Auftreten der Symptomatik betrifft: In welcher Situation war der Patient, als die Beschwerden begannen, was war vorausgegangen, was stand bevor, was hat er zu diesem Zeitpunkt erlebt und empfunden? Wie erklärt sich der Patient die Symptomatik? Wann, wo und wie hat er schon mal Ähnliches erlebt? Was hat er sich dabei gedacht, was befürchtet, erwartet oder erwünscht?

Die Suche nach dem zeitlichen Zusammenhang gleicht einer detektivischen Puzzlearbeit. Es ist selten, dass der Patient stimmige Zusammenhänge anbieten kann, vielmehr wird er die Schultern zucken und ratlos erklären: «Nein, da war nichts Besonderes, ich kann mir das nicht erklären!» Er ist es nicht gewohnt und nicht geschult, nach einem möglichen psychodynamischen Zusammenhang zu suchen. Es geht um unbewusste Vorgänge; wenn er sie erfassen könnte, wäre das schon die «halbe Miete».

Wird durch den Therapeuten eine mögliche Erklärung für den zeitlichen Zusammenhang gefunden, muss weiter nach dem *dynamischen Zusammenhang* geforscht werden. Es werden typische Charakter- und Persönlichkeitsmerkmale gesucht, die erklären könnten, weshalb die im zeitlichen Zusammenhang gefundene innerseelische Belastung eine individuell-spezifische krankheitswertige Symptomatik auslösen konnte. Dabei ist die symbolische Bedeutung der Symptomatik beziehungsweise der Organsprache eine mögliche Verstehenshilfe.

Mit diesen zu erfragenden und zu vermutenden Zusammenhängen kann ein erster Behandlungsfokus formuliert werden, der sich zunächst auf die Symptomebene beziehen wird: Es ist der *Symptomfokus*. Zum Beispiel: Ein Patient reagiert mit einer depressiven Symptomatik im Zusammenhang mit einer Konfliktsituation in der Partnerschaft, bei der die Partnerin Trennungsimpulse signalisiert. Unserem Patienten fährt der Schreck in die Glieder, aber er kann seine Angst, Kränkung und Empörung nicht angemessen formulieren. Daraus ergibt sich ein erster Fokalsatz für die weitere Arbeit: *«Ich reagiere depressiv, weil ich meine Gefühle, vor allem meine Aggressionen nicht zeigen darf.»*

Jetzt ist es möglich, nach dem dynamischen Zusammenhang zu forschen: Weshalb kann dieser Mensch so schwer aggressiv sein? Durch gezieltes Befragen und Erzählenlassen über den erlernten, erlaubten oder verpönten Umgang mit Gefühlen wird deutlich, dass dieser Patient eine entsprechend repressive und gefühlsunterdrückende Erziehung erlitten hat, in deren Folge er gehemmt und zurückhaltend geworden ist. Zeitlicher und dynamischer Zusammenhang sind nun in einem *Beziehungsfokus* zu formulieren: *«Ich darf nicht aggressiv sein, weil ich dann Ablehnung befürchten muss.»*

Diese Formulierung ist auch für den Patienten verständlich und kann vom Therapeuten gemäß seiner theoretischen Kenntnisse über intrapsychische Konfliktdynamik etwa als Autonomie-Abhängigkeits-Konflikt identifiziert werden. Im entwicklungspsychologisch notwendigen Ringen um wachsende Selbstständigkeit ist der Patient eingeschüchtert und abgelehnt worden, sodass er sich angepasst, auch unterworfen hat und abhängig von der Bewertung seiner Eltern geblieben ist, um sich Annahme und Bestätigung zu sichern. Aber wie gesagt: um den hohen Preis der erworbenen Gehemmtheit.

Das fällt ihm nun im Partnerschaftskonflikt auf die Füße. Aufgrund seiner Sozialisation fällt es ihm schwer, sich zu erklären, sein Befinden zu übermitteln, sich zu wehren, für eigene Belange zu streiten und zu kämpfen, um sich durchzusetzen und zu behaupten. Vielleicht ist diese zum Charakter gewordene Einschüchterung sogar ein wichtiger Grund für die Partnerschafts-krise. Sie ist möglicherweise aufgetreten, weil die Partnerin schon länger darunter leidet, zu wenig Interesse, Initiative und eigene Position bei unserem Patienten erlebt zu haben, sodass die Beziehung langweilig und leer geworden ist. Und das wiederum hat die Trennungsimpulse verursacht. Ungewollt und unbewusst hätte unser Beispielpatient wieder Verhältnisse geschaffen, wie er sie als Erfahrung in sich trägt: «Ich werde abgelehnt, obwohl ich mich so sehr um Anpassung bemüht habe!» Zu bezeichnen ist das auch als Wiederholungszwang (siehe S. 220 f.).

Daraus lässt sich nun ein *Strukturfokus* formulieren, der uns die Symptomatik des Patienten über den zeitlichen Zusammenhang (Symptomfokus) und über den dynamischen Zusammenhang (Beziehungsfokus) bis zur Grundproblematik des Patienten erklärt: *«Ich darf Ablehnung nicht riskieren, weil dann meine ganze Lebensberechtigung in Frage gestellt wird.»*

Der Patient hat sein frühes Schicksal in der Partnerschaft unbewusst reinszeniert. Das zu erkennen, ist die wesentliche Chance für die Therapie. Die Ablehnung in der Partnerschaft hat die tief verborgene frühe Ablehnungserfahrung reaktiviert, die natürlich nicht einfach so erfasst und angenommen werden kann, sondern durch Erkrankung (hier Depression) abgewehrt werden muss. Die Depression schützt sozusagen vor der Erkenntnis lebensbedrohlicher Erfahrungen.

Hier einige weitere Beispiele für die Vertiefung des Fokus vom Symptomfokus über den Beziehungsfokus bis zum Strukturfokus:

1. Beispiel

Symptomfokus: Ich leide an meiner Unselbstständigkeit, weil ich mich immer viel zu sehr anpassen musste.

Beziehungsfokus: Ich muss mich anpassen, weil ich fürchte, sonst verlassen zu werden und allein zu sein.

Strukturfokus: Ich komme nicht zurecht, wenn ich allein bin, weil in meiner Entwicklung jede Selbstständigkeit unterdrückt worden ist.

2. Beispiel

Symptomfokus: Ich bin so unglücklich, weil ich nicht lernen konnte, wie ich Beziehungen gestalten kann.

Beziehungsfokus: Ich bleibe in Beziehungen immer so distanziert und oberflächlich, weil ich fürchte, abgewiesen zu werden, wenn ich mich zeige.

Strukturfokus: Ich kann Abgewiesen-Werden nicht aushalten, weil damit meine Existenzberechtigung in Frage gestellt ist.

3. Beispiel

Symptomfokus: Ich gerate immer wieder in Streit, weil ich schlechte Erfahrungen gemacht habe, wenn ich nachgebe.

Beziehungsfokus: Ich habe Angst nachzugeben, weil ich dann befürchte, übergriffig manipuliert zu werden.

Strukturfokus: Wenn ich Übergriffigkeit erlebe, werde ich an ganz frühe Verletzungen erinnert, vor denen ich mich schützen muss, weil ich die Erinnerungen nicht aushalte.

4. Beispiel

Symptomfokus: Ich bin so erschöpft, weil ich immer nur Leistungen erbringen musste und mich so ständig überfordere.

Beziehungsfokus: Ich überfordere mich, weil ich Anerkennung brauche.

Strukturfokus: Ich brauche Anerkennung zum Überleben, weil ich sonst nie bestätigt worden bin.

Bei der Formulierung des Symptomfokus wird man darauf achten müssen, dass der Weil-Satz nicht mit einer neurotischen Selbstabwertung oder Selbstbeschuldigung endet. Er muss auf die Verursacher zielen. Also nicht: «Ich bin depressiv, weil ich nicht aggressiv sein kann.» Oder: «Ich bin chronisch erschöpft, weil ich mich ständig überfordere.» Sondern: «Ich bin depressiv, weil ich nicht aggressiv sein darf.» – «Ich bin chronisch erschöpft, weil ich mich immer sehr anstrengen muss.» Mit «nicht können» würde eine Unfähigkeit benannt werden, und mit «ständig überfordern» würde man sich selbst schuldig sprechen. Dagegen verweist «nicht dürfen» und «sich anstrengen müssen» auf eine Geschichte von Verbot und Antreiberei. Damit kommt eine innerseelische Konfliktdynamik zwischen Fremdanforderungen und den eigenen Bedürfnissen und Möglichkeiten zum Tragen.

Dann, nach einer einvernehmlichen Formulierung des Symptomfokus, ist die Geschichte der Repression, des Mangels oder der pathogenen Zumutungen zu rekonstruieren. Der Symptomfokus wird durch Erinnern und Erzählen mit «Fleisch gefüllt», und zwar mit dem Ziel, die Zusammenhänge und Hintergründe – also die Psychodynamik – der vordergründigen Symptomatik zu finden und zu verstehen. Indem die Entstehungsgeschichte des aktuellen Leids erforscht wird, eröffnet sich fast wie von selbst die Beziehungsdramatik der verursachenden sozialen Verhältnisse.

Mit der Formulierung des Beziehungsfokus wiederum nimmt die Therapie eine entscheidende Hürde, nämlich die Übersetzung der Symptomatik in Beziehung. Das Beziehungserleben und -verhalten des Patienten wird sich in aller Regel auch in der therapeutischen Beziehung zeigen und kann jetzt unmittelbar vom Therapeuten wahrgenommen werden. Er ist nicht mehr auf Erinnerung und Erzählung angewiesen, die ja häufig auch verfälscht sind.

Auf diese Weise kommen die Vorgänge beim Patienten, die mit «Wiederholungszwang», «Übertragung» und «Ausagieren» bezeichnet werden, und die therapeutischen Funktionen, die als «Gegenübertragung», «Deutung» und «Antwort geben» eingeübt werden müssen, zum therapeutischen Prozess zusammen. Aus der wohlwollend-kritischen Analyse des aktuellen Beziehungsgeschehens (hier und jetzt) können wertvolle Rückschlüsse auf die ursprünglichen Beziehungserfahrungen (dort und damals) gezogen werden. Das aktuelle Verständnis der Interaktionsangebote des Patienten und die für ihn unerwarteten einfühlsamen Reaktionen des Therapeuten entschärfen die Auswirkungen des bis dahin unerkannten Konflikts.

So spiegelt die therapeutische Beziehungsdynamik die intrapsychische Konfliktdynamik des Patienten: vom Symptom zur therapeutischen Beziehung, von der Beziehungsdynamik zum Verständnis der pathogenen unbewussten Konfliktdynamik. Dadurch wird der Anspruch verständlich, dass der Therapeut als Beziehungsspiegel das Geschehen möglichst unverzerrt abbilden und als Beziehungspartner möglichst realitätsgerecht reagieren sollte. Um allerdings den Strukturfokus eröffnen und bearbeiten zu können, bedarf es einer längeren, vertrauensvollen Arbeitsbeziehung mit der Möglichkeit einer tieferen regressiven Arbeit, wie sie zum Beispiel auf der Couch und vor allem auf der Matte möglich ist (im Rahmen einer tiefenpsychologisch fundierten Therapie kann das nur begrenzt geleistet werden).

Zur Arbeit mit dem Fokus gehört – wenn er einmal in Abstimmung mit dem Patienten formuliert ist –, dass der Patient fortan alles, was ihm zum Fokus einfällt, mitteilt, um die Zusammenhänge zu reflektieren. Und schließlich ist auch das Einüben des neuen Verhaltens erforderlich.

Nun zurück zum Beispielpatienten mit dem Symptomfokus: *«Ich reagiere depressiv, weil ich nicht aggressiv sein darf.»* Der Patient ist angehalten, sich zu erinnern, wie oft, wann und wo ihm eine solche depressive Reaktion schon passiert ist. Er hat zu reflektieren, welche verbotenen Gefühle damit verbunden waren. Er wird seine Geschichte der Gefühlsunterdrückung erinnern und erforschen müssen, um dabei herauszufinden, wie er sich im besagten Partnerschaftskonflikt gemäß seiner Störung verhalten hat. So erkennt er seinen Anteil an der möglichen Trennungskrise, übernimmt Verantwortung und schiebt nicht allein der Partnerin die Schuld zu. Und er wird auch nach einer vergleichbaren Problematik außerhalb der Partnerbeziehung fahnden müssen (etwa in der therapeutischen Beziehung).

Gerade im Kontakt zwischen Patient und Therapeut besteht die Chance, dass der Therapeut auf das störungsspezifische Verhalten des Patienten nicht wie vom Patienten unbewusst erwartet reagiert, sondern verstehend und deutend. Das heißt, der Therapeut spiegelt das Verhalten, macht auf die möglichen Gefahren und zu erwartenden Reaktionsweisen aufmerksam, teilt mit, wie es ihm damit geht, ohne die vorhandenen Impulse (belehren oder bestrafen zu wollen, Ablehnung zu signalisieren, Vorwürfe zu machen oder auf Distanz zu gehen) auch real umzusetzen. Es ist die professionelle Verantwortung des Therapeuten, gestörtes Erleben und Verhalten des Patienten durchaus zu provozieren, er darf aber nicht im Erfahrungsmuster des Patienten darauf reagieren. Das gestörte Beziehungsspiel, das der Patient als Erfahrung in sich trägt, wird angezettelt, damit es bewusst werden und einen für den Patienten neuen Ausgang finden kann.

In einer gewachsenen therapeutischen Beziehung wird der Patient es auch allmählich wagen, den Therapeuten zu kritisieren, der dann berechtigte Kritik bestätigen und unberechtigte Vorwürfe als Projektion deuten kann. Der Patient realisiert, dass seine bisherigen Erfahrungen in einem pathogenen Umfeld entstanden sind und nicht die ganze soziale Wirklichkeit repräsentieren. Er kann jetzt in der therapeutischen Beziehung neue soziale Erfahrungen machen und lernen, seine Positionen zu erkennen, angemessen zu vertreten und im sozialen Austausch zu regulieren. Im beschriebenen Fall wäre dann eine gesunde Aggression, zwischen Sichdurchsetzen und Nachgeben auf der Grundlage von Verhandlungen und Kompromissen wählen und entscheiden zu können, um die Konflikte der Partnerschaft zu entschärfen. Der Partner, auch der schlechteste, ist ja in aller Regel nicht die Ursache des Problems, sondern nur der Auslöser und Verschärfer einer schon vorhandenen, aber verdrängten Erfahrung des Patienten. Die eigentliche Ursache liegt in den frühen Entwicklungsbedingungen und Beziehungsstörungen durch das ehemalige Verhalten der Eltern oder anderer Erziehungspersonen. Dass man einen Partner wählt, an dem man stellvertretend für das frühe Unglück leiden kann und durchaus reales Fehlverhalten des Partners braucht, notfalls auch provoziert, um eine glaubhafte Erklärung für das eigene Leiden zu haben, das ist eine der härtesten Herausforderungen für die notwendige Erkenntnis des Patienten.

Mit einer Überwindung der Depression durch die therapeutische Arbeit kann natürlich auch das Bedürfnis entstehen, nun seinerseits die Partnerschaft zu verlassen. Es könnte die Hoffnung bestehen, in einer reiferen Beziehung weniger symptombelastet zu sein. Diese Problematik betrifft aber nicht nur die Partnerschaft, sondern alle bestehenden sozialen Verhältnisse.

Nach den Psychotherapie-Richtlinien wird für die Anwendung einer tiefenpsychologisch fundierten Psychotherapie eine durch den Behandlungsfokus begrenzte Zielstellung verlangt. Der Fokus muss eine unbewusste Konfliktdynamik oder begrenzte Strukturproblematik erfassen und benennen, auf die hin die Behandlungsvereinbarung inhaltlich getroffen wird. Diese Klarheit fällt manchem Therapeuten schwer. Um die Auflage für die Sozialleistung zu erfüllen, konstruiert er einen Fokus, der aber kein Fokus im hier vorgetragenen Sinn ist. So wird zum Beispiel gesagt, der Fokus sei «die problematische Ehe», «die Mobbing-Situation», «der schwierige Partner», «die Erkrankung des Kindes», «ein Todesfall in der Familie», «der Arbeitsplatzverlust» usw. Eine belastende Realsituation wird so zum Fokus erhoben, ohne die damit verbundene innerseelische Konfliktdynamik zu erfassen.

In einer Psychotherapie kann es aber immer «nur» um die innerseelischen Ursachen oder Folgen des Erlebten seitens des Patienten gehen. Nur so kann er sich in schwierigen Situationen besser verstehen und Konsequenzen für den Umgang mit realen Belastungen finden. Der schon bekannte Grundsatz lautet: «Ich kann nicht die Welt verändern, aber ich kann mich verändern.» So bringt es nichts, den Partner oder den Chef verändern zu wollen. Und auch das Klagen über die Verhältnisse ist vergebliche Mühe. Wichtig ist, zu erkennen, was «die Verhältnisse» mit einem machen und wie man sich für das eigene Befinden besser darauf einstellen kann. Das reicht vom Rückzug und Beziehungsabbruch über ein Durchhalten und Anders-Wahrnehmen bis hin zur offenen Auseinandersetzung: zu einem juristischen oder politischen Kampf.

Was dabei die beste Lösung für den Patienten ist, kann ihm keiner sagen, er kann es einzig durch Versuch und Irrtum herausfinden. Er hat auch alle seine Entscheidungen zu verantworten. Jede bewusst getroffene Entscheidung ist besser – selbst wenn sie sich am Ende als falsch herausstellt oder ungünstige Folgen zeigt – als ein Geschehen, in dem man sich nur ausgeliefert, ohnmächtig und abhängig erlebt (auch wenn man damit lange Zeit sozial angepasst und sogar erfolgreich leben kann). Psychotherapie darf weder ein Problem politisieren (die anderen, die Verhältnisse sind schuld und müssen deshalb verändert werden) noch entpolitisieren (ich bin schuld, ich muss alles so hinnehmen wie es ist, ich kann sowieso nichts machen). Psychotherapie muss stattdessen um die Erfassung der ganzen Wahrheit bemüht sein, um für das eigene Verhalten eine Orientierung zu finden und Entscheidungen in Würde verantworten zu können.

Der Fokus gibt der Therapie Struktur, er weist den Weg für die therapeutische Arbeit, er sichert die Effektivität der Therapie und verdeutlicht die unvermeidbare Begrenzung der Behandlungsmöglichkeiten.

Die Notwendigkeit, alle Belastungen in ihrer Bedeutung für das seelische Innenleben zu erforschen, darf natürlich auch nicht zur «Psychologisierung» bestehenden Unrechts führen. Erst wenn die individuelle Wirkung realer Einflüsse verstanden wurde, können realitätsgerechte Reaktionen möglich werden, um reale Schuld zu identifizieren und angemessen zu bekämpfen, zu verfolgen und gegebenenfalls zu bestrafen. Die beste Voraussetzung für politischen Kampf ist eine gereifte Nüchternheit, um am Ziel nicht die gleiche Fehlentwicklung fortzusetzen, nur jetzt mit anderen Inhalten.

Einen krönenden Abschluss findet die psychotherapeutische Arbeit mit der Bildung eines *progressiven Fokus*. Mit ihm wird der therapeutische Erfolg für das weitere Üben zum Programm, mit der progressiven Umformulierung der bisherigen Einengung wird die Zielrichtung für gesünderes Verhalten vorgegeben.

Hier einige Beispiele, wie der therapeutische Erfolg im progressiven Fokus Gestalt gewinnt:

Regressiver Fokus	*Progressiver Fokus*
(Symptom- und Beziehungsfokus)	(am Ende der Therapie)
1. Ich vermeide Konfrontation, weil ich Angst habe, dann verlassen zu werden, wie ich es als Kind erlebt habe.	Ich wage Konfrontation und erfahre, dass ich nicht zwingend verlassen werde, dass ich einer Situation nicht mehr hilflos ausgeliefert bin.
2. Ich passe mich an, weil ich Angst habe, sonst allein zu bleiben, wie ich es aus meiner Kindheit kenne.	Ich prüfe, wann ich mich anpassen muss und wann nicht. Und sollte ich verlassen werden, wenn ich mich nicht mehr anpasse, kann ich neue Beziehungen finden.
3. Ich verwirre den anderen mit unklaren Aussagen, weil ich befürchte, mit meinen Schwächen gesehen und dann wie früher abgelehnt zu werden.	Ich bin in Beziehungen konkret und klar und setze mich mit den Reaktionen aktiv auseinander. Schwächen sind kein Makel, sondern unvermeidbar und verstehbar.
4. Ich definiere mich immer über die anderen, weil ich selbst unsicher geblieben bin, weil ich nie bestätigt worden bin.	Ich finde immer besser heraus, was ich will, was für mich stimmt, was gut für mich ist und was nicht. Ich lerne, mich selbst zu bestätigen.
5. Ich gestalte meine Beziehungen oberflächlich und unverbindlich, weil ich Angst habe, zurückgewiesen und enttäuscht zu werden, wie ich es meistens erlebt habe.	Ich wage mehr Verbindlichkeit und Ehrlichkeit in Beziehungen, weil ich negative Reaktionen emotional verarbeiten kann.
6. Ich brauche meine körperlichen Symptome, weil ich nur so Zuwendung erhalte, wie früher, wenn ich krank war.	Ich lerne, meine Zuwendungsbedürfnisse wahrzunehmen und angemessen zu kommunizieren.

7. Ich halte mich zurück, damit keiner meine Bedürfnisse und Sehnsüchte erkennen kann, für die ich Ablehnung und Unverständnis befürchte, wie bei meiner Mutter.

Ich zeige mich, teile meine Bedürfnisse mit und lerne, mit den Reaktionen umzugehen.

8. Ich überhöhe mich und entwerte andere, weil ich meine eigene Selbstunsicherheit nicht wahrnehmen möchte, weil das zu schmerzliche Erinnerungen an frühe Kränkungen auslösen würde.

Ich lerne, mich so zu zeigen, wie ich bin – stark und schwach. Ich kann die Erinnerungen zulassen, weil ich gelernt habe, sie emotional zu verarbeiten.

14

Die therapeutische Übersetzungsarbeit –
vom Symptom zur Beziehung

Alle psychodynamisch orientierten Therapien sehen in der zwischenmenschlichen Beziehung sowohl eine wesentliche Erkrankungsursache als auch den besten Weg zur Gesundung. Es ist ein Hauptanliegen der Psychotherapie, die vom Patienten vorgetragenen Symptome in Beziehungsdynamik zu übersetzen. Von einem solchen Verständnis sind die meisten Patienten anfangs weit entfernt. Sie tragen ihre Symptome – in der Regel körperliche Beschwerden und psychische Störungen – mit der Erwartung vor, davon ohne größeren Aufwand schnell wieder befreit werden zu können. Sie folgen damit einem tief verwurzelten Kulturbild der Medizin: Der Arzt heilt Krankheiten mit Chemie (Medikamente), Stahl (Operation) oder Strahlen (Bestrahlung). Aber psychotherapeutisch gilt: Es gibt gar keine Krankheiten, sondern nur kranke Menschen. Und an deren Erkrankung sind immer viele Faktoren – genetische, körperliche, psychische, soziale und spirituelle – beteiligt. Nur eine umfassende, ganzheitliche Sicht eröffnet wirkliche Heilungschancen und nicht nur Symptombeseitigung.

Nun ist aber ein symptomorientiertes Behandlungsverständnis leider weit verbreitet; es hat eine Zersplitterung und Spezialisierung der Medizin in viele Fachbereiche gefördert und kostet viel Geld, weil damit eine ganzheitliche Ursachenerkennung und -behandlung nicht gelingt. Ich kann mir die Zukunft einer erfolgreichen Medizin nur noch vorstellen, wenn ein grundlegendes Energieverständnis des Lebendigen anerkannt und weiter erforscht wird. Für die psychotherapeutische Perspektive in diesem Buch benutze ich die hypothetische Vorstellung einer «Beziehungsenergie», die sowohl intrapsychisch als auch interpersonell wirkt.

Um die vom Patienten vorgetragenen Symptome in ihre Entstehungsgeschichte zurückübersetzen zu können, müssen wir also die Beziehungen des Patienten analysieren. Symptome sind immer auch Beziehungsstörungen: Sie entstehen aus Beziehungsstörungen, sie verkörpern Beziehungsstörungen und sie bedingen weitere Beziehungsstörungen. Wir wissen heute aus der Entwicklungspsychologie, der Säuglings- und Hirnforschung, dass die Qualität der ersten Beziehungserfahrungen wesentlich über eine gesunde oder gestörte, mit späteren Erkrankungen verbundene Entwicklung entscheidet.

Aus den zentralen Mütterlichkeits- und Väterlichkeitsstörungen in der Frühentwicklung resultieren nach meiner Einteilung folgende Beziehungsstörungen, die in Kapitel 15 (S. 145 ff. und 165 ff.) ausführlich erläutert werden.

Mutterbedrohung bedeutet in der Folge Existenzangst in allen sozialen Verhältnissen, verbunden mit Bedrohungsgefühlen, Panik, emotionaler Instabilität, Hass, Gewalt, Selbstverletzung, Misstrauen oder Bindungsschwäche.

Muttermangel bedeutet in der Folge Liebes-(Objekt-)Verlustangst in den Sozialbeziehungen, verbunden mit Minderwertigkeitsgefühlen, Selbstunsicherheit oder Selbstabwertung. Oft auch zusammen mit einem überkompensierten Größenselbst sowie mit allen Suchtformen.

Muttervergiftung bedeutet in der Folge Autonomieangst in allen Beziehungen, verbunden mit Abhängigkeit, Selbstentfremdung, Führungsbedürftigkeit und einer Außenorientierung mit starker Suggestibilität.

Vaterterror bedeutet in der Folge Expansionsangst in der sozialen Entwicklung, verbunden mit Einschüchterung, Hemmung, Rückzug und Feigheit.

Vaterflucht führt zu Erfolgsangst in den sozialen Beziehungen, verbunden mit Bequemlichkeit, Faulheit, Versorgungsmentalität und Passivität.

Vatermissbrauch hat meistens Versagensangst zur Folge, verbunden mit Selbstüberforderung, überhöhtem Leistungsanspruch, Stärkekult, Dominanzstreben, Siegeszwang und Unfähigkeit zur Begrenzung.

Aus den frühkindlichen Beziehungsstörungen resultieren spezifische Schwächen: Existenzschwäche, Befriedigungsschwäche, Autonomieschwäche, Entwicklungsschwäche, Leistungsschwäche oder Begrenzungsschwäche. Diese Ängste und Schwächen sind kaum auszuhalten und müssen versteckt und kompensiert werden. Damit sind sie aber nicht beseitigt. Das Energiepotenzial unbewältigter Ängste, Konflikte und Defizite lässt Symptome entstehen, die Spannungsabfuhr aus defizitären oder belastenden Beziehungen stellvertretend ermöglichen. So führt eine Frühbedrohung häufig zu Selbstverletzungen (etwa durch einen Lebensstil auf der Überholspur oder durch gefährliche Sportarten und Berufe) oder zu Fremdverletzungen, die in Streitsucht, Gewalt oder Kriminalität ihren Ausdruck finden.

Liebesmangel ist die wesentliche Ursache für narzisstische Störungen mit den Erkrankungen aus dem Größenselbst (Überforderung, Stress, kranker Ehrgeiz mit Folgen für Herz und Kreislauf, Magen und Darm, für den Bewegungsapparat u. a.) oder dem Größenklein (Selbstabwertung, Schwäche, Depression u. a.). Der in Abhängigkeit gehaltene Mensch kann nicht gut lernen, wer er ist, was er will und braucht und was nicht zu ihm passt. So verfehlt er sein eigenes Leben in der Anpassung an Erwartungen und Forderungen und wird unweigerlich in Krisen mit allen möglichen psychischen und körperlichen Beschwerden geraten, wenn er eigene Entscheidungen treffen muss.

Der gehemmte Mensch kann nicht gut expandieren, er bleibt auf seiner Lebensenergie «sitzen», «erstickt» im Stau seiner nicht realisierten Möglichkeiten oder erschöpft sich durch ständiges Ausbremsen seiner Impulse und Wünsche. Der nicht geförderte und geforderte Mensch bleibt bequem und faul, er akzeptiert keine Anstrengungen, Verpflichtungen und Verantwortungen und wird ein Abhängiger der Versorgungssysteme mit aller damit verbundenen Enttäuschung, Kränkung und Verwirrung eines nicht strukturierten und auf ein Ziel hin orientierten Lebens.

Der Mensch mit dem permanenten Druck zu Höchstleistungen und zum Perfektionismus kann größte Erfolge erzielen, ohne je wirklich glücklich und entspannt zu sein. Der Dauerstress liefert die pathogene Matrix für alle denkbaren Erkrankungen, die aus chronischer Überforderung und Schwächung des Immunsystems resultieren. Besonders krankheitsgefährdend ist der Absturz aus der Erfolgserfahrung und Siegerpose in die unausweichlichen Niederlagen, die das Leben bereithält.

Sucht man hinter allen angebotenen Symptomen die möglichen Beziehungsstörungen, dann geschieht dies durch Befragung und Erinnerung an die Beziehungsqualität mütterlicher und väterlicher Frühbetreuung, an die späteren Beziehungserfahrungen in der Schule, in der Ausbildung, im Beruf, in Freundschaften, in Partnerschaften und in der Sexualität. Viele Patienten haben ihre negativen Erfahrungen verdrängt, sie bagatellisieren sie und entziehen sich ihnen. Aber eine «schöne Kindheit» gibt es fast nie. Auf keinen Fall bei Menschen, die krank geworden sind. Also wird man geduldig immer wieder danach forschen, was nicht gut oder gut genug war. Das ist psychotherapeutische Detektivarbeit, die sich nicht vermeiden lässt, aber auch nicht bedrohlich oder übergriffig werden darf.

Der beste Zugang zu den möglichen Beziehungsstörungen ergibt sich aus der Wahrnehmung der Beziehungsgestaltung des Patienten mit dem Therapeuten. Um dem Patienten die Möglichkeit zu verschaffen, seine Beziehungsmöglichkeiten und -behinderungen umfassend zu zeigen, sollte sich der Therapeut weitgehend zurücknehmen und den Patienten kommen lassen – selbst wenn es ein begrenztes Therapieziel und einen Behandlungsfokus gibt. Je weniger dem Patienten vorgegeben und gezeigt wird, was er sagen und tun soll, desto eher wird sich zeigen, wie er Beziehungen gestaltet. Damit eröffnet sich ein wesentliches Diagnostikfeld für die frühen defizitären und entfremdenden Beziehungserfahrungen.

Je nach den zugrundeliegenden Mütterlichkeits- und Väterlichkeitsstörungen gibt es ein typisches Beziehungsverhalten:

Frühbedrohte (Mutterbedrohung) werden auch vom Therapeuten Bedrohliches erwarten oder ihm Entsprechendes unterstellen. Typische Patientenformulierungen sind:

- «Sie haben bestimmt etwas gegen mich!»
- «Sie können mich nicht verstehen!»
- «Sie denken doch nur schlecht über mich!»
- «Was schreiben Sie denn auf, was geschieht damit?»
- «Wie gucken Sie mich denn an?»
- «Sie erheben sich doch über alle!»
- «Das können Sie doch gar nicht wissen!» Oder: «Woher wollen Sie das denn wissen?»
- «Woher nehmen Sie das Recht, mir so etwas zu sagen?»
- «Es versteht mich sowieso keiner!»
- «Das belastet mich sehr, da fühle ich mich richtig bedroht!»
- «Mit mir kann gar keiner zurechtkommen!»

Selbstabwertung, Misstrauen, Vorwürfe und latenter Hass bestimmen die Kommunikationsinhalte, belasten den Kontakt und erschweren die Verständigung. Im Grunde macht eine solche Kommunikation Nähe und Sympathie unmöglich. Häufig respektieren die betreffenden Patienten nicht die begrenzte Therapiezeit und beginnen am Ende einer Stunde mit einem sehr schwierigen Thema, dem sich der Therapeut kaum entziehen kann. Trotzdem muss er die Stunde vereinbarungsgemäß beenden. Auf diese Weise organisiert sich der Patient unbewusst Ablehnung und reinszeniert damit seine frühen bedrohlichen Erfahrungen, nicht verstanden und angenommen worden zu sein.

Sehnsüchtige Mangelmenschen (Muttermangel im Größenklein) werden sich beliebt machen, werden «gute» Patienten sein wollen, um dafür Anerkennung zu erhalten. Typische Patientenformulierungen sind:

- «Ich bin sehr gern bei Ihnen.»
- «Ich brauche Sie.»
- «Das hier ist wie eine Tankstelle für mich.»
- «Hier lebe ich richtig auf.»
- «Ich fühle mich endlich verstanden.»
- «Ich kann hier alles sagen.»
- «Ich habe mich noch nie über Sie geärgert.»
- «Die Therapie ist der wichtigste Ort für mich.»
- «Sie durchschauen alles so gut, ich bewundere Sie, wie Sie das machen.»
- «Sie haben immer die richtigen Sätze parat.»
- «Was Sie mir sagen, ist wirklich hilfreich.»
- «Alleine schaffe ich das nicht.»
- «Das traue ich mir nicht zu.»
- «Das kann ich nicht.»
- «Das wird mir wohl nicht gelingen.»
- «Da habe ich wieder versagt.»
- «Das geht bestimmt schief.»
- «Ja, aber …»
- «Das weiß ich nicht.»

Diese Patienten schmeicheln und loben, sie wollen sich beliebt machen, zeigen sich «pflegeleicht» und dankbar und agieren mit Selbstabwertung ihre ungestillte Bedürftigkeit nach Zuwendung aus.

Die *Narzissten* (Muttermangel im Größenselbst) mit einem Überlegenheitsgestus können sich in der Therapie nicht ein- und unterordnen, sie wollen sich nichts sagen lassen und setzen sich gegen alle möglichen Schwächen und Begrenzungen heftig zur Wehr. Meist wissen sie schon alles oder alles besser als der Therapeut, sie streiten und kämpfen, wollen recht behalten und in der therapeutischen Beziehung dominieren und Sieger sein. Sich selbst zu überlassen und hinzugeben, erleben sie als höchste Gefahr für ihre mühevoll aufgebaute Abwehr gegen tiefe Not und Bedürftigkeit. Typische Patientenformulierungen sind:

- «Das weiß ich doch schon!»
- «Das habe ich mir auch schon so gedacht.»
- «Nein, das sehe ich ganz anders.»
- «Das muss ich Ihnen noch mal genauer erklären.»
- «Ich glaube, das verstehen Sie sowieso nicht.»
- «Was Sie sagen, das stimmt für mich so nicht.»
- «Ich habe da eine ganz andere Meinung.»
- «Ich berufe mich da auf …»
- «Ich weiß nicht, was das mir bringen soll?»
- «Da hätte ich etwas ganz anderes erwartet.»
- «Fühlen Sie sich dem überhaupt gewachsen?»

Es ist äußerst schwer, den Abwehrpanzer der Überlegenheit und behaupteten Kompetenz zu durchdringen, denn mit dem Eingeständnis von Begrenzung, Schwäche und Hilfsbedürftigkeit bricht für den narzisstischen Erfolgsmenschen im Größenselbst eine Welt zusammen.

Abhängige Patienten (Muttervergiftung) werden versuchen, sehr rasch abzuspüren, wie sie sein sollen und was nicht erwünscht ist. So ähneln sehr bald viele dieser Patienten ihrem Therapeuten und sind bemüht, durch Nachahmung Besserung zu erreichen. Typische Patientenformulierungen sind:

- «Ich will Sie damit erst gar nicht belasten.»
- «Oh je, ich jammere ja schon wieder.»
- «Ist das verständlich, was ich jetzt gesagt habe?»
- «War das jetzt richtig?»
- «Machen Sie sich doch keine Mühe.»
- «Sagen Sie mir, was ich tun soll – ich mache das.»
- «Haben Sie das so gemeint?»
- «Ich brauche Ihre Hilfe, alleine schaffe ich das nicht!»
- «Wenn Sie mir den Weg weisen …»

- «Ich freue mich, wenn Sie mich loben.»
- «Bei Kritik bin ich ganz empfindlich, das reißt mir den Boden unter den Füßen weg.»

Das Bestreben dieser Patienten ist es, den Therapeuten zufrieden-zustellen. Sie sind in ihrer Selbstwahrnehmung behindert und darauf geeicht, das zu machen, was der andere braucht.

Der gehemmte Mensch (Vaterterror) wird auch in der therapeuti-schen Beziehung scheu und zögernd bleiben, wird kaum etwas zu zeigen wagen, nur auf Fragen antworten und ansonsten abwar-ten, um keine vermeintlichen Fehler zu machen, für die er dann Strafe befürchtet. Typische Patientenformulierungen sind:
- «Ich habe eigentlich gar nichts zu sagen.»
- «Meine Meinung ist nicht wichtig.»
- «Können Sie mir mal eine Frage stellen?»
- «Was soll ich denn über mich reden?»
- «Mir fällt dazu gar nichts ein?»
- «Ich spüre da gar nichts.»
- «Ich weiß auch nicht, warum.»
- «Keine Ahnung!»
- «Nein, da habe ich keine Ansprüche.»
- «Ich bin ganz zufrieden, so wie es ist, wenn nur nicht die Be-schwerden wären.»
- «Ich weiß gar nicht, was ich will oder wollen könnte.»
- «Etwas zu verlangen, das kann ich nicht.»
- «Unbekanntes, Neues – das macht mir alles Angst!»

Man spürt in den Mitteilungen dieser Patienten die Scheu und Hemmung, die Ausbremsung von Aktivität, Neugier, Mut und Abenteuer.

Der bequeme Mensch (Vaterflucht) will versorgt sein. Er wird keine Anstrengung und Mühe für die eigene Entwicklung und Gesundung aufwenden wollen. Er sucht aber Bestätigung und

Bescheinigung dafür, wie schwierig sein Leben ist, weshalb er unterstützt, entschuldigt und versorgt werden muss. Typische Patientenformulierungen sind:

- «Ich kann das nicht, geben Sie mir mal einen Tipp.»
- «Das ist viel zu anstrengend.»
- «Ich bin schon wieder ganz erschöpft.»
- «Das ist viel zu viel für mich.»
- «Das bekomme ich bestimmt nicht hin.»
- «Ich kann nicht pünktlich sein!»
- «Ich bin jedes Mal total fertig!»
- «Da kann ich nichts dafür, das passiert mir.»
- «Darüber habe ich mir noch nie Gedanken gemacht.»
- «Da muss mir jemand helfen!»

Alle Formulierungen signalisieren Schwäche und Hilfsbedürftigkeit, sie ersuchen um Nachsicht, Verständnis und Hilfe. Da Ehrgeiz und Anstrengung nie gefordert wurden, mithin auch Leistung und Erfolg nicht positiv besetzt werden konnten, wird eine
Versorgungsmentalität kultiviert.

Der Perfektionist und Leistungsartist (Vatermissbrauch) mit dem
Zwang zum Siegen wird auch in der Therapie glänzen wollen. Er
will der beste Patient sein, nicht, um sich beliebt zu machen, wie
der Abhängige und Bedürftige, sondern um erfolgreich zu sein
und gelobt zu werden. Hinter den Erfolgsmeldungen und den
Therapiefortschritten bleiben häufig die eigentliche Qual und der
Anstrengungsstress verborgen. Typische Patientenformulierungen sind:

- «Ja, das ist mir gut gelungen!»
- «Das habe ich alles gut geschafft.»
- «Das macht mir gar nichts aus.»
- «Ja, das kriege ich hin!»
- «Was kann ich noch machen?»
- «Geben Sie mir ruhig Aufgaben, das will ich gerne tun.»
- «Da knie ich mich richtig rein.»

- «Sagen Sie ruhig, was alles zu tun ist, ich werde mich richtig anstrengen.»
- «Ich hoffe, das habe ich richtig gemacht.»
- «Ich muss das unbedingt noch hinkriegen.»

Alle Mitteilungen dieser Patienten signalisieren Anstrengungs- und Leistungsbereitschaft, oft verbunden mit einem hohen Maß an Selbstkritik, die einerseits den Erfolg betont und andererseits deutlich machen soll, dass man in den Bemühungen nicht nachlassen wird und alles noch besser machen kann. Den Erfolgsmeldungen fehlt echte Freude, und wirkliche Befriedigung stellt sich nie ein.

Achtet der Therapeut darauf, wie der Patient die Beziehung zu ihm gestaltet oder verweigert, bekommt er unmittelbares «Material» in die Hand, auf dessen Grundlage er verstehen kann, welche Beziehungserfahrungen der Patient in sich birgt und weshalb er daran erkranken musste. Auf diese Weise lassen sich die angebotenen Symptome in Beziehungserfahrungen rückübersetzen.

Die Psychotherapie unterscheidet sich ganz wesentlich von anderen medizinischen Fachdisziplinen darin, dass die Symptome nicht mehr im Zentrum der Diagnostik und Behandlung stehen, nachdem sie medizinisch angemessen abgeklärt worden sind. In der Psychotherapie wird dann gar nicht mehr auf die Symptome eingegangen. Die verfängliche Frage: «Wie geht es Ihnen?» sollte auch nicht mehr gestellt werden. Vielmehr wird die Beziehungsgestaltung des Patienten weiter erforscht: «Was erleben Sie jetzt?» – «Wie geht es Ihnen jetzt mit mir?» – «Was empfinden Sie, wenn Sie darüber sprechen?» – «Was haben Sie in dieser Situation empfunden?» – «Wie erging es Ihnen damals mit Ihrer Mutter/Ihrem Vater?» Man muss erfahren haben, wie Symptome nahezu im Nichts verschwinden, wenn Beziehungserleben und Gefühle zum Ausdruck gelangen. Mit der Analyse unbewusster Beziehungen aus frühen, prägenden Erfahrungen, begleitet von Empörung, Schmerz und Trauer, stößt man zu den Quellen der Erkrankung vor.

Hier einige Beispiele für die notwendige Übersetzungsarbeit von Symptomen und Erkrankungen in eine intrapsychische Konflikt- und in eine gestörte interpersonelle Beziehungsdynamik:

Frau, 39 Jahre alt, Lehrerin: Die Patientin klagt über Müdigkeit, Erschöpfung, Schlaf- und Konzentrationsstörungen, Schwindel und eine Unfähigkeit, sich zu entspannen und zur Ruhe zu kommen. Sie ist ein typischer Leistungsmensch, der sich stets bemüht, beste Arbeit zu machen, bis zur Erschöpfung und über geforderte Pflichten hinaus, der perfekt sein will und immer einsatzbereit ist. Die Frau erkrankte mit der aufgezählten Symptomatik, als sie durch den Arbeitsausfall einer Kollegin in der Schule deren Aufgaben übernehmen musste und dabei ihrem Leistungsanspruch nicht mehr gerecht werden konnte. Mit Hilfe der biografischen Anamnese und den entwicklungspsychologischen Bedingungen wurden folgende Foci erarbeitet:

Symptomfokus: Ich fühle mich erschöpft, weil ich mich ständig überfordern muss.

Beziehungsfokus: Ich überfordere mich, weil ich nur so Anerkennung bekommen kann.

Strukturfokus: Ich brauche diese Anerkennung, weil ich sonst keinen Platz in der Familie bekommen hätte und nicht (lebens-) berechtigt gewesen wäre.

Die frühen Beziehungserfahrungen – ich muss mich anstrengen, sonst darf ich nicht sein, ich bekomme «Liebe» und Anerkennung der Eltern nur durch Leistung – haben die Persönlichkeitsstruktur dieser Patientin derart geprägt, dass sie eine sehr geschätzte Lehrerin geworden ist. Aber keiner wusste von der inneren Not und Anspannung dieser leistungsstarken Frau, mit der sie ihre Arbeit verrichtete, bis es zur Erschöpfungsdepression und neurasthenischen Schwäche kam. Einerseits hatte sie sich im permanenten Stress befunden und andererseits ihre Wünsche zurückgehalten. Sie hat sich im Dienst für andere erschöpft, in der unbewussten illusionären Hoffnung, dafür Liebe zu bekommen. Ständig hat sie deshalb – unbewusst – ihre gesunden egoistischen Ansprüche ausgebremst. So ist ihre Symptomatik Ausdruck eines krankmachenden Verbrauchs an Lebensenergie durch falsche Anstrengungen für überzogene Leistungen und durch die irrtümliche Ausschaltung natürlicher Bedürfnisse.

Mit Hilfe der Foci glückte die Übersetzung der Symptomatik in die innerseelische Konfliktdynamik und Strukturproblematik. Durch Ausdruck des Mangelschmerzes über die nicht erfahrene Liebe sowie der Enttäuschungswut darüber gelang der Patientin allmählich eine bessere Ökonomie ihrer Lebensenergie im Sinne angemessener Leistung und Selbstfürsorge.

Mann, 56 Jahre alt, Arzt: Der Patient leidet an einem Druck auf der Brust mit Herzrhythmusstörungen, an Angst- und Unsicherheitsgefühlen mit hypochondrischer Verarbeitung der körperlichen Symptomatik. Die körperlich-medizinische Untersuchung ergab einen labilen Bluthochdruck und unspezifische Herzrhythmusstörungen, die mit Betablockern behandelt wurden. Dadurch aber gingen die subjektiven Beschwerden nicht zurück. Der Mann erkrankte im Zusammenhang mit einer Partnerschaftskrise. Seine Frau hatte sich nach längeren konfliktreichen Auseinandersetzungen von ihm getrennt, weil sie seine Bedürftigkeit und Abhängigkeit nicht mehr ertrug. Der Patient war in seinem Helferberuf sehr erfolgreich, zu Hause aber oft äußerst bedürftig, klagend und voller Sorgen. Aus der biografischen Anamnese konnten folgende Foci erarbeitet werden:

Symptomfokus: Ich leide an Herzdruck, weil ich meine Bedürftigkeit nicht zeigen darf.

Beziehungsfokus: Ich darf meine Bedürftigkeit nicht zeigen, weil ich dann abgelehnt und beschämt werde.

Strukturfokus: Ich darf Ablehnung nicht riskieren, weil ich dann völlig allein und verlassen bin.

Die Trennung seiner Ehefrau hatte eine frühe Prägung reaktiviert. Der Patient war schon sehr früh (im sechsten Lebensmo-
nat) in die Kinderkrippe gekommen und musste lernen, das
durch den zeitweisen Verlust der Mutter verursachte Trennungs-
trauma zu unterdrücken und sich zur Bekämpfung seiner seelischen Schmerzen so bedürfnislos wie möglich zu machen. So ge-
riet auch die spätere Berufswahl als Helfer zur Kompensation des
frühen Mangelschmerzes (ich bin für andere da, damit ich nicht
meine eigene unerfüllte Bedürftigkeit spüren muss). Im Herzdruck symbolisiert sich der Bedürfnisdruck in einer Herzensan-
gelegenheit (Liebessehnsucht), wobei sich sogar die Herzrhythmusstörungen, für die keine andere Erklärung zu finden war, als
Ausdruck eines aus dem Rhythmus geratenen Lebens zwischen
Altruismus und Egoismus (zwischen Helfen und Hilfsbedürftigkeit, zwischen Fürsorge und Selbstversorgung) verstehen ließen.

Der Patient hatte eine lange Strecke der schmerzvollen Verarbeitung seines Muttermangels vor sich, bis er besser die eigenen
Ansprüche und seine Liebessehnsucht zu zeigen, zu artikulieren
und anzunehmen lernte. Nach zwei Jahren Therapie fand er eine
neue Partnerin, mit der es ihm gelang, seine Liebessehnsucht teilweise auszuleben, ohne die frühe Bedürftigkeit nach umfassender
Mütterlichkeit auf die neue Partnerin übertragen zu müssen.

*Frau, 43 Jahre alt, Kauffrau, jetzt im Management einer Handels-
kette tätig:* Die Patientin leidet häufig an Rückenschmerzen und
Schlafstörungen und neigt zum Grübeln. Sie wird regelmäßig or-
thopädisch und physiotherapeutisch mit Manualtherapie und
Osteopathie behandelt. Die Symptome lassen sich dadurch zeitweise verbessern, treten aber immer wieder aufs Neue auf, meist
im Zusammenhang mit Abgrenzungsschwierigkeiten. Sie wird
im Beruf ständig zu besonderen Anstrengungen herausgefordert,
hat zunehmend Konflikte mit zwei pubertierenden Kindern (13
und 15 Jahre alt) und ist bemüht, ihren Mann in seinem Hand-
werksbetrieb buchhalterisch zu unterstützen. Aus der biografischen Anamnese ergaben sich folgende Foci:

Symptomfokus: Ich bekomme Rückenschmerzen, weil ich mich ständig überfordern muss.

Beziehungsfokus: Ich überfordere mich, weil ich es nicht wagen darf, nein zu sagen und mich gegenüber Forderungen abzugrenzen.

Strukturfokus: Ich darf nicht nein sagen, weil ich dann grundsätzliche Ablehnung befürchten muss.

Mit Hilfe dieser Foci konnte die Patientin ihre Frühgeschichte rekonstruieren: Sie musste ihrer alleinerziehenden Mutter ständig im Haushalt helfen und schon als Sechsjährige ihre kleinere Schwester betreuen und teilweise auch versorgen. Eine Kindheit hatte sie im Grunde nicht erlebt. Sie litt unter der überforderten, sich ständig beklagenden und häufig erkrankten Mutter. Sie kann sich an keinen Akt liebevoller Zuwendung erinnern, bei dem sie einmal im Mittelpunkt gestanden hätte. Stattdessen gab es häufige Vorwürfe, sie habe eine ihr zugeteilte Aufgabe nicht gut genug erledigt. Sie lebte in ständiger Angst, dass der Mutter etwas passieren könnte, und entwickelte großen Ehrgeiz darin, dieser behilflich zu sein und für ihre Zufriedenheit zu sorgen, was aber nie zu erreichen war.

Ihre Rückenschmerzen waren als Folge großer Anstrengungen zu verstehen, dergestalt, dass sie immer eine zu große Last zu tragen hatte. Durch ihre erworbene Unfähigkeit, nein zu sagen und sich abzugrenzen, aus der Furcht heraus, dann die Mutter zu verlieren, war sie in ständiger Gefahr, sich zu viel aufzubürden. Erst nachdem sie gelernt hatte, ihr Arbeitspensum angemessen zu begrenzen, sich hinsichtlich der Kinder beraten zu lassen – deren Ablösung einerseits zu akzeptieren, sie andererseits aber auch an Familienarbeiten zu beteiligen – und die Buchhaltung für die Firma ihres Mannes ganz abzugeben, führte sie ein entspannteres Leben mit deutlicher Symptombesserung.

15
Die große Not –
Konflikte und Strukturstörungen

Das von mir erarbeitete entwicklungspsychologische Störungsmodell, das nach Mütterlichkeits- und Väterlichkeitsstörungen
unterscheidet, eignet sich in der Praxis gut für eine relativ schnelle
und zuverlässige Orientierung bezüglich des notwendigen Be-
handlungskonzepts.

Die Mütterlichkeits- und Väterlichkeitsstörungen sind von
den tatsächlichen Müttern und Vätern zu verantworten. Aber
mütterliche und väterliche Beziehungsqualitäten sind weder an
ein Geschlecht noch an die realen Eltern gebunden. Es gibt auch
mütterliche Männer (Väter) und väterliche Frauen (Mütter) sowie mütterliche und väterliche Strukturen und Institutionen.

In meinem Modell geht es um die im Mütterlichen und Väterlichen vermittelten Beziehungsqualitäten, die sich nicht fol-
genlos ersetzen lassen, will man eine gesunde Entwicklung des
Kindes erreichen. Mütterlich ist danach die Fähigkeit, sich einfühlen zu können (Empathie), den anderen verstehen zu wollen
und bestätigen zu können. Mütterlich ist gebären, gewähren,
versorgen und beschützen. Diese Eigenschaften sichern am Le-
bensanfang das Überleben und sind verantwortlich für gute oder
schlechte Entwicklungschancen. Selbstwert, Identität und Bindungsfähigkeit des Menschen werden in den ersten Lebensjahren
durch die Mütterlichkeit bestimmt. Deshalb darf es keinen Streit
um Eltern- oder Fremdbetreuung von Kindern geben, sondern
es muss einzig und allein nach der Qualität der frühen Mütterlichkeit im Interesse des Kindes entschieden werden. Das kann
selbstverständlich die Familie, das kann aber auch die Kinderkrippe sein. Vom Einfluss böser Mütter und gewalttätiger
Väter sollten die Kinder früh entfernt werden, dem Einfluss

schlechter Krippen sollten die Kinder auf keinen Fall ausgesetzt werden.

Eine Gesellschaft ist gut beraten, eine gute Mütterlichkeit zu fördern, wobei die leiblichen Mütter durch Schwangerschaft, Geburt und Stillzeit einen besonderen Betreuungsvorlauf und individuelle Verantwortung haben. Im Fall von familiären Notlagen muss die Gesellschaft für optimale frühkindliche Bindung (nicht: Bildung) in öffentlichen Einrichtungen sorgen. Der Feminismus hat sich mit der Abwertung des Mütterlichen keinen Gefallen getan, im Gegenteil. Und die aktuelle Politik sorgt auch dafür, dass die nächsten Generationen von schweren psychosozialen Fehlentwicklungen kaum verschont bleiben werden. Das ist der Fluch des unbewussten Wiederholungszwangs zur Abwehr der seelischen Beschädigungen derjenigen, die aus narzisstischen Bedürfnissen (bei Muttermangel!) an der Macht sind.

Väterlich sind die elterlichen Fähigkeiten, mit denen das Kind gefördert, unterstützt, ermutigt, gefordert, angeregt und begleitet wird, damit es seine eigenen Möglichkeiten erkennen und entfalten kann und ebenso seine Begrenzungen akzeptieren lernt. Das Väterliche ist die notwendige Unterstützung des Kindes, um von der angenehmen Versorgung und Fremdbestätigung durch die Mutter zur lustvollen Entwicklung, Weltgestaltung und Selbstbestätigung finden zu können.

Die Mütterlichkeitsstörungen verursachen Strukturstörungen in der Persönlichkeitsentwicklung, die Väterlichkeitsstörungen begründen innerseelische Ambivalenz-Konflikte. Die Psychotherapie muss diesen wesentlichen Unterschied im Schweregrad psychischer Erkrankungen berücksichtigen und das Behandlungskonzept darauf abstimmen.

Das Störungsschema – bezogen auf die Mütterlichkeits- und Väterlichkeitsstörungen – macht auch die drei wesentlichen, jeweils unterschiedlichen Behandlungskonzepte einer dynamischen Psychotherapie deutlich:

1. Konflikte erkennen und auflösen helfen

Das ist die Domäne der psychoanalytischen und tiefenpsychologischen Therapiemethoden, die mithin ihr Hauptanwendungsgebiet bei den Folgen der Väterlichkeitsstörungen und der Muttervergiftung haben.

2. Emotionale Entladungen ermöglichen

Das ist die Domäne der körperpsychotherapeutischen und gefühlsorientierten Psychotherapiemethoden. Sie sind ganz wesentlich, wenn es um die Behandlung narzisstischer Störungen bei Muttermangel geht. Aber natürlich können damit auch alle aufgestauten Affekte der späteren Entwicklung (Väterlichkeitsstörungen) behandelt werden, was die Chancen der verbal-orientierten Psychotherapie wesentlich verbessert.

3. Strukturstörungen erkennen, akzeptieren und ihre Regulation erlernen

Die (innere und äußere) Realitätswahrnehmung, die Wahrnehmung und Steuerung der Affekte, die Kommunikation und Beziehungsgestaltung müssen kontrolliert geübt werden. Dies ist die Domäne einer strukturorientierten Psychotherapie sowie der Verhaltenstherapie zur Stabilisierung schwerer Persönlichkeitsstörungen mit erheblicher selbstschädigender oder sozialer Destruktivität als Folge massiver frühkindlicher Traumatisierung und Vernachlässigung (Borderline-Syndrome). Natürlich müssen dabei auch verbal-kognitive Erkenntnis und Affektabfuhr möglich sein.

Diese sehr verschiedenen therapeutischen Aufgaben passen nicht einfach in die von den Krankenkassen bezahlten Richtlinien-Psychotherapien. So ist jeder Therapeut gefordert, die Bearbeitung innerseelischer Konflikte, das Aktivieren und Zulassen der Gefühle sowie auch Halt gebende, strukturstabilisierende Interventionen in die von ihm angebotene Richtlinien-Methode zu integrieren. Jede Psychotherapie sollte angemessenes Verstehen, Fühlen und Handeln entsprechend berücksichtigen und befördern.

Im Folgenden will ich näher auf die drei Behandlungskonzepte eingehen:

1. Konflikte übersetzen und auflösen helfen
Der erste wesentliche Schritt in der Psychotherapie ist also das Bemühen, die vorgetragenen Symptome nach psychodynamischen Zusammenhängen zu erforschen: Welche innerseelische Konstellationen, welche Erlebnisse und welche eventuell noch unbewussten Wünsche und Befürchtungen liegen den Beschwerden und Konflikten zugrunde und aus welchen Entwicklungsbedingungen des Patienten erklären sie sich? Deshalb fragt der Psychotherapeut nach Ereignissen und Erlebnissen, die mit dem Auftreten der Symptome zeitlich und dynamisch zusammenhängen, und er wird auf diesem Wege Hinweise für konflikthafte Lebensbelastungen in der Privat- oder Arbeitswelt des Patienten bekommen. Manche Patienten artikulieren ihre sozialen Konflikte unmittelbar, sie lamentieren über bestimmte Verhältnisse in der Partnerschaft oder in der Familie, schimpfen auf Freunde und Nachbarn, auf Arbeitskollegen und Vorgesetzte, auf belastende Sorgen um die Gesundheit, ihr Älterwerden, die Finanzen oder die Zukunft. Damit ist ein erster wesentlicher Schritt weg von den Symptomen hin zum Leiden an Realkonflikten erreicht. Der Patient braucht die Gewissheit, dass seine Symptome ausreichend gut medizinisch abgeklärt sind und dass er seine konflikthaften Lebensbelastungen hinlänglich ausbreiten konnte und Verständnis gefunden hat. Das ist dann aber auch genug!

Bei den meisten Patienten gibt es eine starke Tendenz, ihre Realkonflikte in allen möglichen Variationen ausbreiten zu wollen. Das neurotische Leiden an ihnen ist unerschöpflich, und manche Menschen verbringen ihr ganzes Leben damit. Doch das fördert weder die Erkenntnis noch eine notwendige Einstellungs- und Lebensveränderung. An einer so einseitigen Sicht, die nur äußere Ursachen und Täter erkennt, wird besonders hartnäckig festgehalten, wenn tatsächlich schwere Vorwürfe berechtigt sind. Es gibt «unmögliche» Partner, unerträgliche Verhältnisse, ungerechte

Kränkungen und reale Bedrohungen, die wesentlichen Anteil am psychischen Leid haben können. Dennoch sind sie nie die alleinigen Verursacher der vorgetragenen Beschwerden.

Wie gesagt: Weder die Symptome noch die Realkonflikte sind wesentlicher Gegenstand der psychotherapeutischen Arbeit. Nach der Erforschung des Zusammenhangs von Symptomen mit Realkonflikten erfolgt die eigentliche psychotherapeutische Leistung mit der Suche nach dem tieferen Verständnis: Welche Bedeutung haben die erlebten Belastungen und Konflikte im innerseelischen Erleben des Patienten? Die Realkonflikte müssen in intrapsychische Konflikte übersetzt werden. Diese innerseelischen Konflikte sind dem Patienten in aller Regel unbewusst – und unbewusst ist unbewusst. Das heißt, ihre Bedeutung lässt sich nicht durch einfaches Nachdenken und Erfragen erschließen. Die wichtigsten Zugänge zum möglichen Unbewussten sind:

- Alle Einfälle mitteilen, ohne Zensur und ohne zu differenzieren, ob wichtig oder unwichtig (auch «freies Assoziieren» genannt).
- Das eigene Erleben und die Befindlichkeit beim Berichten von Erinnerungen, Geschichten und Realereignissen erforschen.
- Auf das Erleben im Hier und Jetzt achten und sich dazu mitteilen.
- Fehlleistungen auf ihre Bedeutung hin untersuchen.
- Träume und Wachträume (Imaginationsbilder) auf ihre symbolische Bedeutung hin überprüfen.
- Mimik, Gestik, Körperhaltungen und Bewegungsimpulse auf ihre Bedeutung hin befragen.
- Aktivierte Gefühlsprozesse auf ihre Bedeutung hin erforschen.
- Nonverbales Material (vor allem Zeichnungen, Bilder und Skulpturen) auf seine Bedeutung hin in Augenschein nehmen.

Der Therapeut interessiert sich also vor allem für die Erinnerungen, Einfälle und besonders für das Erleben des Patienten: «Woran erinnert Sie das?» – «Woher kennen Sie das?» – «Wie erleben Sie das?» – «Was geht jetzt in Ihnen vor?» – «Wie geht es Ihnen

Hier und Jetzt?» – «Wie geht es Ihnen mit mir?» – «Wie erleben Sie mich?» – «Was fällt Ihnen dazu ein?» – «Spüren Sie dem mal nach!» Der Patient hingegen muss, wie gesagt, lernen, eine Suchhaltung einzunehmen, über sich, sein Leben und vor allem sein Erleben nachzudenken und sich mitzuteilen. («Können Sie jetzt akzeptieren, dass Ihre Beschwerden seelische Ursachen haben?»)

Auf diese Weise werden sich innerseelische Konflikte allmählich erkennen lassen. In aller Regel entsteht ein solcher Konflikt zwischen den eigenen Bedürfnissen und dem, was man soll, darf, muss oder nicht darf. Lange ist er aber nicht auszuhalten, und meistens wird er zugunsten der äußeren Erwartungen auf Kosten der eigenen Wünsche und Bedürfnisse «gelöst», die dann notwendigerweise unterdrückt werden. Diese Unterdrückung ist eine wesentliche Quelle späterer Beschwerden und Erkrankungen. Konflikte sind narrativ-mental gespeichert, mithin prinzipiell erinnerbar (aus dem Unbewussten herauszuholen) und dementsprechend artikulierbar. Für Konflikte liegen innere Erfahrungen vor, die sich zwischen den Polen «Ich will und will nicht!», «Ich will und darf nicht!», «Ich muss und will nicht!» bewegen. Im Konflikt kann man sich nicht mehr entscheiden. Jede Entscheidung ist irgendwie falsch und bringt Angst und Spannung. So wird mit der Erkrankung ein dritter Weg gesucht, um der Lösung des Konflikts zu entgehen.

Die therapeutische Arbeit besteht also darin, über Zugangswege zum Unbewussten die Kräfte aufzudecken, die den Konflikt unterhalten, um sie bewusst werden zu lassen. Nur dadurch ist eine Konfliktlösung möglich. Das gelingt besonders gut, wenn sich die aufgestauten Affekte des inneren Kampfes entladen dürfen. Der Gefühlsausdruck ist der Königsweg zur Konfliktlösung. Dann gelingt es angstfreier, beide Seiten des Konfliktinhalts zu untersuchen und eine befreiende Entscheidung zu finden. Dabei werden in aller Regel die eigenen Bedürfnisse zu ihrem Recht gelangen und Fremdeinflüsse zurückgedrängt. Oder es lassen sich befriedigende Kompromisse zwischen individuellen Ansprüchen und sozialen Erwartungen und Verpflichtungen finden.

Die inhaltlich und sprachlich erfassbaren innerseelischen Konflikte gehen im Wesentlichen auf die schon erwähnten Väterlichkeitsstörungen zurück. Dagegen verursachen Mütterlichkeitsstörungen eher Strukturstörungen. Es gibt dabei in der Fachsprache eine relative Verwirrung, wenn von «frühen Grundkonflikten» gesprochen wird (oder: Nähe-Distanz-Konflikt, depressiver Grundkonflikt). Ich ordne sie aber nicht als einen innerseelischen Ambivalenz-Konflikt ein, sich mithin so oder so zu entscheiden, sondern verstehe sie als Ausdruck einer Strukturstörung, die noch zu erklären sein wird.

Die wesentlichen Väterlichkeitsstörungen sind, wie gesagt, Vaterterror, Vaterflucht und Vatermissbrauch.

Der *Vaterterror* ist eine väterliche Einschüchterung (die auch von einer Mutter oder anderen Bezugspersonen ausgehen kann), die vor allem die energetische Expansion des Kindes hemmt. Das Kind darf sich nicht richtig zeigen, darf sich nicht spontan entfalten und erproben – es wird abgewertet, lächerlich gemacht, eingeschüchtert. («Das kannst du sowieso nicht!» – «Das ist nichts für dich!» – «Das verstehst du nicht!» – «Das darfst du nicht!» – «Halte dich zurück!» – «Bleib anständig und brav!» – «Sei nicht frech, vorlaut, aggressiv!» – «Aus dir wird sowieso nichts!» – «Du bist wie dein Vater/deine Mutter/dein Großvater/ deine Großmutter!» – «Du machst dich ja lächerlich!» – «Du enttäuscht mich!» – «Aus dir kann ja nichts werden!») So entsteht ein innerseelischer Konflikt zwischen strukturell durchaus vorhandenen Entwicklungsmöglichkeiten und den erlebten Einengungen und Abwertungen: ein Konflikt zwischen Expansionsdrang und Hemmungszwang.

Der «gehemmte» Mensch hat folgenden Konfliktfokus: «Ich muss mich bremsen, hemmen, beherrschen, weil ich nur dann in Ruhe gelassen werde und keinen Widerspruch erfahre. Ich darf nicht aus mir herausgehen, meinen Möglichkeiten nachgehen, weil ich dann beschämt, eingeengt und bestraft werde. Aber wenn ich mich so zurücknehme, macht das Leben keinen Spaß, kann ich es nicht so gestalten, wie es zu mir passt.» Die

Hauptangst dieses Konflikts ist Expansionsangst. So entsteht ein häufiger Symptomfokus: «Ich reagiere depressiv oder angstvoll, weil ich nicht expandieren darf, aber dennoch einen Drang zur Selbstentwicklung verspüre.» So wird der eingeschüchterte Mensch zum idealen Mitläufer und Untertan.

Ein Fallbeispiel für die Folgen von Vaterterror:
Ein Mann, 42, ledig, keine Kinder, von Beruf Informatiker, kommt zur Behandlung, weil er sich beruflich ausbeuten lässt und keine Abgrenzungen oder Forderungen zu äußern wagt. Er scheut sich, engere Beziehungen einzugehen, traut sich nichts zu, bleibt Außenseiter und vereinsamt zunehmend. Als Symptome dominieren depressive Verstimmung, Angst und Scheu vor Kontakten.

Die Lebensgeschichte des Mannes war durch einen sehr autoritären Vater geprägt, vor dem er richtig Angst hatte. Er konnte ihm nichts recht machen, wurde von ihm abgelehnt und abgewertet, bekam auch Prügel mit einem Ledergürtel: «Dich mache ich fertig! Du regst mich auf!» Ständig hatte er Pflichten zu erfüllen, die der Vater bestimmte. So verlief sein Leben nach strengen Prinzipien, die vom «Antreiber» kamen: «Leiste etwas, sonst bist du (mir) nichts wert!» Ein zwei Jahre jüngerer Bruder wurde ihm deutlich vorgezogen. Während er das böse Kind war, wurde der Bruder als gutes Kind angesehen. In der Schule wurde er gehänselt, geschubst und regelmäßig verdroschen. Er wagte es nie, sich zu wehren oder gar zurückzuschlagen. Eine prägende Szene war, als in der 5. Klasse eine zotige Wandschmiererei geahndet wurde und er von Klassenkameraden als Verursacher genannt wurde. Ohne Schuld zu haben, nahm er die Strafe und den Hohn widerspruchslos hin. Die auslösende Situation für krankheitswertige Angst- und Panikzustände war eine Begebenheit, die sich beim Klettersport ereignete. Im Klettern hatte er eine Möglichkeit gefunden, sich mutig zur Geltung zu bringen. Einmal scheuchte er dabei eine Fledermaus auf, die ihn verletzte. Er entwickelte eine Tollwutphobie, obwohl er sich sofort gegen Tollwut hatte impfen lassen.

Auch das Erscheinungsbild des Mannes passte zur charakterlichen Prägung: Von kleiner, dünner Statur, mit leicht gebückter, devoter Körperhaltung, blickte er sein Gegenüber am liebsten gar nicht, sonst scheu von unten an. Der Händedruck war schwach. Seine Haltung vermittelte: «Tu mir bitte nichts!»

In der Therapie war es wichtig, die Geschichte der Einschüchterung zu erinnern und sich durch den Ausdruck berechtigter Empörung ansatzweise aus der Gehemmtheit zu befreien. Das Schlüsselerlebnis mit der Fledermaus konnte als unbewusst erlittene Angst vor Bestrafung verstanden werden. Als Junge hatte der Mann durch das Klettern etwas gewagt, vor allem etwas, das in der Einschätzung des Vaters keinen wirklichen Sinn ergeben würde.

Die *Vaterflucht* wiederum ist Resultat ungenügender väterlicher Anregung, Unterstützung, Forderung und notwendiger Kritik. Dem Kind werden gesunde Ehrgeizhaltung, Leistungswille, Pflichtbewusstsein, Anstrengungsbereitschaft verweigert. Es erfährt keine brauchbare Orientierung, keinen Halt für seine Entwicklungsmöglichkeiten. Es fehlt der Anreiz – vom Mütterlichen weg –, die Welt erkennen und gestalten zu wollen. Die Hauptaufgabe des Väterlichen ist es, aus der Sicherheit, Geborgenheit und Versorgung des Mütterlichen herauszuführen und durch mutiges, aktives und individuelles Ausprobieren zur eigenen Lebensform zu finden.

Bei fehlender Väterlichkeit lernt das Kind keine Erfolgslust, sondern nur Versorgungsverlust. Der Symptomfokus ist demnach: «Ich will mich nicht anstrengen, weil ich dann nicht mehr versorgt werde.» Und der Beziehungsfokus sieht so aus: «Ich erwarte, versorgt zu werden, weil mir Leistung, Pflicht, Verantwortung fremd geblieben sind.» Auf diese Weise besteht ein grundsätzlicher innerseelischer Konflikt zwischen dem Wunsch nach aktiver Lebensgestaltung und passivem Versorgtwerden. Und in der Tiefe bedeutet dies: «Wenn ich mich anstrenge und erfolgreich bin, werde ich nicht mehr versorgt, kümmert sich keiner mehr um mich. Aber wenn ich bequem, passiv und faul bleibe, kann ich zu nichts kommen.»

Vaterflucht führt zum bequemen Menschen mit Versorgungsmentalität, der im Konflikt zwischen Leistungsbedürfnis und Bequemlichkeit steckt. Die Hauptangst ist Erfolgsangst, weil der Vater positive Bestätigung verweigert hat.

Ein Fallbeispiel zu den Folgen von Vaterflucht:
Ein Mann, 26, ohne Berufsabschluss, lebt von Harz IV und Gelegenheitsjobs. Er kam zur Therapie mit depressiver Symptomatik, mit dem Gefühl von Sinnlosigkeit und latenter Suizidalität. Der Mann ist das vierte Kind, offenbar ein ungewolltes Kind, das vor allem der Vater nicht annehmen wollte. Der Vater verheimlichte die Geburt vor seinen Arbeitskollegen und verpflichtete die älteren Kinder dazu, mit niemandem über den neu geborenen Bruder zu sprechen. Diese Ablehnung durch den Vater hat die weitere Entwicklung des Mannes geprägt. Er erfuhr keine Anerkennung und Bestätigung, schlimmer noch, er fühlte sich weder beachtet, noch fühlte er, dass er dem Vater etwas bedeuten würde. Dagegen hörte er, wie dieser geringschätzig über ihn mit der Mutter sprach: «Der ist einfach zu viel! Wenn ich den schon sehe, werde ich gereizt und ungeduldig.»

In der Schule blieb er eher passiv, mit mittelmäßigen bis schlechten Zensuren. Er zeigte keine besonderen Interessen und engagierte sich nirgends. Später begann er mehrere Ausbildungen, konnte aber keine ausreichende Motivation für einen Beruf entwickeln. Seine Anstrengungsbereitschaft blieb schwach, und so schaffte er keinen Berufsabschluss. Er war ausreichend intelligent, aber er wollte nicht erwachsen werden und kultivierte sein Verweigerungsverhalten. Er blieb zu Hause wohnen, schlief lange, sah abends und auch tagsüber viel Fernsehen, spielte stundenlang mit einer PlayStation. Heftige Konflikte mit dem Vater führten dazu, dass der ihn schließlich mit zweiundzwanzig aus dem Haus warf.

Er fand eine mütterlich-dominante Frau, die ihn «in Pflege»

nahm. In der Beziehung blieb er wieder passiv, auch hier ließ er
sich versorgen. Zunehmende Vorwürfe durch die Partnerin führten zur weiteren Verweigerung, sodass er schließlich auch zu keinem Sex mehr bereit war. Sein Sexleben reduzierte sich auf den
Konsum von Pornos aus dem Internet.

Zur Therapie hatte er sich entschlossen, als die Partnerin
drohte, ihn nicht mehr bei sich wohnen zu lassen. Das führte bei
ihm zu ziemlich großer Ratlosigkeit. Seine Passivität («Keine Ahnung», «Weiß nicht», «Geht nicht», «Das kann ich nicht») war
eine große Herausforderung für ein therapeutisches Arbeitsbündnis. Eine Vereinbarung mit Pünktlichkeit und Regelmäßigkeit
war der erste wichtige Behandlungsschritt, mit dem nächsten
mussten Alltagsstrukturen gefunden werden. Der Mann hatte
sich zu verpflichten, diese einzuhalten und eventuelle Schwierigkeiten zu thematisieren. Er musste insgesamt väterlich gefordert
und unterstützt werden, bis er seine Empörung und das Leiden
an der fehlenden Väterlichkeit zum Ausdruck bringen konnte.
Damit war der Weg frei für die allmähliche Entfaltung seiner
Möglichkeiten, und nach strenger (väterlicher) Strukturierung
konnte ein mütterlich-gewährender Entwicklungsprozess initi-
iert werden.

Mit *Vatermissbrauch* ist eine Väterlichkeit gemeint, mit der das
Kind ständig zu großen Leistungen und Erfolgen angetrieben
wird. Der Vater will sich im Erfolg des Kindes spiegeln, will stolz
sein können (meist aus eigener verleugneter Minderwertigkeit)
und sich vielleicht im Kind sogar «unsterblich» machen. So wird
das Kind unter Druck gesetzt, genötigt und permanent gefordert.
Beim Vatermissbrauch entsteht ein Leiden im Symptomfokus:
«Ich bin verzweifelt, erschöpft, angstvoll und entwickele Symptome, weil ich mich ständig überfordern muss. Ich muss mich
besonders anstrengen, muss erfolgreich sein, weil ich sonst keine
Anerkennung bekomme. Wenn ich Vaters Erwartungen erfüllen
will, bin ich im Dauerstress. Wenn ich aber nach meinen Möglichkeiten lebe, bleibt Vater unzufrieden und ich erlebe mich als

Versager.» Die zentrale Angst ist die Versagensangst der sich über-
fordernden Menschen mit häufigen funktionellen und psychosomatischen Symptomen. Der Hauptkonflikt besteht zwischen
Ehrgeiz und Realität.

Ein Fallbeispiel für die Folgen von Vatermissbrauch:
Eine Internistin, 48, hatte Erschöpfungssymptome, depressive
Verstimmungen, Angstzustände, Schlafstörungen und eine paroxysmale Tachykardie, eine anfallsartige sehr schnelle Herzfrequenz. Auslöser war ein medizinischer Zwischenfall, der ihr zur
Last gelegt worden war und dazu führte, dass ein Verfahren gegen
sie angestrebt wurde, in dem sie wegen eines Kunstfehlers ange-
klagt werden sollte.

Die Ärztin erinnerte sich an eine exklusive Vater-Tochter-Be-
ziehung. Da die Mutter ständig mit zwei weiteren Kindern,
Haushalt und Berufstätigkeit überfordert war, wurde sie zum
Partnerersatz für den Vater. Er teilte ihr seine Sorgen und Probleme mit, ließ sich von ihr trösten und bezeichnete sie als seine
«Prinzessin». Mit ihr machte er Wanderungen und nahm sie in
Konzerte und Theatervorstellungen mit – von deren Inhalten sie
sich meist überfordert fühlte. Doch an der Seite des Vaters war sie
stolz über seine Zuwendung und Bevorzugung.

Als Kind war ihr die Missbrauchssituation durch den Vater,
der sie für seine Bedürfnisse ausnutzte, nicht bewusst. In der
Schule wurde sie eine sehr fleißige und bemühte Schülerin mit
Bestnoten, sonnte sich in Vaters Anerkennung und genoss es,
wenn er «nur wir beide» sagte. Sie erlebte, dass er mit ihr prahlte,
ihre Leistungsfähigkeit und Dienstbarkeit vor anderen Männern
besonders hervorhob. So wurde sie zu einer ausgesprochenen
Vater-Tochter, überaus beliebt vor allem bei Vorgesetzten, da sie
stets freundlich, gefällig und hilfsbereit alle erbetenen Aufgaben
widerspruchslos übernahm und zur «höchsten Zufriedenheit» er-
füllte. Sie war leistungsstark, einsatzwillig, aber ohne Karriere-
druck und männerfeindliche Rivalitätskämpfe. Der Vorwurf, im
Beruf einen Fehler gemacht zu haben, traf sie also ins Mark ihres

Kompensationsgebäudes. Die besondere Vaterbeziehung, die sie genossen hatte, war natürlich verbunden mit einer Muttermangel-Beziehung. Die Mutter war offensichtlich froh, dass sie ihre Tochter an den Vater losgeworden war, um bei ihrer Überforderung sich nicht das Zuwendungsdefizit gegenüber der Tochter bewusstmachen zu müssen. So war für die Patientin die vaterorientierte Leistungsbereitschaft der Überbau für eine muttermangel-bedingte Selbstwertunsicherheit.

Die Krise, die sie in die Therapie führte, war die Chance, ihre übertriebene Leistungs- und Gefälligkeitshaltung kritischer zu sehen, den Vater in seiner Bedürftigkeit und Verlogenheit zu erkennen und ihren frühen narzisstischen Bestätigungsmangel schmerzvoll zu realisieren. Dabei war eine für die Entwicklungssituation treffende Erinnerung an einen typischen Verrat durch ihn ganz wichtig: Immer wenn die Mutter die Zweisamkeit von Vater und Tochter störte, wandte sich der Vater abrupt von der Tochter ab und gab regelmäßig der Mutter recht, wenn diese etwas an der Tochter zu kritisieren hatte. Dann wurde ihr auch eine andere Seite des Vaters erinnerlich: Immer wenn sie etwas nicht konnte, was der Vater erwartete, oder sie nicht wollte, was er verlangte, konnte er ziemlich ärgerlich werden. Er rastete dann förmlich aus und brüllte sie an, wie sie ihn doch enttäuschen würde. Diese Erfahrung war mit der Krise durch den Arbeitskonflikt reaktiviert, aber mit der Symptomatik noch abgewehrt worden. Nach Klärung der vaterbezogenen Konfliktdynamik musste in der weiteren Therapie die noch tiefer verwurzelte unerfüllte Muttersehnsucht bearbeitet werden.

Konflikte sind in der Therapie aufzuspüren und sprachlich zu formulieren. Die wesentliche Arbeit ist Erinnerungsarbeit und die Erforschung dessen, wie sich die konflikthaften Erfahrungen in der therapeutischen Beziehung oder in der aktuellen Lebenssituation wiederholen. Der Therapeut muss zu Erinnerungen anregen, muss in Beziehung gehen: «Und wie ist es hier?» – «Wie geht es Ihnen mit mir?» – «Ich will Ihnen mal mitteilen, wie ich Sie

erlebe … oder wie es mir mit Ihnen geht!» Und er wird Widerstände ansprechen und Zusammenhänge zwischen Symptomatik
und Konfliktdynamik erklären und deuten müssen. So besteht
die wesentliche therapeutische Funktion bei intrapsychischen
Konflikten darin:

- die Strafangst aufzulösen, indem erkannt wird, dass aktuell
  keine Strafe mehr folgt oder mit ihr erwachsen umgegangen
  werden kann;
- die Expansion zu unterstützen;
- Anstrengung zu fordern;
- Erfolge schmackhaft zu machen;
- Faulheit und Bequemlichkeit zu konfrontieren;
- überzogenen Ehrgeiz abbauen zu helfen, indem der falsche
  Maßstab verdeutlicht wird;
- Realität und Begrenzung erkennen und akzeptieren zu lehren.

Der Therapeut ist beim Vaterterror mit seiner potenziellen Gegenübertragung immer in Gefahr, selbst streng und autoritär zu
werden, durch sein Wissen einschüchtern und mit Hinweisen auf
die Schwierigkeiten des Lebens den Patienten ausbremsen zu
wollen. Der neurotisch gehemmte Mensch verführt dazu! Bei
übertragener Vaterflucht riskiert der Therapeut auch, den Patienten antreiben zu wollen oder sich angesichts der Bequemlichkeit
und Resignation des Patienten selbst ratlos zu erleben. Bei Vatermissbrauch wird der Therapeut in der Gegenübertragung ebenso
sehr leicht dazu verführt, zu bewerten, zu loben oder die Überforderung zu kritisieren und Entspannung anzuraten. Es gibt
eigentlich nichts Dümmeres, als einen richtigen Rat zu erteilen
(etwa: «Entspannen Sie sich, essen Sie gesünder, nehmen Sie an
Gewicht ab, rauchen Sie nicht mehr, trinken Sie nicht so viel Alkohol!»), ohne die Gründe für das längst bekannte Fehlverhalten
zu erfassen und auflösen zu helfen. Aber man kann darauf vertrauen, dass sich eine Konfliktspannung auflöst und damit auch
die Symptome, wenn die in Konkurrenz befindlichen seelischen
Inhalte erkannt, benannt, ihre Entstehungsgeschichte verstanden

und die damit verbundenen Affekte ausgedrückt worden sind. Das Ergebnis ist dann wirklich wie ein «Wunder», wenn sich Schmerzen, Angst, Hass, Ratlosigkeit und Verzweiflung praktisch verflüchtigen und klare Positionen gefunden werden können.

2. Emotionale Entladungen ermöglichen

Nach meiner Erfahrung hat der angemessene Gefühlsausdruck wesentlich mehr heilsame Bedeutung als die verbale Kommunikation und das übende Handeln. Die therapeutische Überzeugung, dass wirkliche befreiende Erkenntnis und die Fähigkeit zur realen Verhaltensänderung nur nach affektiver Erschütterung gelingen, kann ich bestätigen.

Um emotionalen Ausdruck zu ermöglichen, gibt es zwei Wege. Zum einen: Der Therapeut achtet auf Zeichen emotionaler Reaktionen im Verlauf aller Gespräche oder der freien Assoziation des Patienten auf der Couch: zum Beispiel vertiefte Atmung, stockender Atem, unruhige Bewegungen, geballte Fäuste, übereinandergeschlagene oder sich wieder öffnende Beine, über der Brust verschränkte Arme, Arme, die sich ausbreiten, Ab- oder Zuwendung des Patienten, gesenkter Blick, erhobene Stimme, Verstummen, heftiger oder leiser werdender Ausdruck, Schluchzen, ein Zittern der Lippen, Rötung der Augen, «stille» Tränen, Schwitzen, Erröten, trockener Mund, Harn- oder Stuhldrang, Fluchtimpulse, Veränderung der Sitz- oder Liegeposition etc.

Diese Beobachtungen sollte der Therapeut einfühlend spiegeln: «Ich sehe gerade ...» – «Mir fällt auf, dass ...» – «Was geht jetzt in Ihnen vor?» – «Achten Sie bitte auf Ihre Atmung, Ihre Haltung, die Bewegungsimpulse!» – «Lassen Sie das einfach geschehen.» – «Geben Sie diesem Impuls Ausdruck.» – «Öffnen Sie die Kehle und geben Sie Ton.» Mit diesen Interventionen werden Anzeichen emotionaler Regung gewürdigt, beachtet und verstärkt. Die verbale und kognitive Kommunikation wird jetzt auf die gefühlshafte Seite des Mitgeteilten und Erlebten fokussiert und der mögliche Gefühlsprozess unterstützt und befördert.

Der zweite Weg: Durch vorgeschlagene Übungen können Gefühlsprozesse provoziert werden. Die einfachste Methode ist die Tiefenatmung, das heißt, der Atem soll bewusst vertieft werden sowie Bauch- und Brustatmung umfassen. Dabei ist es wichtig, dass der Atem nicht beschleunigt wird, sondern wirklich vertieft. Die Hyperventilation (Atembeschleunigung) führt rasch zu einem angstvollen Verkrampfungszustand von Gesicht und Händen (Hyperventilations-Tetanie), der nicht hilfreich ist. Nach wenigen Minuten vertiefter Atmung aber werden unweigerlich Gefühle aktiviert, was meistens durch allgemeine Unruhe, Hustenanfälle und Bewegungsimpulse angezeigt wird. In diesem Moment braucht der Patient Ermutigung und Unterstützung, den sich anbahnenden Gefühlsausdruck auch zuzulassen: «Lassen Sie los!» – «Geben Sie Ton!» – «Ja, das ist gut, lassen Sie das zu!» Der Therapeut soll die Bewegungsimpulse verstärken, denn so können Schlagen, Treten, Zerreißen, Würgen, Abwehren («Geh weg!»), Heranziehen («Komm her!») ermöglicht werden. Dafür sind die Matte sowie der Bewegungsraum als mögliches Setting notwendig und hilfreich.

Auch Bewegungsübungen (bewusstes Schlagen und Treten) oder sogenannte Stresspositionen der Körperpsychotherapie (Körperhaltungen mit betonter Rückwärts- oder Vorwärtsbeugung, die muskulär anstrengend sind) können Gefühlsprozesse auslösen. Dann kann sich aus der aktiv-bewussten Übung ein autonomer Gefühlsprozess entwickeln, der vom Therapeuten unterstützt wird, indem schmerzliches und trauriges Weinen, Wut- und Hassentladungen, aber auch lustvolles Aus-sich-Herauskommen und Impulse der Freude bejaht und gegebenenfalls zum vollständigen Ausdruck ermutigt werden. Ein vollständiger Gefühlsausdruck umfasst immer den ganzen Körper und bedarf deshalb auch der schützenden Begleitung, um sich oder andere nicht zu verletzen. Ebenso sollte er durch Unbeteiligte nicht kritisiert und wieder eingeschüchtert werden. Wenn Gefühle lange Zeit oder überhaupt ständig zurückgehalten wurden, weil man so erzogen wurde, kann die Gefühlsentladung aus dem Gefühlsstau heraus sehr heftig und bedrohlich wirken. Auch die Qualität der Gefühle aus den frühen Beziehungsdefiziten ist sehr belastend und würde außerhalb des Therapieraums große Verwirrung und Ängstigung bewirken.

Die meisten Menschen sind in ihrem Gefühlsausdruck behindert, weil sie zur Gefühlsunterdrückung genötigt worden sind. Bei manchen ist das so schlimm, dass sie über absolute Gefühllosigkeit klagen und es mithin auch in sozialen Beziehungen sehr schwer haben, weil sie verschlossen bleiben, nicht empathisch sein können und oft als kalt, herzlos, brutal, «über Leichen gehend» empfunden werden. Eine schwere Gefühlsblockade weist immer auf sehr bedrohliche frühe Erfahrungen hin, die durch erlernte Gefühllosigkeit am Wiederbeleben gehindert werden sollen.

Emotionale Entladungen helfen sofort, innerseelische Konfliktspannung abzuführen, die bis dahin Lösungen verhindert hat. Dann aber fallen notwendige Entscheidungen nicht mehr schwer, Patienten sagen nun häufig: «Jetzt ist alles klar! Jetzt weiß ich, was zu tun ist!»

Der Umgang mit Gefühlsentladungen bei Strukturstörungen ist wesentlich schwieriger. Es muss unbedingt eine vertrauensvolle Arbeitsbeziehung zwischen Therapeut und Patient gewonnen worden sein, was lange Zeit in Frage stehen kann. Sie ist erst dann erreicht, wenn der Patient den Therapeuten nicht mehr idealisieren oder abwerten und bekämpfen muss. Gefühlsentladungen aus Frühbedrohung oder frühem Liebesmangel können nicht in der Übertragung auf den Therapeuten wiederbelebt und bearbeitet werden, dafür sind sie zu bedrohlich, verletzend, ängstigend und auch zu fordernd und verschmelzend. Erst wenn der Therapeut aus den Übertragungen weitgehend entlassen werden konnte und als unterstützender Begleiter, als Experte für Gefühlsprozesse und auch als Zeuge für Ungeheuerlichkeiten, die wiederbelebt werden, angenommen worden ist, können Gefühlsentlastungen aus der Frühgeschichte des Patienten im geeigneten Matten-Setting gewagt werden. Dabei sind die Gefühlsprozesse unbedingt auch dosierend zu steuern, bei Bedarf zu begrenzen und durch viele Wiederholungen in kleineren Portionen zu verarbeiten. Ein Patient kann von seinen aufgestauten Gefühlen «überschwemmt» werden und dann mit Panik und Verwirrung reagieren, was natürlich nicht passieren sollte.

Fallbeispiel für die Arbeit mit emotionalem Ausdruck:
Ein Lehrer, 46, ist seit längerem wegen rezidivierenden depressiven Verstimmungen und somatisierten Rückenschmerzen in Behandlung. In der therapeutischen Arbeit hatte der Patient den Zusammenhang eines schweren Muttermangels angesichts einer Mutter mit chronischer psychiatrischer Erkrankung und seiner eigenen Depression erkannt. Durch das Verhalten der lieblosen und abweisenden Mutter hatte er stets darauf zu achten, was diese braucht, damit sie nicht wieder in die Klinik kommt. Ihren Wünschen und Bedürfnissen hatte er sich völlig angepasst und eigene Bedürfnisse kaum entwickeln und befriedigen können. Später war er dann eine Ehe eingegangen, in der er seine zuwendungsbedürftige Frau materiell und emotional versorgen musste und selbst keine Ansprüche an sie stellen konnte. Am schwierigsten war es für ihn mit den sexuellen Bedürfnissen. Er wurde häufig abgewiesen, musste sexuelle Kontakte nahezu erbetteln, wobei seine Frau Körperkontakte auch als Druckmittel erpresserisch einsetzte: «Wenn du das und das machst und dich so und so verhältst, dann ‹darfst› du auch.»

In seiner Verzweiflung entwickelte er Potenzstörungen und immer wieder depressive Verstimmungen, mit denen er sich aus dem Konfliktfeld zurückzog. Schließlich entschied er sich, ein Zimmer anzumieten, um dem chronischen Streit und den wiederholten Enttäuschungen zu Hause zu entkommen. Er lernte eine andere Frau kennen, mit der er lustvollen Sex erfahren konnte, und lebte im neu gewonnenen Freiraum regelrecht wieder auf.

Dann, völlig unerwartet, wurde er wieder depressiv, verbunden mit Schuldgefühlen und akuten Rückenbeschwerden. Im

Gespräch waren zunächst keine Zusammenhänge zu eruieren, die diese akute Verschlechterung hätten erklären können. Er sei unverändert glücklich in der neuen Beziehung, die harmonisch und mit lustvoller, regelmäßiger Sexualität verlaufe. Als er trotz dieser positiven Bilanz einen traurig-weinerlichen Gesichtsausdruck bekam, schlug ich ihm das Matten-Setting vor. Nach wenigen Minuten vertiefter Atmung entwickelte er heftige Aggressionen und Abwehrbewegungen: «Geh weg! Lass mich in Ruhe!» Nach dem Wutausbruch konnte er weinen, rollte sich in Seitenlage, streckte sich nach etwa zehn Minuten und war schließlich völlig entspannt, nahezu heiter und gelöst.

Im Nachgespräch fiel ihm sofort ein, dass die neue Partnerin ihn zunehmend mit Forderungen belastete, er solle doch noch mehr für sie da sein, er solle mit ihr zusammenziehen. Bisher war er einer Antwort ausgewichen, ein klares Nein hatte er aus Angst vermieden – aus dem einfachen Grund, dass die gute Beziehung darunter leiden und er sogar verlassen werden könnte. Augenblicklich wurde ihm bewusst, dass er erneut eine bedürftige Partnerin gefunden hatte, die wie seine Mutter Erwartungen und Bedürfnisse an ihn richtete, die er erfüllen sollte. Auch damals hatte er sich keinen Widerspruch erlaubt, aus der Frucht heraus, die Mutter womöglich zu verlieren.

Da er schon länger an dieser belastenden Konstellation, die sich in sein Seelenleben praktisch eingeschrieben hatte, befreiend gearbeitet hatte, fiel es ihm leicht, zu einer klaren Haltung zu finden: die positiven Seiten der neuen Beziehung zu würdigen, aber auch eine notwendige Distanz einzufordern und sich nicht für alle Bedürfnisse seiner Partnerin zuständig zu fühlen. Relativ angstfrei war er bei der Vorstellung, deshalb von der neuen Frau verlassen zu werden. Für ihn war das kein «Weltuntergang» mehr, wie er es mit seiner Mutter ehemals empfunden hatte. Es war beeindruckend, wie die auffällig depressive Verstimmung und Verzagtheit sich innerhalb einer Stunde durch entsprechenden Gefühlsausdruck in eine Handlungsfähigkeit auflöste.

Ein weiterer Fallbericht zur emotionalen Entladung:
Eine Ärztin, 37, meldete sich mit einem Krankheitsgefühl: Sie fühle sich geschwächt, wie gelähmt, leide unter Schweißausbrüchen, Kopfschmerzen. Sie befürchtete, einen grippalen Infekt zu bekommen. Aber sie hatte auch einen Traum, der sie sehr beunruhigte, und wendete sich deshalb an ihre Psychotherapeutin, bei der sie längere Zeit erfolgreich wegen Angstzuständen, Selbstunsicherheit und anfallsartiger Tachykardie (beschleunigte Herzfrequenz) in Behandlung war.

Die Therapeutin fragte nach der auslösenden Situation, und die Patientin erzählte ihren Traum: «Ich bin zu Hause bei meinen Eltern und gehe weg mit der Erwartung, dass ich der Mutter fehlen werde. Aber sie bemerkt gar nicht, dass ich weggegangen bin.» Da die Patientin bei der kurzen Erzählung schmerzlich betroffen war, wurde ihr das Matten-Setting vorgeschlagen.

Auf der Matte fiel sofort auf, dass sie ganz verspannt lag und dadurch den Atem einschränkte. Auf den Vorschlag, die Körperhaltung zu beachten und so gut es geht loszulassen und die Atmung zu vertiefen, wurde sie in kurzer Zeit sehr unruhig, zappelte mit Armen und Beinen und landete schließlich bei aggressiven Schlag- und Tretbewegungen. Diese führten zu der schmerzlichen Erkenntnis mit tiefreichendem Weinen: «Sieh mich, aber benutze mich nicht!» Die Ärztin beruhigte sich in den nächsten zehn Minuten, fühlt sich entspannt und voller Energie; das Krankheitsgefühl hatte sich aufgelöst. Jetzt erinnerte sie sich daran, dass sie vor zwei Tagen in physiotherapeutischer Behandlung gewesen war, dabei sehr liebevoll und zugewandt angenommen worden ist und erlebt hatte, mit ihren Sorgen und Belastungen verstanden zu werden. Ihre Rückenbeschwerden wurden als Ausdruck einer chronisch-stressbedingten Anspannung und als Folge der Lasten, die sie sich in ihrem Beruf aufbürdet, verstanden. Jetzt fiel der Patientin ein, dass sie mit ihren kindlichen Sorgen und Problemen niemals zu ihrer Mutter hatte gehen können, weil diese sie nie verstanden, aber sofort mit eigenen Problemen belastet hatte. Der Ausdruck von gezielter Empörung und

Schmerz hatten ihr in kurzer Zeit geholfen, das Krankheitsgefühl, das Lähmungsgefühl und die vegetativen Symptome in der
Gefühlsentladung aufzulösen.

Beide Fallberichte mit den beeindruckenden Erfolgen durch eine
emotionale Entladung innerhalb einer Stunde sind nur mit the-
rapieerfahrenen Patienten möglich sowie nach intensiver klären-
der Arbeit an den Übertragungen/Gegenübertragungen. Voraussetzung ist das Bestehen eines gereiften Arbeitsbündnisses, in
dem der Patient es wagen kann, in kurzer Zeit die neurotische
Konfliktdynamik zu verlassen und sich auf einen Gefühlsprozess – aufgestaut aus den frühen Beziehungserfahrungen – befreiend einzulassen. Diese Therapiechance beschreibe ich im Kapitel
«Der circuläre Prozess» noch ausführlich (siehe S. 239 ff.).

3. Strukturstörungen erkennen und akzeptieren lehren und lernen
Unter einer psychischen Struktur ist die Qualität grundlegender
psychischer Funktionen zu verstehen, die die Persönlichkeit des
Menschen begründen und die sich in der neuronalen Vernetzung
im Gehirn abbilden. Die moderne Hirnforschung hat gezeigt,
dass das menschliche Gehirn sich in einer computerähnlichen
Vernetzung seiner Nervenzellen ständig verändert, wobei die Erfahrungen der frühesten Kindheit jedoch eine besonders prägende Wirkung haben. So entscheidet die Qualität der ersten Beziehungserfahrungen des Kindes über die lebenslange charakter-
liche Prägung. Spätere Einflüsse sind zwar nicht unbedeutend, sie
haben aber nicht mehr die prägende Kraft wie die ersten Lebenserfahrungen. Das heißt, es gibt Hoffnungen für gute Beziehungserfahrungen in der Psychotherapie, sie sollten aber auch
nicht überschätzt werden.

Für mein eigenes Verständnis empfand ich eine Metapher aus
der Hirnforschung als sehr hilfreich: Sie gibt zu verstehen, dass
die frühen Beziehungserfahrungen, also jene, die vor dem Spre-
chenlernen gemacht werden, im Gehirn wie «Daten-Autobah-
nen» funktionieren, mithin ein Leben lang der schnellen Infor-

mationsvermittlung dienen. Spätere Beziehungserfahrungen sind dagegen nur noch «Wege» oder «kleine Straßen» im neuronalen Netz. Sie sollten aber permanent benutzt und gepflegt werden, damit ihr psychischer Einfluss nicht verloren geht – sonst dominieren sehr schnell wieder die Inhalte, die auf den «Autobahnen» transportiert werden.

Für den Menschen sind also die ersten Beziehungsangebote für seine Persönlichkeitsentwicklung von entscheidender Bedeutung. Der Frühbetreuung sollte deshalb größte Aufmerksamkeit geschenkt werden, damit Kinder sich zu psychisch gesunden und sozial friedfertigen Menschen entwickeln. Es geht nicht um frühe Bildung, sondern um früheste Bindung; nicht um kognitives Lernen, sondern um emotionale Zuwendung. Die politische Debatte um das Betreuungsgeld ist dann eine zivilisatorische Schande, wenn Mütter aus ökonomischen Gründen oder wegen der Karriere eine früheste Fremdbetreuung favorisieren. Sie gefährden dabei die entscheidende erste Bindungserfahrung des Kindes. Gegenüber den Vätern und erst recht gegenüber fremden Betreuungspersonen haben die Mütter – wie schon erwähnt – durch Schwangerschaft, Geburt und Stillzeit eine wesentlich höhere Beziehungsbedeutung, die sich nicht einfach übertragen und ersetzen lässt. Jedenfalls nicht ohne eine nachhaltige Irritation bis hin zur Traumatisierung des Kindes. Deshalb sollte die Übernahme früher Betreuung vorsichtig, allmählich und mit empathischer Begleitung der Reaktionen des Kindes erfolgen. Unser Verständnis für die Unterstützung der kindlichen Entwicklung und mithin auch für die sozialpolitische Orientierung muss in erster Linie aus der Sicht des Kindes gewonnen werden. Für sein Wohl und seine Entwicklungschancen sind sechs Fragen von großer Wichtigkeit:

1. Ist das Kind wirklich gewollt und angenommen?
2. Wird das Kind so geliebt, wie es ist?
3. Darf sich das Kind nach seinen Möglichkeiten entwickeln oder muss es auferlegte Erwartungen und Normen erfüllen?

4. Darf sich das Kind angstfrei erproben und entfalten?
5. Erfährt das Kind ausreichend gute Unterstützung, Anregung, Orientierung, Förderung und Forderung und angemessene Begrenzung?
6. Werden die Grenzen des Kindes erkannt und akzeptiert?

Differenziert man die Entwicklungsbehinderung des Kindes nach den Mütterlichkeits- und Väterlichkeitsstörungen, so wird die erste Frage durch Mutterbedrohung, die zweite durch Muttermangel und die dritte durch Muttervergiftung negativ beantwortet. Bei den Fragen 4, 5 und 6 sind es Vaterterror, Vaterflucht sowie Vatermissbrauch. Dabei gibt es keine «reinen» Störungsformen, sondern es existiert ein höchst individuelles qualitatives Gemisch der verschiedenen Einflüsse an Mütterlichkeits- und Väterlichkeitsstörungen in quantitativ sehr unterschiedlicher Ausprägung. Wissen Eltern und Sozialpolitiker um diese Einflüsse, können sie eigentlich nur zu einer Entscheidung kommen: Für Kinder sind optimale Betreuungsformen zu finden.

Die erste Forderung wäre, Mütter so zu schulen und finanziell zu unterstützen, dass sie ihre mütterlichen Aufgaben optimal erfüllen können und keinerlei Nachteile für ihre spätere berufliche Entwicklung und ihre soziale Absicherung erfahren. Mütterlichkeit sollte als höchster kultureller Wert gewürdigt und honoriert werden. Erst wenn der biologischen Mutter eine ausreichend gute Mütterlichkeit nicht möglich ist oder sie durch Krankheit oder Tod ausfällt, ist eine Fremdbetreuung ins Auge zu fassen, deren Qualität aber entsprechend geprüft und gesichert sein sollte. Diese selbstverständliche Logik, die durch die Entwicklungspsychologie, die Säuglings- und Hirnforschung wissenschaftlich gesichert ist, wird von Eltern und in der Politik nicht ausreichend akzeptiert und berücksichtigt, weil damit Menschen zur Erkenntnis und zum Handeln aufgefordert wären, die selbst negative Kindheitserfahrungen in sich tragen. Sie können ihren Kindern keine besseren Verhältnisse ermöglichen, ohne selbst in eine schmerzvolle Krise angesichts ihrer Mangelerfahrungen zu geraten. Ein verhängnisvoller Kreislauf.

Aber zurück zur Strukturproblematik: Die Qualität der Beziehungserfahrungen, die sich aus den Antworten auf die sechs Fragen ergeben, prägt die neuronale Abbildung wie eine Schablone, die auf alle späteren Erfahrungen gelegt wird. Der Mensch entwickelt so seine ganz individuelle «Brille», wie er etwas erlebt und bewertet. Vereinfacht gesagt: Ein Mensch, der als Kind Ablehnung, Kränkung und Bedrohung hinnehmen musste, erfährt die Welt später häufig als ablehnend, kränkend und bedrohlich. Und im Gegenteil dazu wird das geliebte, bestätigte und in seiner Art freigelassene Kind die Welt mit einem liebevoll-positiven Blick sehen und Andersartigem und Fremdem mit Toleranz und Neugier begegnen.

Alle späteren Motive, Verhaltensweisen und Lebensprobleme finden ihre Wurzeln in den frühen Beziehungserfahrungen, und so hängt von der frühen Mütterlichkeit die seelische Strukturbildung für Existenzberechtigung und Bindungsfähigkeit, für Selbstgewissheit (Selbstwert) und Identität ab. Die Qualität der frühen Väterlichkeit prägt Strukturen für die Entwicklungsfähigkeit (Expansivität), Verantwortlichkeit (Leistung und Pflicht) und die Akzeptanz von Begrenzung. Struktur ist also etwas, was der Mensch als Prägung hat oder nicht hat. Erlebensqualitäten lassen sich demnach positiv und negativ gegenüberstellen:

- Ich bin lebens- und daseinsberechtigt – ich bin existenzbedroht.
- Ich bin liebenswert – ich bin nicht liebenswert.
- Ich darf so sein – ich muss so werden.
- Ich darf expandieren – ich bin eingeschüchtert und gehemmt.
- Ich weiß, was ich will und muss – ich habe keine Orientierung.
- Ich kenne meine Grenzen – was ich mache, ist nie genug.

Die Struktur ist also ein positives oder negatives Fixbild von sich selbst und lässt sich nur sehr begrenzt beeinflussen. Strukturstörungen wiederum bedeuten ein prinzipiell negatives Selbst- und Weltbild mit entsprechenden Erfahrungsdefiziten, Erlebensverzerrungen und Handlungsstörungen, die den Charakter des Menschen bilden. Ein «schlechter» Charakter ist immer das Ergebnis früher Beziehungsstörungen, die sich in der Struktur der Persönlichkeit als fixiertes Verhalten, verzerrtes Realitätserleben und defizitäre Gestaltungsmöglichkeiten manifestieren. Überträgt man das in die klinischen Sprache, so nennt man es dort: Bedrohungserleben, zweifelhafte Existenzberechtigung, Selbstunsicherheit und Minderwertigkeit, Selbstentfremdung und Abhängigkeit, Orientierungslosigkeit, Bindungsunsicherheit, emotionale Instabilität, grundsätzliches Misstrauen, Hoffnungslosigkeit, mangelnde Empathie, Unberechenbarkeit und Unzuverlässigkeit, gestörtes Pflicht- und Verantwortungsgefühl, Selbstüberschätzung oder Selbstentwertung mit den Krankheitsbildern Borderline-Störung, schizoide Persönlichkeitsstörung, narzisstische Persönlichkeitsstörung und neurotische Persönlichkeitsstörung.

In einem «neurotischen Konflikt» kann es einem Mensch schwerfallen, in einer bestimmten Weise zu handeln. Er reagiert dann mit Ablenkung oder trägt den Konflikt über Erkrankung ersatzweise aus. Solche Konflikte entstehen in schwierigen Lebenssituationen und bei Realbelastungen durch Verluste, Kränkungen, bei Überforderung und Verunsicherung, bei Streit und schwierigen Entscheidungen. Eine neurotische Konfliktverarbeitung kann bei jedem Menschen vorkommen, abhängig vom Ausmaß und Umfang der auslösenden Situation – einer ist mit seinen Entwicklungsbedingungen empfindlicher, ein anderer etwas stabiler.

Eine «neurotische Struktur» ist dagegen eine Eigenart des Menschen, in spezifischen Situationen immer gleich, also ziemlich fixiert und rigide zu handeln, da die Entscheidungsfreiheit eingeengt ist. Eine relativ harmlose Kritik wird dann als schwere Kränkung erlebt und ein geringer Misserfolg führt zu einer schwer beeinflussbaren Selbstabwertung. Ein Abschieds- oder Trennungserlebnis vermag eine schwere depressive Krise auszulösen, und eine moralisch besetzte Versuchungssituation wird mit einer Zwangssymptomatik abgewehrt. Lebensschwierigkeiten werden

gemäß der erworbenen (neurotischen) Gebote oder Verbote beantwortet, eine dynamische selbstverantwortende Entscheidungsfreiheit hat sich nicht entwickeln dürfen.

Zwar sind bei einer neurotischen Struktur andere Entschei-
dungs- und Verhaltensmöglichkeiten prinzipiell (strukturell)
noch vorhanden, nur sind sie in ihrer Verwirklichung durch eine
Strafandrohung oder durch Ablehnungs- und Liebesverlustangst
nachhaltig behindert. So ist eine «neurotische Struktur» wesentlich schwieriger und langfristiger zu behandeln als ein «neurotischer Konflikt». Der aktuelle neurotische Konflikt lässt sich
durch die Einfluss- und Auslösefaktoren (zeitlicher und dynamischer Zusammenhang) erfassen, klärend verstehen und auflösen.
Neurosestrukturen hingegen sind durch Klärung der Entwicklungsbedingungen der Lebensgeschichte (etwa durch analytische
Psychotherapie) zu behandeln. Ein Strukturdefizit ist erkennbar
an einem kaum beeinflussbaren negativen Selbstbild, an Selbstverletzungen, Bindungsstörungen und permanenten Beziehungskonflikten, an emotionaler Unberechenbarkeit und Gewalt, an
allen möglichen süchtigen Lebensformen. Der Mensch, der an
einem Strukturdefizit leidet, kann leicht zum «Opferlamm» für
vielfachen Missbrauch werden; er ist eine unberechenbare Zeit-
bombe und ein idealer Befehlsempfänger für jede Schandtat. Der
inneren Haltlosigkeit versucht er durch einen äußeren Halt in
Gruppen gegenzusteuern, das bedingt auch eine Anfälligkeit für
radikale Ideologien. Das Minderwertigkeitsgefühl erfordert eine
Außenanerkennung, der Bestätigungsmangel macht süchtig nach
Status oder Betäubung. Feindbilder werden notwendig, um sich
abreagieren zu können. Das Leben strukturschwacher Menschen
ist ausgesprochen belastend, für andere lästig und sozial zerstöre-
risch. Das äußere Leben ist das Spiegelbild der zerstörten Seele.

Was bedeutet das für die Psychotherapie? Strukturstörungen
sind nicht verbal erinnerbare, aber affektiv gespeicherte frühe Beziehungserfahrungen, die sich psychisch als diffuse Beeinträchtigung und körperlich als Spannungen und Missempfindungen
manifestieren. Es gibt dazu auch kaum erinnerbare Bilder und

Erlebnisse, nur Affektstürme, unerklärbare Verstimmungen, Gereiztheiten und überraschend unverständliche Verhaltensstörungen. Es fehlt das psychische Werkzeug, um Affekte zu regulieren, die Identität zu wahren, die Orientierung zu sichern und die Beziehung zu klären. Strukturstörungen sind also Folge von Mütterlichkeitsstörungen:

Mutterbedrohung bedeutet hier eine grundsätzliche Ablehnung des Kindes mit heimlichen oder realen Tötungswünschen. In weniger ausgeprägten Fällen fühlt sich die Mutter durch das Kind überfordert, mit ihrer Begrenzung und Unfähigkeit konfrontiert, wobei durch die eigene Behinderung der Mütterlichkeit dem Kind unbewusst eine prinzipielle Ablehnung übermittelt wird. Es erfährt keine gesicherte Daseinsberechtigung und wird mit einer grundsätzlichen Existenzangst beladen: «Ich bin bedroht, weil ich lebe!» Das Leben an sich ist bereits das Problem, sodass alle Entäußerungen an Lebendigkeit Gefahr bedeuten. Diese Menschen mit einer Borderline-Störung sind emotional sehr instabil, neigen zu Selbstverletzungen, selbstschädigendem Verhalten oder destruktivem sozialen Ausagieren. Sie sind immer in Gefahr, ihre frühen Bedrohungserfahrungen zu reinszenieren. Sie wollen sich feindselig an anderen abreagieren. Gewalt ist ihr Lebenselixier – als Symbolik für die erlittene Qual und als hassvolle Rache für die existenzielle Bedrohung. Leider wird sie am häufigsten an Unschuldigen ausgetragen oder gegen sich selbst gerichtet. Es fehlt eine strukturelle Basis für Liebe, Vertrauen, Bindung und Halt. Deshalb bleiben diese Menschen ein Leben lang darauf angewiesen, dass ihnen jemand Halt und Orientierung gibt und hilft, ihre Affekte zu regulieren. Wir sprechen in einem solchen Fall von Objektangewiesenheit. Aber eine angebotene einfühlsame Zuwendung kann nicht einfach dankbar angenommen und verinnerlicht werden, denn dadurch würde ja gerade das schmerzhafte Defizit spürbar werden. Die Zuwendung wird deshalb häufig abgelehnt oder durch Abwertung zunichte gemacht.

Ein Fallbeispiel für eine Borderline-Störung:
Eine Frau, 38, hochintelligent, ohne Berufsausbildung (nachdem sie sechs verschiedene universitäre Ausbildungen aus Prüfungsangst «geschmissen» hatte), lebte von Gelegenheitsjobs und Hartz IV. Einen Partner hatte sie nicht, sie wohnte mit ihrem zwölfjährigen Sohn zusammen.

Zur Vorgeschichte: Die Frau ist die älteste Tochter einer Ärztin mit einer Borderline-Störung. Die Mutter war völlig überfordert, meist gereizt-aggressiv, dann wieder unerwartet übertrieben zärtlich und bedürftig. En passant konnte sie aber auch ohne erkennbaren Grund auf die Tochter eindreschen. Der Vater hatte die Familie verlassen, als sie drei Jahre alt war. Es gab noch eine jüngere Schwester, auf die sie aufpassen musste. Die Patientin sagte: «Ich hatte keine Kindheit.» Als Jugendliche lief sie mehrmals von zu Hause weg, lebte zeitweise in Abrisshäusern und prostituierte sich, um Geld für Drogen zu haben. Sie war völlig verzweifelt, depressiv, hatte eine Todessehnsucht und empfand ihre Lebensrealität als «ätzend». Nur wegen ihres Sohnes tat sie sich nichts an.

Sie gehörte zu den Frauen, die eine geheimnisvolle Aura und eine hocherotische Ausstrahlung haben. Ihr Blick vermittelte eine Art Weisheit, als hätte sie schon drei verschiedene Leben durchgemacht. Mit einem übermäßigen Verständnis und esoterischem Wissen lockte sie die Männer vom Typ «einsamer Wolf» an, die ihr Leben nicht auf die Reihe bekommen, meistens mittellos und etwas verwahrlost sind. Auf diese Weise stabilisierte sie sich jahrelang mit schnell wechselnden Partnerschaften. Nach zehn, zwölf Wochen war die Beziehung in der Regel zu Ende. Sie erfuhr, dass sie von den Männern nichts bekam und sie nur geben musste. Mit der Enttäuschung brach dann der Hass durch. Obwohl sie reichlich sexuelle Begegnungen hatte, machte sie sich nichts aus Sex, sie erlebte auch keine Orgasmen. Sie setzte Sex nur ein, um den Männern zu gefallen.

Mit ihrer Lebensform kämpfte sie verzweifelt gegen die früh erfahrene Ablehnung durch eine emotional unberechenbare und gewalttätige Mutter. Mit Drogen und Sex suchte sie nach besseren Gefühlen, in der Esoterik nach Hoffnung und in den Beziehungen mit Männern nach Halt. Angesichts ihrer unerfüllten Liebessehnsucht reinszenierte sie unbewusst ihr frühes Schicksal, ausgenutzt zu werden und auf keinen Fall liebevolle Zuwendung zu erfahren. Mit der depressiv-suizidalen Symptomatik waren jedoch ihre Kompensationsbemühungen erschöpft. Sie war in Gefahr, die frühe Bedrohung ihres Lebens zu vollenden.

Muttermangel ist eine Mütterlichkeitsstörung, bei der die Mutter nicht genug Liebe für das Kind hat. Es mangelt ihr an Interesse, an Verständnis und Einfühlung für das Kind. Sie geht lieber arbeiten, verfolgt lieber egoistische Ziele. Sie ist mit sich und ihren Lebens- und Beziehungsproblemen voll beschäftigt, ist spürbar bemüht, so wenig wie möglich durch ihr Kind beansprucht zu werden. Die Tragik für das Kind liegt darin, dass es nicht erkennen und noch viel weniger verstehen kann, dass die Mutter nicht ausreichend liebesfähig ist. Es wird immer glauben, es länge nur an ihm, dass die Mutter so wenig Zuwendung schenkt. Das Kind hält sich für nicht liebenswert und wird versuchen, alles aufzubringen, um der Mutter zu gefallen, sie glücklich und zufrieden zu stimmen. Das aber ist ein endloses Unterfangen, weil die Lieblosigkeit der Mutter überhaupt nichts mit dem Kind zu tun hat (außer das Kind wird infolge des Muttermangels krank oder entwickelt Verhaltensstörungen und belastet die Mutter dadurch zusätzlich).

Bei einem Muttermangel kann kein Kind ein ausreichend gesundes narzisstisches Selbstwertgefühl entwickeln, es gewinnt keine Struktur für Selbstgewissheit und Selbstbewusstsein. Stattdessen bleibt eine einzige innere Unzufriedenheit, da eine neuronale Substanz für eine narzisstische Befriedigung nicht entstehen konnte. Irrtümlich glaubt der Betroffene, sich Liebe durch Leistungen verdienen zu können. Aber trotz aller Anstrengungen kann er nie die Liebe, die ihm vorenthalten wurde, erlangen. Minderwertigkeit und Selbstunsicherheit können sich dann im Größenselbst aufblähen und tarnen oder im Größenklein zur

Last fallen und Zuwendung erpressen wollen (was aber immer nur ein Ersatz sein kann). Auf dieser Ebene können der Millionär und der Obdachlose ein gemeinsames Schicksal teilen – das unglückliche Bemühen um ein längst verlorenes Glück, das weder durch Gold aufgewogen noch durch Versorgung gefunden werden kann. Eine solche Einschätzung verstehe ich durchaus auch als politische Aussage, denn eine Gesellschaft, die sich Millionäre leistet und Menschen in soziale Versorgungssysteme drängt, ist krank. Ein angemessener sozialer Ausgleich ist für den sozialen Frieden und die Gesundheit von Menschen zwingend.

Ein Fallbeispiel für eine narzisstische Strukturstörung als Folge von Muttermangel:
Eine Rechtsanwältin, geschieden, zwei Kinder, hatte zunehmende Kopf- und Rückenschmerzen sowie Schlafstörungen. Sie litt unter Verstimmungen mit Angstzuständen, Zukunftssorgen und Depressionen. In ihrer Arbeit war sie hochengagiert, galt als Kämpferin für ihre Mandanten, vor allem in Familienrechtsangelegenheiten und Scheidungsverfahren. Die psychischen und psychosomatischen Beschwerden waren im zeitlichen Zusammenhang mit einer erneut gescheiterten Partnerschaft (nach acht Jahren Ehe und zwei Beziehungen über vier und zwei Jahre) aufgetreten.

In der Therapie war die Anwältin anfangs sehr schwierig: Sie redete viel über ihre Arbeit, wollte unbedingt zur Geltung kommen, ließ sich nichts sagen, und wenn doch, dann kam fast automatisch: «Ja, das weiß ich doch!» Sie versuchte zu dominieren, recht zu behalten, neigte zum Dozieren und Belehren. Es brauchte lange, bis sie bereit war, über ihre frühe Lebensgeschichte zu reflektieren. Mit der Erinnerung bröckelte aber die Fassade der erfolgreichen und harten Kämpferin. Die Tochter einer Schauspielerin, die nur selten zu Hause war, und eines Juristen mit Lehrstuhl an der Universität, der streng war und höchste Leistungen forderte, zeigte vorsichtig und ängstlich ihre tiefe Bedürftigkeit und Liebessehnsucht.

Die Beziehung zur Mutter lässt sich so charakterisieren: «Mache mir keine Arbeit, werde schnell groß und selbstständig, ich kann mich leider nicht regelmäßig und zuverlässig um dich kümmern! Meine Engagements und Auftritte fordern mich enorm, ich bin ständig im Stress.» (Real war die Patientin überwiegend in der Kinderkrippe, im Kindergarten oder durch eine Großmutter betreut worden.) Die Beziehung zum Vater kann man auf diese Weise zusammenfassen: «Sei fleißig, streng dich an, leiste viel, sonst bringst du es zu nichts und ich könnte dich nicht anerkennen.»

Die Patientin hatte einen Muttermangel sowie einen Vatermissbrauch erlitten. Mit der entwickelten Leistungshaltung hatte sie sich narzisstisch stabilisiert. Für die Anerkennung im Beruf opferte sie Entspannung, Vergnügungen und Freizeit. Als kämpferische Anwältin konnte sie etwas von ihrer frühen Kränkungswut (sich nicht geliebt erfahren zu haben und nur gefordert zu werden) beruflich ausagieren. Sie blühte auf, wenn sie sich in Familienstreitigkeiten und Ehekonflikten für Gerechtigkeit der Unterlegenen einsetzen konnte. Mit einer erneut gescheiterten eigenen Partnerschaft brach ihr Kompensationsgebäude (taff, leistungsstark, erfolgreich) zusammen, sie dekompensierte mit psychischer und psychosomatischer Abwehr, um ihre tiefen, unerfüllten Beziehungswünsche nach Liebe (Mutter) und Annahme ohne Leistungsbeweis (Vater) unter Verschluss zu halten.

Ein Fallbeispiel für eine Reinszenierung früher Bedürftigkeit:
Eine Assistenzärztin, 39, hatte in der Therapie herausgefunden, dass sie bei der Mutter mit allen Bedürfnissen regelrecht abblitzte («Lass mich in Ruhe!»). Sie hatte demzufolge verinnerlicht, es nicht wert zu sein, von der Mutter Beachtung und Zuwendung zu erhalten. Sie konnte nur mit fertigen Ergebnissen bei der Mutter landen, die dann kühl und knapp mit: «Ja, schön!» oder «Ja, gut so!» auf die Bemühungen ihrer Tochter reagierte. In der therapeutischen Beziehung hatte ihre Therapeutin Verständnis für die frühe Not signalisiert. Die Assistenzärztin reagierte mit Trau-

rigkeit, weinte und verstummte. Die Stunde war zu Ende, aber die sonst so disziplinierte und angepasste Patientin reagierte nicht auf das angesagte Stundenende, sondern blieb stumm auf der Couch liegen, bis der nächste Patient klingelte. Die Therapeutin signalisierte ihr Zeitproblem und forderte die Assistenzärztin auf, jetzt bitte zu gehen, um dann in der nächsten Stunde das Erlebte weiter zu besprechen. Die Patientin stand widerwillig auf und zeigte in ihrer gebeugten, traurigen Körperhaltung ihre ganze Enttäuschung. Die Therapeutin nahm in ihrer Gegenübertragung Verärgerung wahr, vermischt mit Sorge und Schuldgefühlen.

In der nächsten Stunde konnte die Patientin bekennen, wie das mütterliche Verständnis der Therapeutin sowohl ihre Bedürftigkeit als auch ihre noch stille Empörung der Mutter gegenüber aktiviert hatte. Sie konnte erkennen, wie sich ihre Traurigkeit bei dem Gedanken gesteigert hatte, dass die Stunde zu Ende geht und sie die Therapeutin wieder verlassen musste. In ihrer Verweigerung, das Stundenende zu akzeptieren, agierte sie ihre Sehnsucht nach weiterer mütterlicher Zuwendung aus wie auch ihren Protest – in negativer Übertragung –, von der Therapeutin wieder weggeschickt zu werden, indem sie ihre Analytikerin in die Bedrängnis mit dem Zeitmanagement brachte.

Mit der *Muttervergiftung* ist schließlich eine gestörte Mütterlichkeit benannt, mit der dem Kind nur bedingt Anerkennung gegeben und Zuwendung vermittelt wird, und zwar nur dann, wenn das Kind die Erwartungen der Mutter erfüllt. Alle Abweichungen des Kindes werden geahndet, bestraft, schlecht gemacht oder negiert. Meist genügt schon ein unglücklicher Gesichtsausdruck der Mutter, und es will herausfinden, was sie will und braucht. Allmählich, aber sicher wird dadurch die Selbstwahrnehmung des Kindes zur Fremdwahrnehmung der Mutter. Auf diese Weise wird eine Abhängigkeit von äußerer Zustimmung und Beratung «herangezüchtet», die das autonome Leben erheblich beeinträchtigt. Das Kind kann so keine Struktur für die eigene Identität entwickeln. Am Ende weiß es nicht mehr, was es will, sondern nur noch, was es soll oder nicht darf. Jeder kann mit einem einfachen Experiment erahnen, wie groß das eigene Strukturdefizit sein könnte: Wie leicht oder schwer fällt es mir, die Frage zu beantworten: Wer bin ich?

Ein Fallbeispiel für eine Strukturstörung als Folge einer Mutterver-giftung:
Ein Arzt, 54, verheiratet in dritter Ehe, insgesamt drei Kinder, zeigte eine Überforderungssymptomatik (Erschöpfung, Konzentrationsstörungen, Antriebsmangel, Lustlosigkeit) sowie vegetative und funktionelle Störungen (Schweißausbrüche, Schlafstörungen, Herzrhythmusstörungen und erhöhter Blutdruck). Die Symptomatik hatte sich schleichend entwickelt, durch eine zunehmende Überlastung in der Klinik (chronischer Personalmangel), in der er als Oberarzt tätig ist. In dieser Situation waren ihm Organisationsfehler unterlaufen, und er wurde deshalb wiederholt vom Chef kritisiert, zuletzt mit der Androhung einer Abmahnung. Bei den Patienten war er sehr beliebt, da er sich immer viel Zeit nahm und außerordentlich hilfsbereit war. Man konnte ihn jederzeit ansprechen und um Rat fragen, oft über die normale Dienstzeit hinaus. Auch die Mitarbeiter schätzten seine freundlich-unterstützende Art. Der Arzt war der ausgesprochene Helfertyp, engagiert für seine Patienten und Mitarbeiter.

Seine frühe Sozialisation war durch eine Mutter dominiert, die ihn zu ihrem «Sonnenschein» und «Helfer in der Not» erhoben hatte. Sie lobte ihn für seine Hilfsdienste, dankte ihm jede Gefälligkeit, und als Heranwachsender wurde er ihr Vertrauter. Sie besprach mit ihm alles, mehr als mit ihrem Mann. Der Vater war als Journalist viel unterwegs und hatte die Erziehung seines Sohnes vollkommen der Mutter überlassen. Und wenn er zu Hause war, redete er zumeist über gesellschaftliche und politische Probleme. Die Kindheit erinnerte der Arzt als «bedrückend», war aber stolz, dass er wenigstens der Mutter eine so wichtige Hilfe sein konnte.

In den therapeutischen Gesprächen wurde bald deutlich, dass der Patient nahezu keine eigene Meinung und Position hatte, sondern immer bemüht war, es allen recht zu machen. Er versuchte ständig, für Harmonie und Ausgleich zu sorgen. Das hatte ihn zu einem außerordentlich beliebten Arzt werden lassen, der von allen Seiten mit Wünschen und Ansprüchen belastet wurde. Lange Zeit konnte er diese Belastung durchhalten, da ihn Lob und Anerkennung seiner Patienten und Mitarbeiter glücklich machten. Wurde einer seiner Patienten gesund, zierte er sich förmlich, wenn man ihm dankte: «Ja, ja, das ist ja nur meine Pflicht, das habe ich gern für Sie getan!» Doch bei realer Überforderung und schließlich ernsthafter Kritik durch den Chef brach sein ganzes Lebensgebäude zusammen und er dekompensierte mit der genannten Symptomatik.

Durch eine Muttervergiftung hatte der Arzt seine eigenen Bedürfnisse zurückgenommen und seine Entwicklung zu einer eigenständigen Persönlichkeit gebremst – zugunsten eines Helfersyndroms. Auf dieser Grundlage konnte er im Beruf sehr erfolgreich sein, aber leider auf Kosten selbstbestimmter Positionen, eines gesunden Egoismus und erholsamer Gelassenheit. Die Selbst-Struktur, also zu wissen, was man will, und zu wagen, was man möchte, war schwach ausgebildet; dagegen waren die Einflüsse der Mutter übermächtig wirksam, sodass ihm kein gutes Gleichgewicht zwischen externen Anforderungen und autonomen Bedürfnissen möglich war. Er war ein exzellenter «Mutterversteher», was er auch auf seine Ehefrau und die Patienten übertragen hatte. Sein beruflicher Erfolg wurde auf diese Weise zu einer krankmachenden Sackgasse.

Strukturstörungen sind nicht heilbar, deshalb ist ihre Prävention so wichtig. Manche Therapeuten hoffen auf «Nachreifung». Inzwischen glaube ich, diese Hoffnung dient wohl mehr der eigenen Beruhigung darüber, dass die oft anstrengende Arbeit an der Strukturstörung nicht vergeblich ist. Die therapeutischen Chancen sehe ich etwas nüchterner, dennoch ist es möglich, mit einer bewusst gewordenen Störung kompetenter umzugehen, vor allem, um sich selbst und auch anderen keinen Schaden zuzufügen. In diesem Sinne lässt sich Nachreifung als regulierbarer Umgang mit den eigenen Defiziten verstehen, als ein nie endendes Bemühen, trotz aller Handicaps so gut wie möglich leben zu lernen. Was als Fähigkeit nicht selbstverständlich vorhanden ist, kann zum Teil erworben werden, wenn die Kränkung verarbeitet worden ist. Die Strukturarbeit ist einzuteilen in:

- Erkennen, wie sich die Strukturstörung äußert.
- Verstehen, wie sie entstanden ist (Wer hat Schuld? Wie kam es dazu?).
- Lernen, die damit verbundenen Gefühle auszudrücken.
- Einüben einer günstigeren Kompensation und Ablenkung.

Der Therapeut wiederum muss in diesem Fall Toleranz beweisen, aber auch zupacken, konfrontieren und fordern:

- Wer sich immer und überall bedroht fühlt, braucht schützende Ermutigung und Konfrontation mit der Realität (Welche Bedrohung ist real? Welche ist Projektion?). Das muss beharrlich eingeübt werden.
- Wer in ungestillter Sehnsucht lebt, muss lernen, seine Süchtigkeit so zu verteilen, dass er nicht an seiner Sucht vorzeitig zugrunde geht. Er kann auch lernen, seine unterdrückten und verborgenen Bedürfnisse zu erkennen, sie zuzugeben und zu kommunizieren – das ist schon sehr entlastend. In aller Regel werden dafür entsprechende Gegenleistungen angeboten werden müssen oder die gewünschte Befriedigung wird «erkauft». Das ist jedoch wesentlich besser, als seine Bedürftigkeit zu verleugnen, immer der Starke und Souveräne sein zu wollen oder Zuwendung zu erpressen und andere dabei auszubeuten.
- Wer in Abhängigkeit lebt, also auf Außenreize und Anforderungen angewiesen ist, kann lernen, eigene Bedürfnisse zu entdecken und sich für ihre Erfüllung bewusst und gezielt zu engagieren.

Alle diese Therapieziele verdeutlichen die vorhandenen Defizite; vor der Veränderung steht stets die schmerzliche Erschütterung. Für den Strukturgeschädigten gibt es kein besseres Leben ohne die Erkenntnis von Bedrohung, Mangel und Entfremdung. Die ist anzunehmen und emotional zu verarbeiten.

Der bedrohte Mensch braucht äußere, Halt gebende Strukturen, und zwar ein Leben lang. Finden kann er sie vor allem in der Partnerschaft, in Freundschaften, in der Arbeit, im Sport, in Vereinen, im politischen Engagement oder in Religionen. Die innere Haltlosigkeit benötigt ein äußeres Korsett mit Regeln, Ordnungen und Verpflichtungen. Autoritäre Strukturen sind dazu notwendig und wirklich hilfreich. Zu vermeiden ist allerdings, dass die bedrohten Seelen zu sozial destruktivem Verhalten verführt werden, wie es in radikalen politischen und religiösen Gruppen geschieht. Der narzisstische Mangel braucht zudem Ermutigung, Anregung und Unterstützung, um aus einer anstrengenden (sehn-)süchtigen Überlebenskunst zu einer bescheideneren Lebenskunst zu finden. Weniger (Materielles) ist auch hier mehr (Ideelles).

Der abhängig-entfremdete Mensch muss lernen, seine Helferhaltung und Gutmenschen-Ideologie, sein Selbstverständnis als Mutter- und Frauenversteher oder als dienstbarer Geist des Vaters in ein realitätsgerechteres Selbstbild mit der Fähigkeit zur gesunden, egoistischen Abgrenzung zu verwandeln. Der Therapeut gibt dabei Strukturhilfe, vermittelt die Realität, spiegelt die Wirkungen des Verhaltens des Patienten wider und ermutigt. Er ist aktiver Gesprächspartner, der den Patienten nicht allein lässt oder mit Deutungen überfordert (wo keine Substanz ist, können Deutungen auch aus konflikthafter Verwirrung nicht befreien). Vielmehr macht er handfeste Aussagen, gibt Antworten und stellt Forderungen. Der Patient wiederum muss Antworten finden: Was mache ich wann? Was gibt mir Struktur (ohne mir oder anderen zu schaden)?

Dies sind die Therapieziele für Patienten bei:

Mutterbedrohung: «Ja, ich weiß jetzt, dass ich grundsätzlich als nicht berechtigt angesehen worden bin, das kann ich nicht wirklich loswerden. Aber ich kann lernen, mir selber Berechtigung zu geben. Dafür brauche ich immer wieder Unterstützung, Ermutigung, Schutz und Rat, um Autodestruktion, Gewalt und Beziehungsabbrüche zu vermeiden.»

Muttermangel: «Ich weiß jetzt, dass ich nie ausreichend geliebt und bestätigt worden bin, und das lag nicht an mir. Meine ungestillte Bedürftigkeit ist nicht nachträglich erfüllbar, und ich muss lernen, ihre Folgen zu kontrollieren und zu regulieren. Ich kann lernen, mich selbst anzuerkennen, auch selbst zu loben und Lob anzunehmen. Ich kann meine Sehnsucht von Personen, die ich damit überfordere, abziehen und etwa auf Objekte oder Projekte umlenken. Dabei lerne ich zu akzeptieren, dass alle Ziele begrenzt sind. Das ist und bleibt schmerzlich.»

Muttervergiftung: «Ich habe meine Entfremdung (das ‹falsche Leben›) erkannt und akzeptiere meine Unselbstständigkeit. Ich bemühe mich herauszufinden, wer ich wirklich bin und werden könnte, und ich übe mich darin. Ich lerne, selbstständiger zu werden und eigene Bedürfnisse zu entdecken, um sie mir, so gut es geht, selbst zu erfüllen oder mittels Gegenleistungen erfüllen zu lassen.»

Patienten mit Konflikten und Patienten mit Strukturstörungen brauchen also eine jeweils unterschiedliche Therapie. Beide Formen fasse ich im Folgenden noch einmal zusammen:

1. Bei der *Konflikttherapie* sind Realkonflikte nicht Gegenstand von Psychotherapie. Natürlich können sie vorgetragen werden – das kann an sich schon entlastend sein –, aber ein solches Vorgehen ist noch keine spezifische Therapie. Die äußeren, bewusst erlebten Konflikte müssen in intrapsychische, meist noch unbewusste Konflikte übersetzt werden. Dabei hilft das Fokussieren; insbesondere der Symptom- und der Beziehungsfokus.

Das Herausarbeiten von Gefühlen ist bei der Konfliktanalyse ausgesprochen heilsam, weil so der emotionalen Anspannung, die durch die Ambivalenz der widerstreitenden Inhalte entsteht,

Energie entzogen wird. Der Konflikt ist damit leichter zu lösen. Schon unzählige Male habe ich erlebt, dass mit dem Gefühlsausdruck der lähmende Konflikt in sich zusammenbricht. Für den weiteren Weg des Patienten gibt es «freie Fahrt».

Aktualkonflikte bei Extrembelastungen lassen sich auf dem Weg der Krisenintervention (Aussprechen, Gehört- und Verstandenwerden, emotionale Entladung der Konfliktdynamik) in 10 bis 20 Stunden bewältigen. Immer wiederkehrende Konfliktdynamiken bei neurotischer Struktur des Erlebens und Verarbeitens bedürfen dagegen einer längeren Therapiezeit (50 bis 80 Stunden), weil die zugrundeliegenden entwicklungspsychologischen Bedingungen erfasst und verarbeitet werden müssen.

Die Konflikte des (1) Vaterterrors (zwischen Expansionswunsch und Hemmung), der (2) Vaterflucht (zwischen Erfolgsangst und Versorgungswunsch) sowie des (3) Vatermissbrauchs (zwischen Ehrgeiz und Begrenzung) lassen sich auflösen: zugunsten von (1) Selbstentfaltung, indem die Einschüchterung erkannt, die berechtigte Empörung zum Ausdruck gebracht und Expansion ermutigt und unterstützt wird; zugunsten von (2) Leistungsfähigkeit und Anstrengungsbereitschaft, indem die fehlende Förderung und Forderung erkannt, der Mangel an guter Väterlichkeit betrauert und ein natürlicher Leistungswille in angemessene Bahnen gelenkt wird; schließlich (3) zugunsten angemessener Tätigkeit, indem der auferlegte Stress erkannt und unter Protest abgeschüttelt wird. Zur Auflösung einer Konfliktdynamik sind etwa 25 bis 50 Therapiestunden erforderlich.

2. Eine *Strukturtherapie* ist dagegen wesentlich schwieriger, anstrengender und zeitaufwendiger. Da es keine wirkliche Heilung von Strukturdefiziten gibt, wäre eigentlich eine lebenslange Therapie angezeigt. Da diese nur begrenzt zu Lasten der Krankenkasse geschehen kann, ist das Ziel die Selbsthilfe. Bei Strukturstörungen geht es – das sollte man nie vergessen – um die Folgen existenzieller Bedrohung, abgrundtiefer Verlorenheit, herzzerreißender Verlassenheit, bitterster Mangelerfahrungen mit quälen-

der Bedürftigkeit und unstillbarer Sehn-Sucht. Der gegen diese unerträglichen Erfahrungen aufgebaute – überlebensnotwendige – Abwehrpanzer mit allen folgenden Erlebensstörungen und Verhaltensauffälligkeiten wird von den Patienten meist sehr hartnäckig verteidigt, um sich vor ungeheuerlichen Erinnerungen zu schützen. Ein unbeschwertes und freies Leben ist auf diese Weise nicht mehr möglich.

Das ist explosives Material! Kein Wunder, dass schwerste Erkrankungen oder destruktives bis hin zu kriminellem Handeln damit einhergehen können. Der Therapeut muss gewappnet sein! Menschen mit schwerer Strukturstörung sind häufig kaum auszuhalten; sie reagieren befremdlich, ihr Verhalten ist nur bedingt nachzuvollziehen, sie greifen zu unzumutbaren Verdächtigungen, starten persönliche Angriffe, machen Angst, verführen zum Widerspruch und zum Kampf, zu Gegenaggressionen und Ablehnung. In diesen Gegenübertragungen spiegelt sich das chaotische Innenleben der Patienten. Der Therapeut sollte genau prüfen, wie viel er davon verträgt und wann er eine Therapie auch ablehnen oder beenden muss – dann aber immer mit dem Eingeständnis: «Das verstehe ich nicht mehr, das halte ich nicht aus!» Nicht aber: «Du bist nicht zum Aushalten!» Auch der Therapeut darf begrenzt sein in dem, was er versteht und erträgt, und er muss dies dann deutlich machen.

Die richtige therapeutische Haltung ist: «Sie dürfen alles mitteilen und zeigen, doch ohne mich oder andere oder Gegenstände anzugreifen und zu zerstören.» Für mich war das der Anlass, einen Lumpensack zu «erfinden», gegen den alle Affekte (die mörderisch-hassvollen wie auch sehnsüchtig-verschmelzenden) gerichtet werden können, welche in einer Übertragungsbeziehung niemals auszuhalten wären. Das geht nur symbolisch. Wie viel Katharsis in der Strukturtherapie möglich ist, oder ob das den Patienten wie den Therapeuten überfordert, also «maligne» Folgen hat in Form von Verwirrung, Paranoia, Panik, Derealisation oder Dissoziation, muss dem Einzelfall überlassen bleiben. Die Regulation gehört zur therapeutischen Kunstfertigkeit.

Strukturgestörte sind emotional instabil, das heißt, sie sind mit plötzlich unerwarteten und unverständlichen Stimmungsveränderungen und Affektausbrüchen belastet, die etwa in destruktiven sozialen Handlungen ausagiert werden. Ihre Wahrnehmung weicht meist stark davon ab, was andere sehen und erleben, und sie kann das, was real geschieht oder gesagt wird, erheblich verzerren. In ihren seelischen Funktionen existiert keine sichere, beständige und ganzheitliche Abbildung davon, wer und wie man selbst ist und wie andere sind. Und in Beziehungen führen die Strukturdefizite zu absoluter Abhängigkeit (Objektabhängigkeit) mit der Notwendigkeit, von anderen gehalten, gestützt, mitgenommen zu werden und dabei ständig Anleitung, Beratung, Hinweise und Befehle zu brauchen (Objektangewiesenheit) – verbunden mit der Tendenz, die Identität des Führenden übernehmen oder in «liebend-erotischer» Sehn-Sucht mit dem anderen verschmelzen zu wollen. Aber auch das Gegenteil ist möglich: Aus Angst vor Bedrohung, Missbrauch, emotionaler Übergriffigkeit, suggestiver und manipulierender Beeinflussung bis hin zur Erpressung wird größte Distanz gehalten – das entspricht dann der bisherigen Beziehungserfahrung. Für eine beziehungsdynamische Annäherung gibt es keine strukturell verankerte positive Erfahrung (zum Beispiel für Zärtlichkeit, liebevolle Zuwendung oder Bestätigung). Zwischenmenschliche Nähe erzeugt bei solchen Menschen doppelten Stress: die Angst vor sich wiederholenden bedrohlichen Erfahrungen und die Angst vor schmerzlicher Erinnerung an den erlittenen Liebesmangel. Das ist der Grund, weshalb freundliche menschliche Zuwendungen von ihnen nicht angenommen werden können, sondern Widerstand auslösen.

Im Hinblick auf diese schwerwiegenden Grundstörungen wird schnell deutlich, dass dem Therapeuten Empathie hier schwer fällt. Verständnis ist auch nicht hilfreich und Deutungen machen wenig Sinn, weil sie nicht begriffen werden können. Der Patient hat ja ein grundsätzlich anderes Erleben. Therapeutisch geht es nicht um die Klärung widerstrebender innerseelischer (substanzieller) Inhalte, sondern um Zufuhr fehlender und unbekannter Erfahrungen. Strukturstörung heißt eben auch, dass es für innere Konflikte gar keine «Repräsentanzen» (Erfahrungsabbildungen) gibt. Mithin können innerseelische Spannungen nicht abgeglichen und verarbeitet, sondern müssen sofort abgeführt und entweder in akute Symptome (Panik oder psychosomatische Funktionsstörungen) verwandelt oder sozial (Streit, Gewalt) ausagiert werden. Das ist in der Therapie zu beachten.

Am Anfang jeder Intervention steht hier der Aufbau einer guten therapeutischen Beziehung. Der Patient muss so viel Vertrauen entwickeln können, dass er es zunehmend wagen kann, sich mitzuteilen und zu zeigen. Um dies zu erreichen, muss der Therapeut klar sagen, was mit ihm geht und was nicht, wo seine Grenzen sind und was er vom Patienten erwartet. Dabei muss der Therapeut ehrlich und echt sein, weil Strukturgestörte sofort erkennen, wann Gefahr droht und wo sich im Unechten etwas Falsches verbirgt. Das gehört zu ihrer Überlebenskunst. Therapeutische Masken werden sofort entlarvt.

Die Not eines strukturschwachen Menschen, die sich im destruktiven Ausagieren und in verschlingender Bedürftigkeit äußert, bedarf also klarer Ansagen, Forderungen und Begrenzungen durch den Therapeuten – mit anderen Worten: bester Väterlichkeit (und nicht des Nur-verstehen-Wollens und Gewährenlassens falsch verstandener Mütterlichkeit).

Der Therapeut sollte ruhig auch emotional reagieren: Damit demonstriert er dem Patienten, was dessen eigenes Verhalten anrichtet. Für viele Patienten ist das völlig ungewohnt; sie sind ausschließlich mit ihrer Problematik beschäftigt und verfügen weder über die nötige Empathie noch den Freiraum, um wahrzunehmen, wie es dem anderen geht. Die klare Mitteilung des Therapeuten, was ihn ängstigt, bedroht und ihm unverständlich ist, was ihn erfreut und beruhigt, hilft entscheidend, gegen die Wahrnehmungsverzerrung des Patienten anzuarbeiten, und schafft Raum dafür, Ursache und Wirkung zu erleben und zu verstehen. Das ist Arbeit an der Realität. Der Therapeut antwortet auf das

Verhalten des Patienten und auch auf seine Fragen. Diese Antworten müssen authentisch sein und möglichst der Realität entsprechen – deshalb ist es so wichtig, dass der Therapeut über seine eigene Erlebens- und Wahrnehmungsfähigkeit im Bilde ist.

Eine wichtige therapeutische Aufgabe bei einer Strukturstörung besteht darin, dem Patienten bei dem Lernprozess zu helfen, seine Affekte zu regulieren. Er muss erkennen und akzeptieren, dass Affekte, so berechtigt diese auch sein mögen, nicht ungeprüft und ungebremst zugelassen werden dürfen, sondern einen Schutzraum zum Ausagieren benötigen. Der Patient muss also begreifen, dass der Ausdruck seiner Affekte sehr ungünstige und belastende Folgen haben kann, vor allem, wenn diese überzogen sind – was meistens der Fall ist. Er wird akzeptieren müssen, dass nicht ausschließlich andere schuld sind, sondern dass auch er selbst das Problem ist. So werden für ihn Verhaltenstechniken wichtig wie die, Impulse zu stoppen, den Raum zu verlassen, sich irgendwo – ohne Opfer – abzureagieren und dann zurückzukommen. Er muss lernen, den anderen darüber in Kenntnis zu setzen, dass er gerade ein Problem hat und dieses erst klären muss, bevor er den Kontakt, das Gespräch wieder aufnehmen kann. Er muss Wege finden, etwas für sich selbst zu tun, sich selbst zu loben und sich Entspannung zu gönnen.

Bei Strukturdefiziten geht es immer wieder darum, Du und Ich auseinanderzuhalten. Der Therapeut demonstriert ihm, wie er selbst denkt und empfindet, wie er selbst etwas wahrnimmt. Das lässt sich dann mit dem Erleben des Patienten abgleichen, mit dem Ziel, die Verschiedenartigkeit zu erkennen und zu akzeptieren. Der Therapeut wird auch gelegentlich Rat bei der Gestaltung von Alltag, Beziehung und Arbeit geben, darauf hinweisen, dass es Pflichten, Regeln und Verantwortung gibt, die sekundär erlernt werden müssen, wenn dafür keine primären innerseelischen Instanzen vorhanden sind. Eine solche Aufgabe hat eigentlich kein Ende; allerdings lassen sich gewisse seelische Inhalte aufbauen, die Halt und Orientierung vermitteln, etwa in dem Sinn: «Was würde mein Therapeut in dieser Situation sagen oder tun?»

Eine Therapie von Strukturstörungen wird dann einen befriedigenden Abschluss finden können, wenn der Patient um seine Strukturdefizite und ihre Entstehungsgeschichte weiß und die Gefahren des Ausagierens erkannt hat. Er muss gelernt haben, mit den Folgen umzugehen. Wut und Hass werden immer wieder der Entladung bedürfen (etwa auf einem Sack), unvermeidbare Panikzustände müssen reguliert werden (zum Beispiel durch beruhigende Imaginationen, Entspannungsübungen, situativ auch durch Medikamente), Sehnsuchtsbedürfnisse müssen ausgelebt und begrenzt werden (vereinbarte soziale Kontakte). Das bedeutet lebenslanges Bemühen.

16

Der unvermeidbare Widerstand

Psychotherapie ist die Übersetzungskunst, gegenwärtiges Leiden aus dem ursprünglichen Leiden zu verstehen. Dabei müssen körperliche Symptome meist in ihre Gefühlsäquivalente übersetzt und die aktuellen Lebenskonflikte als Reinszenierungen früher Erfahrungen dechiffriert werden. Das ist eine sehr belastende Arbeit – besonders für den Patienten. Kein Wunder also, dass er sich gegen die «Übersetzung» sträubt, weil sie wehtut und schlimmeres Leid wiederbelebt. Diese mehr oder weniger bewusste Weigerung des Patienten im therapeutischen Prozess wird Widerstand genannt.

Widerstand ist unvermeidbar. Es geht dabei um einen innerseelischen Kampf zwischen dem Bedürfnis nach Erkenntnis und der verständlichen Angst davor. Die Entscheidung zur Therapie, der bewusste Wille, sich auf das therapeutische Angebot einzulassen, stehen auf der Seite des Ringens um Wahrheit, die schmerzvollen Erinnerungen an frühe Not und erlittenen Liebesmangel hingegen auf der Seite der Angst und fordern deshalb Vergessen und Verleugnen. Dieser Kampf entzieht sich weitgehend dem Bewusstsein. Im Widerstand gegen das therapeutische Angebot wird er erst erkennbar. So verlagert sich der innerseelische Kampf in die therapeutische Beziehung zwischen Patient und Therapeut. Der Therapeut hat die Aufgabe und Pflicht, das therapeutische Anliegen – Erkenntnis, Fühlen, Verstehen und Verhaltensveränderung – zu vertreten, der Patient ist dagegen immer in Versuchung, seine inneren Abwehrvorgänge in einen äußeren Widerstand gegen die Therapievereinbarung zu verwandeln. Das geschieht nahezu automatisch – ein unbewusster Schutzreflex. Deshalb ist Widerstand das Tor zum tieferen Verständnis. Der Therapeut sollte also Widerstand dankbar zum Anlass nehmen, die Ängste und Schwierigkeiten gegenüber dem therapeutischen Anliegen anzusprechen und mit dem Patienten Mittel und Wege zu finden, die es ihm erleichtern, sich auf das Schmerzvolle einzulassen.

Zum Widerstand kann alles werden, das geeignet ist, den therapeutischen Prozess zu behindern, also belastende Erkenntnis zu vermeiden. Nahezu klassische Widerstandsformen sind: Zu spät Kommen, Termin vergessen, Termin verwechseln, die Formalitäten (Überweisungsschein, Chipkarte der Krankenkasse, Formulare für die Behandlung) nicht zeitgerecht erfüllen, akut erkranken, beruflich verhindert sein, familiären Verpflichtungen nachgehen müssen usw. Und bei der therapeutischen Arbeit selbst: schweigen oder viel über Äußerlichkeiten reden, um Rat fragen oder alles schon wissen, streiten, klagen, Vorwürfe machen, Fragen stellen usw.

Aber nicht nur Patienten sind im Widerstand, auch Therapeuten sind nicht frei davon. Auch sie vergessen Termine oder verwechseln sie, lassen Anträge und Berichte zu lange liegen. Sie geben zu wenig oder zu viel Informationen, klären nicht richtig auf oder verzichten auf eine Therapievereinbarung. Damit fehlt dem therapeutischen Feld praktisch der Rahmen. Die Orientierung und der mögliche Widerstand verschwinden im Dschungel des «therapeutischen» Geplappers. Wenn Therapeuten sich langweilen, müde werden, einschlafen, wichtige Therapieinhalte vergessen oder verwechseln, sich ärgern, aufregen, streiten, kämpfen, zu viel reden oder gar nichts mehr sagen, Angst empfinden, den Patienten nicht mehr verstehen, ihn ablehnen oder abwerten, dann sind sie im Widerstand. Ihre emotionalen Reaktionen können natürlich Gegenübertragungen sein – also angemessene Gefühle auf Berichte oder Verhalten des Patienten. Wenn das aber nicht geklärt wird, kommt es zum Widerstand, mit dem sich der Therapeut vor für ihn unangenehmen Erkenntnissen oder notwendigen Interventionen drückt.

Therapeuten müssen lernen, ihre Ohnmacht, ihre Überforderung und Begrenzung anzunehmen, sie haben Angriffe, Beschuldigungen und Vorwürfe ebenso auszuhalten, wie sie bereit sein müssen, Idealisierung, Verehrung und Überhöhung ohne Eitelkeit hinzunehmen. Der Psychotherapeut ist immer gut beraten, zu realisieren, dass er nur zum geringen Teil, und manchmal auch gar nicht, persönlich gemeint ist. Er ist vor allem Projektionsfläche von Übertragungen. Seine Hauptaufgabe besteht darin, die ihm entgegengebrachten Gefühle und Überzeugungen so gut differenzieren zu können, dass er sehr genau weiß, was wirklich auf ihn zutrifft und was Projektionen sind. Diese notwendige Differenzierung ist ein zentrales Therapie-Instrument. Deshalb hat die Herausforderung zur Selbsterfahrung und -erkenntnis für Psychotherapeuten niemals ein Ende.

Die Widerstandsanalyse ist ein goldener Weg zu den therapeutisch relevanten unbewussten Vorgängen. Widerstand geht vor Inhalt. Solange Widerstand besteht, ist inhaltliches Arbeiten nutzlos oder sogar schädlich. Kommt ein Patient zum Beispiel zu spät und will man dann über wichtige Dinge sprechen, ist das Nachdenken darüber ein Irrweg. Das vordergründig-widerständige Thema ist das Zu-spät-Kommen, das darf nicht vergessen oder übersehen werden. Also ist nach den Gründen der Verspätung zu forschen. Dabei sind alle, auch die einleuchtenden Gründe (Bahnschranken, Glatteis, Unfall, kranke Kinder, unaufschiebbare Erledigungen) kritisch zu hinterfragen. Die äußeren Gründe für das Widerstandsverhalten stimmen fast immer (Lügen sind eher selten), deshalb bringt es nichts, darüber zu diskutieren. Stattdessen muss auf einer anderen Ebene (der innerseelischen oder beziehungsdynamischen) nach Erklärungen gefahndet werden: Was steht inhaltlich in der Therapie an? Was bewegt den Patienten wirklich? Was will er dem Therapeuten mitteilen? Womit ist die therapeutische Beziehung belastet?

Wenn ein Therapeut müde wird, sollte er sich aufraffen und fragen, weshalb und womit der Patient ihn einschläfern, also seine Aufmerksamkeit und Wachheit trüben möchte. Soll eine therapeutische Intervention, die vonnöten wäre, gemieden werden? Will man die schöne (aber therapiehinderliche) Harmonie der therapeutischen Beziehung nicht stören? Dann ist die Müdigkeit der Widerstand gegen die notwendige konstruktive Aggression. Aber natürlich kann der Therapeut durch die Mitteilungen des Patienten auch hinsichtlich eigener unbewältigter Themen unangenehm berührt werden, die nun durch Müdigkeit gedämpft werden sollen. Auch der Therapeut darf seinen Widerstand nicht unter Zuhilfenahme von Ausreden – schlecht geschlafen, erschöpft durch zu viel Arbeit – rationalisieren. Denn solange er seine Müdigkeit nicht versteht und überwindet, wird der therapeutische Prozess keine wirklichen Fortschritte machen.

Die Analyse des Widerstands ist also vordringlichste therapeutische Aufgabe. In Einzelschritten bedeutet dies:

Widerstand wahrnehmen: Das gelingt umso besser, je klarer die Therapievereinbarung getroffen wurde.

Widerstand ansprechen: «Mir fällt auf, dass Sie …» – «Erinnern Sie sich noch an unsere Vereinbarung?» – «Was könnte es denn bedeuten, dass Sie …?» – «Was wollen Sie mir damit eigentlich sagen?» – «Ich will Ihnen mal sagen, wie es mir damit geht, wenn Sie zu spät kommen: Ich bin in Sorge um Sie.» Oder: «Sie nehmen mich und mein therapeutisches Angebot nicht ernst.» – «Womit könnte ich Sie verletzt haben?» – «Ich frage mich, welches Thema eigentlich ansteht und ob Sie das lieber umgehen möchten?»

Widerstand verstehen: In einem Gespräch sind die Gründe zu klären, die einen therapeutischen Fortschritt verhindern. Meist sind es Ängste, Schamgefühle oder seelischer Schmerz, die aktiviert sind, aber noch nicht akzeptiert werden können. Es können auch Vorbehalte gegen die Therapie sein: «Das bringt ja doch nichts, wie soll mir das denn helfen? Ob das wohl die richtige Therapie ist?» Oder es ist eine zurückgehaltene Kritik dem Therapeuten gegenüber, der die Erwartungen nicht erfüllt, von dem man sich nicht angenommen und verstanden fühlt. Womöglich handelt es sich auch um Übertragungen von Hoffnungen und Enttäuschungen auf den Therapeuten, welche aus frühen Erfahrungen des Patienten resultieren, die der Therapeut nicht zu verantworten hat.

Widerstand aufgeben: Sind die tieferen Gründe für das von der Vereinbarung abweichende Verhalten deutlich geworden, ist entscheidend, ob sich Therapeut und Patient auf die hinter/unter dem Widerstand verborgenen Themen einlassen können und wollen. Kommt kein eindeutiges «Ja», besteht der Widerstand fort, und Therapie ist nicht wirklich gut möglich. Der Therapeut wird prüfen müssen, wie sehr er den Widerstand des Patienten geschürt hat oder selbst im Widerstand ist.

Die Widerstandsanalyse ist also ein weiterer Königsweg zur therapeutischen Arbeit. Zum besseren Verständnis von Widerstandsprozessen und der notwendigen Widerstandsanalyse hier zwei Beispiele:

Fallbeispiel 1: Eine Sozialarbeiterin, 28, hatte eine depressive Erschöpfungssymptomatik mit Angstzuständen, Überforderungsgefühlen und zunehmenden Partnerschaftskonflikten. Nach der Geburt ihres zweiten Kindes und einer kurzen Elternzeit von einem halben Jahr nahm sie ihre Arbeit in einer Einrichtung für verhaltensauffällige und betreuungsbedürftige Jugendliche wieder auf. Mit den Aufgaben als Mutter, ihrer Berufstätigkeit und wachsenden Vorwürfen ihres Mannes, für ihn nicht mehr ausreichend als Partnerin zur Verfügung zu stehen, fühlte sie sich zunehmend überfordert. Zusätzlich belasteten sie Schuldgefühle, weil sie meinte, ihre Tochter zu früh in Fremdbetreuung abgegeben zu haben. Die Kleine hatte eine verstärkte Infektanfälligkeit und Schlafstörungen; darauf reagierte sie mit wachsenden Selbstvorwürfen. Da sie sich in einer verzweifelten Krise befand, bekam sie sehr schnell einen Therapieplatz, wofür sie dankbar war. Die therapeutischen Gespräche boten Halt und entlasteten sie. Im Verlauf der Kurzzeittherapie wurde aber auch das innerseelische Dilemma dieser jungen Frau sehr deutlich. Sie selbst hatte nie sichere Zuwendung in ihrer frühen Kindheit erfahren, war ebenfalls im ersten Lebensjahr in einer Wochenkrippe fremdbetreut worden, stand unter dem Eindruck von Minderwertigkeit mit dem inneren Druck, ihre Lebensberechtigung durch besondere Anstrengungen nachweisen zu müssen. So war sie zu einem pflichtbewussten, leistungsorientierten Menschen geworden, der im Helferberuf eine stabilisierende Berufung erlebte. Dabei war ihr keine Arbeit zu viel, und wenn jemand gebraucht wurde, stand sie zur Verfügung. Mit der neuen Familienkonstellation (zweites Kind) hatte sie ihre Leistungsgrenze bei hohem Anspruch überschritten und dekompensierte mit psychischer Symptomatik. So weit, so gut.

Die Therapeutin machte ihr das Angebot einer langfristigen analytischen Behandlung zur Aufarbeitung der frühen narzisstischen Defizite und traumatischen Trennungs- und Verlassenheitserfahrungen. Daraufhin entwickelte die bis dahin sehr therapieinteressierte Patientin erhebliche Widerstände, indem sie den Antrag bei ihrer Krankenkasse verschluderte (was überhaupt nicht zu ihrer Ordnung und zu ihrem Pflichtgefühl passte); sie gab nur einen – von ihr erbetenen – sehr oberflächlichen Lebensbericht ab und sagte mehrmals Termine ab mit der Entschuldigung, dass ihr kleines Kind schon wieder an einem Infekt erkrankt sei. Die weitere Analyse der Widerstandsdiagnose ergab: Die Patientin wollte die angebotene und von ihr zugesagte Therapie unbewusst verhindern, weil sie so viel Zuwendung und Engagement für sich – wie sie es jetzt von ihrer Therapeutin erfuhr – noch nie kennengelernt hatte. Das erzeugte in ihr Unwillen gegen eine weitere Therapie, weil frühe Beziehungswünsche, die unerfüllt geblieben waren, reaktiviert wurden und sie diese unbedingt vermeiden wollte. Die ursprünglich entlastende Hilfe schlug in ein unbewusstes Bedrohungsgefühl um, weil in ihr durch reale Zuwendung schmerzvolle Defizite wiederbelebt worden waren.

Fallbeispiel 2: Ein Student, 24, kam zur Behandlung wegen Prüfungsangst und Panikzuständen. Wiederholt hatte er mündliche Prüfungen nicht bestanden oder war erst gar nicht mehr hingegangen. Er zog sich immer mehr zurück, galt als Außenseiter und verschlossener Langweiler, mit dem keiner befreundet sein wollte.

Partnerschaftliche, sexuelle Erfahrungen waren durchweg enttäuschend für ihn verlaufen, er litt unter Erektionsstörungen beziehungsweise vorzeitigem Samenerguss. Eine etwas längere Beziehung (anderthalb Jahre), die vorwiegend «platonisch» blieb, scheiterte schließlich an seiner Zurückhaltung und Unbestimmtheit.

In einer analytischen Langzeittherapie bearbeitete der Patient intensiv sein frühes Schicksal: Angst vor Selbstbehauptung, Durchsetzungsschwäche, aggressive Gehemmtheit, Minderwertigkeitsgefühle als Folge mangelnder mütterlicher Zuwendung und Einschüchterung durch einen brutalen und abwertenden Vater. Anfangs entwickelte er erhebliche Übertragungswiderstände, indem er in der therapeutischen Beziehung sehr zurückhaltend blieb und nicht zu erkennen gab, wie er zu seiner Therapeutin stand. Ihr war sein abständiges Verhalten natürlich als Belastung für die Zusammenarbeit aufgefallen und hatte in ihrer Gegenübertragung öfter Ratlosigkeit und Distanzierungsgefühle ausgelöst. Es gab bei ihr sogar Überlegungen, den Patienten wieder loswerden zu wollen. Die Analyse dieser Übertragungs-Gegenübertragungs-Dynamik brachte einen wesentlichen Fortschritt: Der Patient öffnete sich mehr und fing an, seine Beziehungswünsche auf die Therapeutin zu übertragen. Damit konnte die frühe Not des Patienten belebt und bearbeitet werden. Der Student blühte förmlich auf und formulierte Beziehungswünsche. Er war sehr einverstanden mit dem Vorschlag, die Behandlungsfrequenz auf drei Stunden pro Woche zu erhöhen.

Doch die erwachte Mitarbeit des Patienten brach plötzlich wieder ab, als über die Beendigung beziehungsweise Fortführung der Therapie gesprochen werden musste. Er ließ Termine unbegründet ausfallen; beim Verhandeln des Ausfallhonorars wurde er patzig. Die Stagnation der bisherigen Zusammenarbeit wurde als Widerstand vor negativer Übertragung verstanden und entsprechend besprochen. Dabei wurde die große Sehnsucht des Patienten nach liebevoller Zuwendung deutlich, dass jemand für ihn da sein, ihn annehmen und verstehen sollte und ihn bei der Bewältigung schwieriger Aufgaben – wie im Studium – entsprechend unterstützen möge. Durch die therapeutische Beziehung waren Bedürfnisse nach mütterlicher Zuwendung und väterlicher Unterstützung belebt worden – und durch das womöglich drohende Therapieende schienen sie wieder verloren zu gehen. Mit der Widerstandsanalyse der erneuten Verweigerung gelang es, die Enttäuschung, den Vorwurf und die Kränkung aus der frühen Beziehung zu den Eltern zu erfassen. Sie waren in Form negativer Übertragung (die Therapeutin als verlassende Mutter und enttäuschender Vater) empfunden, aber zunächst noch nicht ausgetragen worden – aus Angst, von der Therapeutin ganz und gar verlassen zu werden. Es gelang auch, die Affekte aus der Frühbedrohung und den Liebesmangel als verständlich und berechtigt anzunehmen. Damit konnte der Student die Übertragung auf die Therapeutin zurücknehmen und einer Fortführung der Therapie dankbar zustimmen.

17

Überlebenstechniken für die Seele –
die Abwehrmechanismen

Abwehr ist eine gnadenreiche Einrichtung unseres Seelenlebens, ohne die wir kaum überleben könnten. Psychische Abwehr und Widerstand sind jedoch nicht identisch. Mit Abwehrmechanismen sind unbewusste seelische Vorgänge gemeint, die wesentlich zur psychischen Stabilisierung und Regulierung beitragen. Und unbewusst ist unbewusst – man weiß von diesen innerseelischen Vorgängen nichts, man kann sie nur an ihren Wirkungen und Folgen erkennen lernen. Dagegen ist mit Widerstand ein aktives Verhalten oder Vermeiden gemeint, das aufgebracht wird, um den therapeutischen Prozess zu behindern. Selbst wenn die Gründe des Widerstands vom Patienten nicht sofort erkannt und benannt werden können, lassen sie sich durch klärende Gespräche bewusst und verständlich machen.

Die Abwehr kann so massiv und umfassend sein, dass dadurch normale Lebensvollzüge nicht mehr ohne Weiteres möglich sind. So können daraus erhebliche Einschränkungen bei der Wahrnehmung, bei den Gefühlen, beim Verstehen und Handeln resultieren. Die Abwehr ist also ein Schutz vor seelischen Belastungen, sie kann aber auch selbst zum Problem werden.

Unterschieden wird zwischen «primitiveren» und «höheren» Abwehrvorgängen, die, bezogen auf das Strukturniveau eines Menschen, auch als unreifere und reifere Abwehrformen differenziert werden. Die unreiferen Abwehrvorgänge müssen vor sehr Bedrohlichem schützen, sie sind deshalb sehr hartnäckig und können nur mit großen Schwierigkeiten – wenn überhaupt – vermindert werden. Die reiferen Abwehrvorgänge sind leichter zu reduzieren, da sie auch weniger Belastendes verteidigen. Die reifste Abwehrform ist etwa der Humor, wenn man über die eigenen Schwierigkeiten lachen und sich mit Witzen über sich selbst lustig machen kann.

Im Hinblick auf die wichtigsten Mütterlichkeits- und Väterlichkeitsstörungen kann ich auch die Abwehrprozesse dem jeweiligen Störungsgrad, dem Strukturniveau der Persönlichkeit, zuordnen:

Bei *Mutterbedrohung* steht die Existenzangst im Vordergrund, da die Mutter die Lebensberechtigung des Kindes offen oder unbewusst in Frage gestellt hatte. Als Abwehr wird dann eine prinzipielle «frühe Scham» aufgebaut; sich der eigenen Existenz zu schämen, bietet Überlebenschancen und folgt der ungeheuerlichen und nicht annehmbaren Einstellung der Mutter (!), dass das Kind nicht gewollt und lebensberechtigt ist. Eine solche bedrohliche Erkenntnis wäre wie ein Todesurteil, würde man sie ganz ungeschützt zulassen.

Auf diese Weise lässt sich Selbstbeschädigung, aber auch destruktives, gewalttätiges Verhalten gegenüber Menschen, Sachen, Institutionen oder Tieren als Abwehragieren verstehen. Es ist unbewusste Rache; man macht sich aber auch real schuldig, denn so behält die böse Mutter doch recht: Man ist eben nicht wert zu leben. Das ist die perverseste Form des «Mutterschutzes». Die Abwehrformen gegen die Erfahrung von Mutterbedrohung müssen massive Auswirkungen haben, um das permanente Bedrohungsgefühl zu übertönen, davon abzulenken und die damit verbundenen Spannungen ersatzweise abzuführen.

Ein Fallbespiel: Ein Bauarbeiter, 23, ledig, keine Kinder, ist mehrfach vorbestraft wegen Körperverletzung, Rowdytum und Sachbeschädigungen. Seine Mutter wollte ihn nach drei Kindern nicht mehr zur Welt bringen, sie hatte Abtreibungsfantasien, die sie aber nicht realisierte. Sie arbeitete im Schichtsystem und gab den Säugling in eine Wochenkrippe. Die Ehe der Eltern und das Familienklima waren durch den Alkoholismus des Vaters und durch impulsiv-gewalttätige Ausbrüche der Mutter schwer gestört. Der Patient erinnerte sich an Prügelszenen in der Familie, vor denen keiner verschont blieb. Die Mutter hatte sich an den Kindern mit Schlägen, Beschimpfungen und Abwertungen besonders dann abreagiert, wenn sie überfordert war – und das war sie oft – oder wenn der Vater sie beschimpft hatte. Das Weltbild des Bauarbeiters war ausgesprochen nihilistisch, er konnte nichts Gutes, keine sinnvolle Aufgabe für sich sehen. Er äußerte rassistische, rechtsradikale Gedanken und hatte Gewaltfantasien. In einer Jugendgang war er angesehen und gefürchtet, weil er meistens als Erster zuschlug und allen Angst machte.

Die Lebensform des jungen Mannes – gewalttätig, rassistisch, rechtsradikal – diente der Abwehr seiner schwersten innerseelischen Verletzungen und Bedrohungen: abgelehnt und geschlagen von der Mutter, vom Vater nicht beachtet und eingeschüchtert und dazu bedrohliches frühes Verlassenheitserleben durch die Wochenkrippe. Durch die eigene Gewalttätigkeit und rassistisch-radikalen Einstellungen versuchte er sich zu schützen, zu stabilisieren und sich selbst Bedeutung zu geben. In der Gruppe seiner Gang fand er Halt, Geltung und Orientierung für seine Abwehr.

Neben den destruktiven Abwehrformen des Ausagierens gibt es drei klassische Abwehrmechanismen gegen eine Frühbedrohung: Spaltung, Dissoziation und projektive Identifikation.

Zur Spaltung: Dabei werden sehr bedrohliche seelische Inhalte von der Wahrnehmung abgehalten und oft in andere Personen projiziert. Eine Spaltung führt dazu, dass man zum Beispiel sich oder andere nur als gut oder böse sehen kann (als «schwarz» oder «weiß», ohne Zwischentöne). Dass ein böser Mensch auch gute Anteile hat und ein guter Mensch ebenso böse, das kann nicht mehr wahrgenommen werden. Das ist die Grundlage jedes Feindbilddenkens, jeder Sündenbockjagd, jeder totalitären, fundamentalistischen und radikalen politischen oder religiösen Ideologie.

Einige Beispiele von Patientenäußerungen, die eine Spaltung signalisieren:

- «Ich hasse meinen Vater, ein totaler Versager und Feigling!»
- «Männer sind doch das Letzte, eine Partnerschaft ist völlig ausgeschlossen!»
- «An allem sind nur die Ausländer schuld!»
- «Sie sind die beste Therapeutin, ganz anders als mein früherer Therapeut, der hat mir gar nichts gebracht.»
- «An der Person XY kann ich überhaupt nichts Gutes finden.»
- «Meine Mutter hat das Beste gegeben, aber von meinem Vater war gar nichts zu erwarten.»
- «Die Griechen müssen raus aus der EU!»
- «Ich bin ganz verzweifelt, ich habe keine Hoffnung mehr!»
- «Da kann gar nichts schiefgehen.»
- «Das ist alternativlos.»

Zur Dissoziation: Sie ist eine vorübergehende Bewusstseinsstörung, die als Orientierungsverlust, Verwirrung, Vergessen, als Gedanken- und Kontaktabbruch, Erstarrung und wie ein Trancezustand erlebt wird. Das ist die Notbremse, um sehr bedrohliche psychische Inhalte von der Wahrnehmung auszuschließen.

Einige Beispiele für Patientenäußerungen, die Dissoziation signalisieren:

- «Davon weiß ich gar nichts mehr.»
- «Das habe ich überhaupt nicht mitbekommen.»
- «Ich war wie in einem Film.»
- «Ich habe nur noch Nebel gesehen.»
- «Was war denn eigentlich? Was ist passiert?»
- «Das glaube ich nicht, dass kann gar nicht sein!»
- «Das haben Sie wirklich gesagt?»
- «Was ist los, wo bin ich hier?»
- «Ich habe dann so einen Tunnelblick.»
- «Das kann ich mir nicht vorstellen, da war ich bestimmt nicht dabei.»
- «Das bin ich gar nicht.»

- «Ich bin da wie abgeschaltet.»
- «Da spüre ich überhaupt nichts mehr.»
- «Da geht gar nichts mehr.»
- «Da zieht es mir den Boden unter den Füßen weg.»

Zur projektiven Identifikation: Sie ist ein sehr komplizierter Abwehrvorgang und verlangt eine besondere psychische Leistung des jeweiligen Beziehungspartners. Sehr nützlich und wichtig ist die projektive Identifikation für Mütter, die in sich (empathisch) wahrnehmen, was der Säugling fühlt und braucht. In der Therapie versteht es ein Patient, sich so zu verhalten, dass im Therapeuten ein Zustand entsteht, den der Patient bei sich nicht haben will. Das heißt, sehr unangenehme seelische Zustände werden so in eine andere Person ausgelagert. Diese soll sie dann «verdauen» oder auch nur verstehen, wie schlimm die projizierten Seeleninhalte sind. Die auf diese Weise ausgelagerten unannehmbaren seelischen Anteile können nun auch im anderen denunziert und dort bekämpft werden. Für Therapeuten ist das eine große Herausforderung: Erstens fühlen sie sich «beschissen», und zweitens werden sie dafür auch noch verhöhnt, abgewertet und bekämpft. Der Therapeut erlebt dann das, was der Patient nicht mehr ertragen kann.

Einige Beispiele für Patientenäußerungen und entsprechendes Therapeutenerleben, deren gemeinsames Auftreten projektive Identifikation signalisiert:

- Patient: «Das ist ja Quatsch, was Sie sagen!»
  Der Therapeut fühlt sich stark verunsichert.
- Patient: «Das ist aber Ihr Problem, wenn Sie damit nicht zurechtkommen!»
  Der Therapeut fühlt sich missverstanden.
- Patient: «Sie können mich überhaupt nicht verstehen!»
  Der Therapeut fühlt sich hilflos, ratlos.
- Patient: «So, wie Sie mich anschauen, weiß ich genau, was Sie wirklich von mir denken!»
  Der Therapeut fühlt sich ertappt und irritiert.

- Patient: «Sie sind so freundlich und gütig, ich weiß gar nicht, womit ich das verdient habe.»
  Der Therapeut fühlt sich unangenehm geschmeichelt und genötigt.

In diesen Fällen werden im Erleben des Therapeuten die unbewussten und projizierten Vorgänge im Patienten spürbar, die Letzterer bei sich selbst nicht wahrnehmen will, etwa dass er sich missverstanden, hilflos, ratlos, irritiert oder genötigt fühlt.

Bei *Muttermangel* besteht vor allem Liebes-(Objekt-)Verlustangst mit der Folge, sich die von der Mutter nicht geschenkte Liebe irgendwie verdienen zu wollen. Der betroffene Mensch bleibt sein Leben lang unerfüllt, sehnsüchtig, bedürftig und angestrengt. Der Patient hilft sich mit den Abwehrvorgängen der Idealisierung (Größenselbst) oder Entwertung (Größenklein).

Mit Hilfe von *Idealisierung* kann man sich selbst immer besser sehen, als man ist. So vermeidet man den Mangelschmerz. Oder man hängt sich als Fan und Bewunderer an andere, die sich idealisieren lassen und die man dann nicht mehr realistisch wahrnimmt und einschätzt. Als Anhänger eines Großen ist man selbst etwas größer. Die Politiker werden dadurch mächtig und die Stars reich.

Einige Beispiele für Patientenäußerungen, die Idealisierung signalisieren:

1. Selbstidealisierung
- «Das habe ich wirklich großartig gemacht.»
- «Alle haben darüber gestaunt, wie ich das hinbekommen habe.»
- «Da bin ich wirklich der Einzige, der das so kann.»
- «Ich bin wirklich unwiderstehlich.»
- «Ich habe alle Möglichkeiten der Welt.»
- «Niemand kann mich da noch aufhalten.»

2. Fremdidealisierung
- «Ich verehre …»
- «Sie sind wirklich der beste Therapeut.»
- «Wie meine Frau das alles schafft, ist wirklich bewunderns-wert.»
- «Ich möchte auch so sein wie …»
- «Auf meine Kinder bin ich richtig stolz.»
- «Sie sind einfach unbezahlbar.»

Der Abwehrvorgang der *Entwertung* wiederum kann auch gegen die eigene Person gerichtet sein. Der Mangelschmerz wird dadurch gemildert, also jener Schmerz, dass man sich für nicht liebenswert hält, um die lieblose Mutter nicht wahrzunehmen und zu erkennen. Mit der Selbstüberhöhung, der narzisstischen Aufblähung, führt man ein angestrengtes Leben, da man immer aufs Neue beweisen muss, dass man etwas kann und jemand ist, also doch liebenswert ist. Mit der Selbstabwertung dagegen lässt es sich eher schlecht als recht überleben; denn hinter der Erkenntnis, Kind einer liebesunfähigen Mutter zu sein, lauert ein emotionaler Hunger, eine grundsätzliche Verzweiflung und Verlorenheit.

Einige Beispiele für Patientenäußerungen, die Entwertung signalisieren:

1. Selbstentwertung
- «Das kann ich wirklich nicht.»
- «Dafür bin ich viel zu schwach.»
- «Das habe ich natürlich wieder verbockt.»
- «Ich brauche das gar nicht erst zu probieren, das schaffe ich sowieso nicht.»
- «Ich habe auch nichts anderes verdient.»
- «Ich bin diese Freundlichkeit und Anerkennung gar nicht wert – das ist doch nichts Besonderes.»

2. Fremdentwertung
- «Von meinem Mann habe ich da nichts zu erwarten.»
- «Mein Chef ist unmöglich, der ist auch richtig inkompetent.»
- «Der Kollege hat schon viel falsch gemacht.»
- «Von dieser Partei ist doch gar nichts zu erwarten.»
- «Das war aber eine peinliche Leistung, das hätte ich besser gemacht.»
- «Das darf man diesen Leuten nicht überlassen.»
- «Das verstehst du sowieso nicht.»

Auch eine charakterlich verankerte Leistungsethik, Perfektionismus, Zwanghaftigkeit, jede Form süchtigen Verhaltens und Sich-Betäubens lassen sich als Abwehranstrengungen verstehen. Mit Leistungsdruck oder Ablenkung versucht man sich davor zu schützen, den Verlust an guter Mütterlichkeit wahrzunehmen und den herzzerreißenden Mangelschmerz zu erleiden.

Bei *Muttervergiftung* werden wieder andere Abwehrmaßnamen entwickelt. Da die Mutter immer erwartet hat, dass man sich so verhält, dass es ihr gutgeht, dass sie zufrieden sein kann, musste das Kind lernen, auf Botschaften zu reagieren. Es hat nie richtig gelernt, auf eigene Bedürfnisse und Wünsche zu achten und diese zu entfalten. So werden diese durch die Abwehrvorgänge der Verdrängung, Verleugnung, Reaktionsbildung und Identifizierung unterdrückt.

Mittels *Verdrängung* werden Impulse, Absichten, Vorstellungen oder Gedanken, die nicht den Erwartungen, Wünschen und Forderungen der Mutter entsprechen, nicht wahrgenommen. Sie werden aus dem Bewusstsein ins Unbewusste verdrängt. Dort sind sie aber nicht beseitigt oder aufgelöst. Im Gegenteil: Je mehr verdrängt werden muss, desto größer wird die innere Spannung als Folge der aufzuwendenden «Bremsenergie» für die nicht gelebten seelischen Impulse. Das ist eine wesentliche Quelle für alle möglichen Beschwerden und Verstimmungen, denn die Energie nicht realisierter natürlicher seelischer Vorgänge wird durch die Verdrängung in körperliche und seelische Symptome verwandelt.

Einige Beispiele für Patientenäußerungen, die Verdrängung signalisieren (meist handelt es sich dabei um aggressive und sexuell-erotische Impulse, die nicht mehr wahrgenommen werden):

- «Nein, das macht mir gar nichts aus.»
- «Das verkrafte ich schon.»
- «Das ist schon immer so gewesen.»
- «Nein, da bin ich nicht gekränkt.»
- «Neid und Eifersucht kenne ich gar nicht.»
- «Ich finde Pornografie ekelhaft.»
- «Nie im Leben würde ich zu einer Prostituierten gehen, das ist doch abartig.»
- «Ich bin mit meinen Eltern ganz zufrieden. Mein Mann hat ja sehr viel Verständnis.»
- «Ich hatte eine wirklich schöne Kindheit. Meine Mutter hat alles für mich getan.»
- «Da rege ich mich schon lange nicht mehr auf.»
- «Da bin ich immer ganz genau und gewissenhaft.»

Verleugnung ist noch um einiges problematischer als Verdrängung, da die Realität nicht anerkannt, sie sogar verzerrt wahrgenommen wird. Dadurch besteht ständig die Gefahr, etwas zu verkennen, fehleinzuschätzen oder falsch zu verstehen. Heftige Streitereien oder Kämpfe sind dann häufig die Folge. Als Beziehungspartner kann man an der Verleugnung verzweifeln, scheint doch eine gemeinsame Verständigung schier unmöglich. Auch das Erschrecken darüber, was und wie der andere etwas versteht, belastet die Kommunikation und zerstört die Beziehung. Dass das frühe Drama so hartnäckig verleugnet und damit beschützt bleibt, ist als Schutzreaktion gut zu verstehen. Aber wenn sich die Verleugnung bis in den Alltag ausbreitet, wird das soziale Leben für alle Beteiligten zur Qual. Immer wird etwas anders erlebt, als gesagt und gemeint ist. Auch die Wahrnehmungen derselben Situation gehen oft weit auseinander, weil alle möglichen Anregungen, die eine tiefere seelische Wahrheit berühren könnten, unbedingt vermieden werden müssen. So nimmt jeder nur das wahr, was er wahrnehmen will und darf. Die Verleugnung ist der Hüter der Frühbedrohung und des Liebesmangels.

Einige Beispiele für Patientenäußerungen, die Verleugnung signalisieren:

- «Das kann überhaupt nicht sein!»
- «Das sehe ich aber ganz anders!»
- «Das ist wirklich unmöglich, was Sie da andeuten!»
- «Nie im Leben würde ich so etwas tun!»
- «Das hätte meine Mutter nie zugelassen!»
- «Das fiele mir im Traum nicht ein!»
- «Solche Bedürfnisse kenne ich gar nicht!»
- «Das kann ich überhaupt nicht verstehen!»
- «Meine Mutter hat immer nur das Beste gewollt!»
- «Vom Vater konnte ich gar nichts Gutes erwarten!»

Ein sehr verräterischer Abwehrmechanismus ist die *Reaktionsbildung*, weil mit ihr genau das Gegenteil von dem gesagt und getan wird – und zwar besonders betont –, was in Wirklichkeit vorliegt. Die Reaktionsbildung ist also die glatte Lüge, die helfen soll, die ehemals durch Strafe oder Ablehnung verpönten Impulse, Bedürfnisse, Gefühle oder Gedanken durch ihr Gegenteil zu verbergen. Wer Wut und Hass nicht zulassen darf, wird besonders freundlich auftreten; wer selbst sehr bedürftig ist, wird sich besonders um andere bemühen; wer geile Wünsche nicht zulassen darf, wird betont prüde und moralisierend auftreten. So sind die Friedfertigen, die Helfer, die Moralapostel, die Gerechten, die Fleißigen, die Braven usw. immer auch der Reaktionsbildung verdächtig. Ich sage das so hart, weil mit der Abwehr der verpönten seelischen Inhalte die Betreffenden sich selbst das Leben vermiesen. Schlimmer noch: Mit besonderem Eifer verfolgen sie feindselig Andersdenkende, die Menschen, die die abgewehrten Bedürfnisse leben. Nicht selten möchten sie diese am liebsten zerstören oder sogar töten.

Durch Friedfertigkeit als Reaktionsbildung kann man andere zur Gewalt reizen, mit dem Helfersyndrom die Hilfsbedürftigen abhängig machen, mit der moralisierenden Sexualeinschränkung heimlich perversen Praktiken nachgehen. Der angeblich unscheinbare Nachbar kann ein latenter Amokläufer sein, und der brave Bürger kann in den Krieg ziehen und sich ohne größere Skrupel mit fanatischer Begeisterung am Morden beteiligen.

Einige Beispiele für Patientenäußerungen, die eine Reaktionsbildung signalisieren:

- «Wir sind immer ganz anständig gewesen.»
- «Streit gab es in meiner Familie nie.»
- «Ich fühle mich nur wohl, wenn ich für andere da sein kann.»
- «Ich gebe am liebsten alles her.»
- «Ich will gar nichts haben.»
- «Der hat mich sehr schlecht behandelt, aber ich bin ganz ruhig geblieben, das hat ihn noch mehr gereizt.»
- «Ich möchte alles für meine Frau tun.»
- «Dass ich jeden Tag anrufe, das freut meine Mutter sehr, das gibt ihr Halt.»
- «Ich liebe dich immer noch sehr!»
- «Ich brauche nichts.»
- «Ich bin für Versöhnung.»
- «Da muss doch endlich mal ein Schlussstrich gezogen werden!»
- «Das macht mich überhaupt nicht an!»

Identifizierung wiederum ist eine sehr geschickte Abwehrform. Indem man genauso denkt und fühlt wie der andere, umgeht man die Schwierigkeit, eine eigene Position zu finden. Diese birgt nämlich das Risiko, dafür verhöhnt, abgewertet oder bestraft zu werden. Strebt man einem guten Vorbild nach, ist die Identifizierung eine elegante Hilfe für die eigene Reifung. Identifiziert man sich aber mit dem Aggressor, um das eigene Leid nicht mehr zu spüren, und gibt die erlittene seelische oder körperliche Verletzung an andere weiter, verhindert man eigene Erkenntnis- und Heilungsprozesse und verschärft Sozialkonflikte und Feindseligkeiten. Häufig richtet sich die Identifikation mit dem Aggressor auch gegen die eigene Person, das heißt, man hat das Böse und Schlechte, das man hinnehmen musste, nun als richtig und wahr akzeptiert. Dennoch fühlt man sich schuldig und neigt zu Selbstbestrafungen. In einer derart masochistischen Lebensgestaltung befangen, lässt man sich quälen und schlecht behandeln, bietet sich dazu an, provoziert die Täter und belastet sich selbst mit schwierigen Aufgaben, macht sich zum «Packesel», der klaglos Schlimmes aushält und trägt. Der Grund: Man hält die Aggression gegen die eigene Person für berechtigt, da man als «schlechter» Mensch eben nichts Besseres verdient hat. Die Identifikation mit dem Aggressor kann in einer sadomasochistischen Kollusion in beiden Varianten – aktiv-sadistisch und passiv-masochistisch – ausgelebt werden und so manche Partnerschaft bis in die Sexualität hinein bestimmen.

Bei einer *Muttervergiftung* führt die Identifizierung mit den Erwartungen der Mutter – später mit allen anderen Autoritäten, aber auch mit gesellschaftlichen Normen bis hin zu den albernsten Werbesuggestionen und Modetrends – zu einer Selbstentfremdung mit der Abhängigkeit von äußerer Führung, Bewertung und Suggestion. Da man keine eigenen Positionen finden und entfalten konnte, weiß man nicht richtig, was man will und braucht – und wird so immer auf Rat, Unterstützung und Führung angewiesen bleiben. Natürlich öffnet das jeder Verführung und jedem Missbrauch Tür und Tor. Wer sich mit anderen identifiziert, kann einerseits seine Entwicklung fördern, andererseits aber auch wichtige eigene Fähigkeiten vernachlässigen – und vor allem die Verantwortung von sich wegdelegieren. So entstehen Mitläufertum, gedankenlose Mittäterschaft und verantwortungsloses Handeln auf Befehl hin.

Einige Beispiele für Patientenäußerungen, die Identifikation signalisieren:
- «Das sehe ich genauso.»
- «Da halte ich mich ganz streng an die Vorschrift.»
- «Das steht schon in der Bibel.»

- «Herr/Frau XY hat Folgendes gesagt … Das stimmt ganz genau! Daran halte ich mich.»
- «Die Partei hat immer recht.»
- «Ich handele streng nach Ordnung und Gesetz.»
- «Wenn du das sagst, dann mache ich das auch.»
- «Das habe ich gelesen, das finde ich richtig.»
- «Natürlich handelt die Bundeskanzlerin richtig.»
- «Ich würde nie eine eigene Position wagen.»
- «Das machen doch alle so.»
- «Was der XY gesagt hat, kann doch nicht falsch sein?»
- «Das hat der Doktor doch so gesagt.»

Die Abwehrmechanismen, die durch Väterlichkeitsstörungen gebildet werden, ordne ich den höheren, den leichteren Abwehrvorgängen zu, die auch eher minimiert oder aufgegeben werden können.

Vaterterror führt zu einer Einschüchterung des Kindes, es entwickelt Hemmungen und Leistungszweifel. So ist Gehemmtheit in Form von Zurückhaltung, Schüchternheit oder Bescheidenheit die passende Abwehrform, um Vaters Zorn und Konkurrenz nicht herauszufordern. Die Gehemmtheit wird durch Verdrängung, Verleugnung oder Reaktionsbildung gesichert, vor allem aber durch *Rationalisierung*.

Einige Beispiele für Patientenäußerungen, die Rationalisierung signalisieren:
- «Das war schon immer so.»
- «Das ist doch das Beste für dich.»
- «Da haben wir doch noch etwas davon.»
- «Das war die einzige Möglichkeit.»
- «Alternativlos!»
- «Alles andere wäre viel zu gefährlich.»
- «Das habe ich nur für dich gemacht!»
- «Da kann man auf die Minderheit keine Rücksicht nehmen. Das dient einer höheren Sache.»
- «Gefühle sind hier nicht gefragt.»

- «Es zählt nur, was unterm Strich herauskommt.»
- «Ich muss mich an die Vorschrift halten, da kann ich keine Ausnahme machen.»

Zurückhaltung und Bescheidenheit werden in diesen Fällen zu besonderen Tugenden erklärt; Anpassung und Mitläufertum als für das soziale Zusammenleben notwendige Eigenschaften anerkannt. Das gilt ebenso für die Folgen einer *Vaterflucht*, wenn die Bequemlichkeit, die Faulheit oder die Versorgungsmentalität als angenehme Lebenshaltungen gepriesen werden, um Leistungs- und Anstrengungsbereitschaft, Pflichtgefühl und Verantwortlichkeit als spießig zu diffamieren.

Bei *Vatermissbrauch* wiederum wird oftmals *Intellektualisierung* als Abwehr eingesetzt. Überforderung und Stress erhalten auf diese Weise eine «kluge» Erklärung, denn nur wer sich richtig anstrengt und Höchstleistungen gemäß des väterlichen Auftrags zu erbringen bereit ist, soll auch besondere Erfolge erzielen können und dürfen. Mit dem eigenen Wissen anzugeben und Antworten auf alles parat zu haben sind Abwehrleistungen, mit denen narzisstische Defizite, die Erfahrung von Begrenzung und die Angst vor Versagen und Schwäche kompensiert werden.

Einige Beispiele für Patientenäußerungen, die Intellektualisierung signalisieren:

- «Das weiß ich doch alles schon.»
- «Nein, das muss ich richtigstellen …»
- «Ich will Ihnen mal sagen, was XY dazu geschrieben hat.»
- «Diese Frage ist doch schon längst geklärt, siehe bei …»
- «Unlängst ist bei einer wissenschaftlichen Untersuchung erkannt worden, dass …»
- «Das ist aber nicht wissenschaftlich belegt.»
- «Ich hatte auch eine schwere Kindheit, und hat es mir etwa geschadet?»
- «Wenn Sie recht hätten, müsste man ja die Kinderkrippe abschaffen.»

- «Und wo sind die Väter? Warum sollen nur die Mütter daran schuld sein?»
- «Ich berufe mich dabei auf …»
- «Das müssen Sie schon mir überlassen, das weiß ich besser als Sie!»

Auch *Projektion* ist ein häufiger Abwehrmechanismus als Reaktion auf Väterlichkeitsstörungen. Eigenschaften, die unterdrückt werden mussten, die verpönt waren und nicht entwickelt werden durften, Schwächen, die man nicht zugeben und zeigen durfte, Verhaltensweisen, die bei Strafe verboten waren – all das kann durch Projektion anderen zugeschrieben und dort denunziert und bekämpft werden. Der große Vorteil: Den ständigen Kampf gegen die eigene Natur kann man nach außen verlagern, man kann sich Gruppierungen anschließen, um die verständliche Aggression gegen die erlittene Einschüchterung und Tabuisierung dann als Hass gegen die Träger der verbotenen Eigenschaften zu richten. Natürlich schafft das sozialen Unfrieden, Verfolgung Andersdenkender, Feindbilder und Sündenböcke. Projektion ist der «Vater» aller Kriege, erst recht und besonders, wenn der Mangel an Mutterliebe ein aufgestautes aggressives Gefühlspotenzial zur drängenden Abreaktion bereitstellt.

Einige Beispiele von Patientenäußerungen, die Projektion signalisieren:

- «Das hätte ich nicht von Ihnen gedacht!»
- «Sie sind einfach großartig!»
- «Das ist so blöd, was Sie da machen!»
- «Ich kann mir nicht vorstellen, dass Sie es gut mit mir meinen!»
- «Das sehe ich Ihnen doch an!»
- «Wie Sie schon gucken!»
- «Daran ist allein mein Partner schuld!»
- «Meine Frau macht mich ganz unglücklich!»
- «Das ist aber ungerecht von Ihnen!»
- «Ich hätte nie gedacht, dass Sie so falsch sein können!»

- «Wieso sind Sie so aggressiv?»
- «Sie denken bestimmt auch, dass ich das nicht schaffen kann.»
- «Du siehst aber heute schlecht aus.»
- «Ich möchte mal wissen, was Sie jetzt denken?»
- «Ihnen geht es doch auch nur ums Geld!»
- «Von meinem Chef ist da gar nichts zu erwarten.»
- «An allem sind die Banker schuld!»
- «Sie verachten mich doch!»
- «Das verstehen Sie bestimmt nicht!»
- «Gucken Sie nicht so düster!»
- «Das ist doch nur eine Maske, die Sie tragen!»

Ein dominierender Abwehrmechanismus ist in unserer Kultur auch die *Gefühlsunterdrückung*. Sie ist eine wesentliche Quelle für alle möglichen Beschwerden, Erkrankungen und Konflikte. Wir Menschen haben keine Wahl, ob wir fühlen wollen oder nicht, wir können nur lernen, Gefühle auszudrücken oder zurückzuhalten. Gefühle entstehen permanent, und wer sie unterdrücken muss, kann weder gesund noch friedfertig bleiben.

Einige Sätze, die auf Gefühlsunterdrückung schließen lassen:

- «Sei ruhig!»
- «Werde ja nicht laut!»
- «Sei nicht so frech!»
- «Halte dich zurück!»
- «Beherrsch dich doch!»
- «Beiß die Zähne zusammen!»
- «Jungs weinen doch nicht!»
- «Sei keine Heulsuse!»
- «Sei stark wie ein Indianer!»
- «Schrei hier nicht so rum!»
- «Wir sind doch ganz friedlich.»
- «Konflikte trägt man nicht mit den Fäusten aus.»
- «Zieh dich nicht so aufreizend an!»
- «Zeig nie dein wahres Gesicht!»
- «Gib nach!»

Der Umgang mit Abwehrvorgängen ist eine zentrale therapeutische Aufgabe. Ich hoffe, es ist deutlich geworden, dass Abwehr zum Überleben notwendig ist, aber auch das Leben wesentlich erschweren kann. Psychotherapie muss dabei helfen zu erkennen, welche Abwehrvorgänge erhalten, aufgebaut und gepflegt werden müssen und welche vermindert, abgebaut und aufgegeben werden können. Man kann und muss Abwehrvorgänge optimieren, bewusster benutzen und auch aufgeben lernen. In belastenden Situationen ist man gut beraten, bewusster abwehren zu können, und im Bett wird die Lust zunehmen, wenn man Abwehr aufgeben kann. Abwehr vermindern und Abwehr verstärken sind zwei wesentliche therapeutische Aufgaben, die entsprechend des Strukturniveaus des Patienten, seiner sozialen Situation, seines Alters, des Entwicklungspotenzials und des Schutzbedürfnisses ganz individuell gestaltet werden müssen. Da Abwehrvorgänge automatisch wirken, ist ihre Bewusstwerdung eine wichtige Voraussetzung, um zu lernen, sie einigermaßen zu regulieren. Wie aber ist das zu bewerkstelligen?

1. *Abwehr vermindern* als therapeutisches Vorgehen: Notwendig und sinnvoll ist dies, wenn innerseelische Ambivalenz-Konflikte das Leben belasten, Entscheidungen erschweren und Symptome oder Beziehungskonflikte erzeugen. Es geht darum, verpönte, verbotene, unterdrückte oder widersprüchliche Impulse und Bedürfnisse aus ihrer moralischen Zwangsjacke zu befreien, das Unbekannte und Ungeübte zu unterstützen, ehemalige Verbote und Gebote kritisch zu überprüfen, um eventuell ihre Wirkung abzumildern oder sie als nicht mehr angemessen zu bewerten. Das funktioniert gut bei Menschen, die eine ausreichende seelische Struktur erwerben konnten, die also ungefähr wissen, wer sie sind und was sie wollen, aber deren Lebenspotenz, Entwicklungsmut und Entscheidungsfreiheit eingeschüchtert wurden (zum Beispiel mit Strafandrohung oder Ablehnungsreaktionen).

Nach meinem entwicklungspsychologischen Störungsmodell sind es vor allem die Väterlichkeitsstörungen, die entsprechende negative Folgen mit entsprechender Abwehr bewirken und in der Therapie vermindert werden sollten:

- Vaterterror → Expansionsangst → Hemmung als Charakterabwehr
- Vaterflucht → Erfolgsangst → Bequemlichkeit, Faulheit und Versorgungsmentalität als Charakterabwehr
- Vatermissbrauch → Versagensangst → Leistungsehrgeiz und Begrenzungsverleugnung als Charakterabwehr

Die genannten Abwehrhaltungen bedienen sich der bekannten innerseelischen Abwehrfunktionen, also der Verdrängung, Verleugnung, Reaktionsbildung, Projektion, Rationalisierung oder Intellektualisierung. Diese können verringert werden, wenn der Therapeut auf die angebotenen typischen Abwehrhaltungen nicht eingeht, sich nicht beeindrucken und manipulieren lässt. Auf ein Jammern und Klagen hin kann er etwa einfach nur schweigen, Fragen und Bitten um Rat kann er verklingen lassen, damit die Abwehr, die durch Symptome und Abhängigkeitswünsche ausgetragen wird, nicht zu einem endlosen «Therapiespiel» wird, indem der Therapeut so verführt wird, dass die Abwehr des Patienten unberührt bleibt.

Es versteht sich von selbst, dass es eine therapeutische Kunst bleibt, auf welche Klagen und Symptome näher eingegangen werden muss, wann auch Fragen beantwortet und Ratschläge erteilt werden müssen. Die betreffenden Patienten neigen dazu, sehr ausführlich über äußere Belastungen, über Menschen oder Verhältnisse, unter denen sie leiden, zu berichten – das dient der Abwehr und kann vermindert werden, indem das externale Berichten beendet wird, zum Beispiel durch einen Satz wie: «Ja, ich habe verstanden, was Sie mir sagen, jetzt geht es aber darum, wie Sie das erleben.» Externale Mitteilungen werden so auf ein internales Erleben orientiert. Dadurch wird die Abwehr erheblich labilisiert, weil jetzt nicht mehr die bösen Verhältnisse, der unge-

rechte Partner oder die undankbaren Kinder usw. als Täter vorgehalten werden können. Stattdessen wird die innerseelische
Thematik angefragt:

- «Was bedeutet das für Sie?»
- «Wie erleben Sie das?»
- «Wie geht es Ihnen damit?»
- «Woran erinnert Sie das?»
- «Achten Sie bitte auf Ihr Befinden, Ihre Gefühle.»

Das sind einfache, aber sehr wichtige Fragen und Ansagen, um
neurotische Abwehr zu verringern. Soll die Labilisierung noch
verstärkt werden, hilft das Setting (auf der Couch, auf einer
Matte auf dem Fußboden), wenn dadurch Blickkontakt verhindert, Dialoge vermieden und die Selbstwahrnehmung durch Einfälle und Assoziationen angeregt werden. Der stärkste Abwehr-
abbau lässt sich durch Körperarbeit, zum Beispiel durch Tiefenatmung, Bewegungsübungen und Berührungen erreichen. Zwei
bis drei Minuten Tiefenatmung führen fast immer zu einem Gefühlsprozess, der dann nur noch «abgeholt» und schützend begleitet werden muss.

Ein autonomer Gefühlsprozess kann die neurotische Abwehr
am besten aufweichen. Es sind therapeutische Highlights, wenn
die verhaltenen, gebremsten, vorsichtigen, unsicheren, vernünftigen, sich stets im Griff habenden «Panzer-Menschen» plötzlich
hinter ihrer Sozialmaske die Fratze verständlichen Hasses zeigen
können und im unerfüllten Bedürfnisschmerz mit ihrer weichen
und liebevollen Seite wieder ehrlich beziehungsfähig werden. Der
neurotische Mensch versucht immer mit seinen schützenden Abwehrmechanismen zu manipulieren. Doch wenn auf diese Angebote eingegangen wird, geschieht gerade nicht Therapie. Stattdessen werden die Abwehr und mithin die neurotischen Verhaltensweisen chronifiziert. Der Patient darf nicht in seinem
vorgetragenen Leiden bestätigt werden, er ist durch gekonnte
Abwehrlabilisierung zu den Ursachen zu führen.

2. *Abwehr stabilisieren* als therapeutisches Vorgehen: Für Menschen, die in sich keinen ausreichenden Halt aufbauen konnten, die sich bedroht und prinzipiell minderwertig und nicht liebenswert fühlen, die nicht sicher wissen, wer sie sind und was sie wollen, die also von Halt und Bestätigung abhängig sind, deren Abwehr teilweise auch schwach und brüchig sein kann, für diese Menschen ist die Abwehrstabilisierung eine wichtige therapeutische Aufgabe. Auch die Abwehr ist an Strukturen gebunden, und aus diesem Grund können Abwehrvorgänge geschwächt sein. Panik, Gewaltimpulse gegen sich selbst oder andere, unberechenbare Gefühlsausbrüche, unverständliche Kontaktabbrüche mit Flucht oder auch eine akute bedrohliche Psychosomatik (Asthma, Koliken, Durchfälle, Herz-Kreislauf-Funktionsstörungen, heftige Schmerzzustände, Hautreaktionen) können dann ganz plötzlich auftreten. Der Therapeut muss jetzt helfen, die fehlende oder geschwächte Struktur zu stabilisieren. Er macht klare Ansagen, gibt Rat, vermittelt Informationen, hilft, externe Strukturen (soziale Kontakte, Räume und Zeiten, in denen man Ruhe, Entspannung, Halt finden kann) zu entdecken. Er kann nicht schweigen und abwarten, sondern soll stützend und ermutigend aktiv werden, er kann nicht mit Deutungen verunsichern, sondern soll Antworten geben, die es dem Patienten ermöglichen, Orientierung zu bekommen. Der Therapeut macht Vorschläge, gibt Empfehlungen, er unterstützt bei der Suche nach Antworten und hilfreichen Maßnahmen. Ganz wichtig ist die Hilfe bei der Realitätsprüfung. Strukturschwache Menschen nehmen die Realität nur eingeschränkt wahr – nur so, wie sie sie verkraften können, wie es in ihre Erfahrungsschablone passt. Damit erzeugen sie laufend Missverständnisse. Also wird in der Therapie immer wieder abgeglichen werden müssen: «Wie haben Sie das verstanden?» – «Was haben Sie erlebt und was andere?» – «Was ist real geschehen?» Am besten eignet sich zur Wahrnehmungsüberprüfung das Beziehungsgeschehen zwischen Therapeut und Patient, weil der Therapeut sagen kann, auf welche Weise er einen Vorgang anders erlebt als der die Realität verzerrende Patient.

Um Abwehr zu stabilisieren, ist der Therapeut herausgefordert, authentisch zu sein und sehr klar zum Ausdruck zu bringen, was er meint. Der Strukturschwache ist nicht nur sehr unsicher in seiner Wahrnehmung, er hat vor allem auf die Zwischentöne, auf die untergründige Einstellung ihm gegenüber zu achten gelernt, um überleben zu können. Ein Therapeut, der hier nur professionell reagiert oder falsche Zuneigung heuchelt, der Verständnis vorgibt und Toleranz und Akzeptanz signalisiert, obwohl er Angst, Unmut oder Ablehnung empfindet, ist erledigt. Der Patient muss mit der Wahrheit konfrontiert werden, nur so kann er Vertrauen gewinnen und erfahren, was er in anderen auslöst. Die von dem Amerikaner Carl Rogers entwickelte Gesprächspsychotherapie hat mit der «Verbalisierung emotionaler Inhalte» und der «Empathie» hervorragende therapeutische Tugenden herausgearbeitet, die aber zum Verhängnis werden, wenn man sie nur professionell-angelernt einsetzt.

Mit Hilfe der Körperpsychotherapie kann die emotionale Spannungsabfuhr (Wut, Schmerz, Trauer) zur Strukturstabilisierung beitragen, da mit der Entladung des Gefühlsstaus Energie frei wird, die ansonsten zur Gefühlsunterdrückung gebraucht wird. Nach der Gefühlsentladung kann man in aller Regel wieder klarer sehen, sich besser entscheiden und auf primitive Abwehrvorgänge – jedenfalls vorübergehend – verzichten (etwa auf Regression, auf frühkindliches Verhalten, auf projektive Identifikation, auf Spaltung und Verleugnung). Dadurch wird es möglich, auf höherem Abwehrniveau – verdrängend, rationalisierend, intellektualisierend, verschiebend – das Leben im neurotischen Mainstream der Gesellschaft mitzuspielen. Wer auf diese Weise lernt, seine Abwehrmöglichkeiten zu steuern, etwa indem er in der Öffentlichkeit das externale Gerede, das Rationalisieren und die Projektionen, das Verleugnen und Verdrängen mitmacht, aber im privaten Bereich und vor allem in der Sexualität sich öffnen kann, der ist nicht mehr nur Opfer seiner frühen Erfahrungen, sondern gewinnt einen wichtigen, wenn auch immer begrenzten Freiraum. Er kann Autor seines Lebens werden.

Auch bei der Abwehr eines Suchtpotenzials sind Verbesserungen möglich: Es ist sicher weniger schädlich, Jesus zu «saufen» als Alkohol, sexsüchtig Pornos zu konsumieren, als sexuelle Gewaltdelikte zu begehen, sich mit Musik zu betäuben, als sich mit Drogen zuzudröhnen, zwanghaft Ordnung zu halten als anderen Ideologien aufzuzwingen, mit Sammelwut sich zu «befriedigen», als die Abwehrenergie in äußerer Wachstumssucht auszutoben. Es kann auch hilfreich sein, das Abwehrpotenzial, also das Suchtverhalten, auf mehrere kleine Süchte zu verteilen (etwas zu viel essen, etwas zu viel Alkohol trinken, etwas zu viel arbeiten, etwas zu viel Geltungsstreben haben usw.), als nur zu fressen, nur zu saufen oder sich nur durch Arbeits- und Geltungssucht vorzeitig zu ruinieren, das Sozialleben zu belasten und die gesellschaftliche Fehlentwicklung voranzutreiben.

Die wesentlichen innerseelischen Abwehrprozesse, wie sie die psychoanalytische Theorie lehrt, sind damit dargestellt. Es gibt aber auch im Alltag ständig ein Abwehrverhalten, ein Ausagieren des innerseelischen Schutzbedürfnisses. Ich nenne einige häufige Verhaltensweisen – ohne Anspruch auf Vollständigkeit –, die der Abwehr dienen können: viel reden, ständig widersprechen, Streit suchen, immer wieder Vorwürfe machen, über etwas klagen und jammern, ständig Probleme erleben, aber auch verstummen, schweigen, sich zurückziehen. Manche Menschen leben in ständiger Auseinandersetzung mit anderen, können sich unentwegt über Äußeres ereifern, mischen sich ungebeten in die Belange anderer ein, kämpfen um ihr Recht, sind vollständig mit Aufgaben und Arbeiten, etwa mit politischer Auseinandersetzung, beschäftigt, sodass weder Raum noch Zeit für innerseelische Wahrnehmung bleiben. Ein solches Abwehrgebäude bricht dann zusammen, wenn das Kampffeld verloren geht, beispielsweise der böse Partner, der ungerechte Vorgesetzte, die Mobbing-Situation, der soziale Feind, der politische Gegner usw. nicht mehr zur Verfügung stehen.

Dieses Abwehr-Sozialverhalten ist aber in aller Regel so sehr verfestigt, dass sofort andere Probleme und Aufreger gefunden sind, um sich darüber wieder zu stabilisieren. So bietet etwa das Fernsehen das beste Beispiel, wie man sich von einer abwehrenden Erregung in die nächste zappen kann. Menschen sind blendende Unterhalter, unerträgliche Stinkstiefel oder bewunderte Anführer, ohne dass erkannt wird, dass ihre besonderen Fähigkeiten und Leistungen vorrangig der Abwehr der verletzten Seele dienen. Viele Partnerschaften leben davon, dass man intensiv am Partner leiden kann, und viele Beziehungen stabilisieren sich dadurch, dass man sich Außenfeinde hält. Häufig kommen Menschen zusammen, um gemeinsam über etwas stänkern zu können. Gerät eine Regierung in die Krise, wird schnell eine nationale Bedrohung gefunden, um von einer tieferen Erkenntnis abzulenken.

Konflikte bauen eine Abwehr gegen mögliche Zuneigung auf, ständiges Problematisieren bremst die Angst vor Zufriedenheit, Wachstumsehrgeiz dient der Flucht vor Entspannung. Wer viel redet, hat womöglich Angst vor der Wahrheit, und wer schweigt, kann damit persönlichste Betroffenheit vermeiden. Die Paradoxie dieser Aussagen verweist darauf, dass in uns Menschen wesentliche Wünsche und Bedürfnisse, so die nach Liebe und Anerkennung, nach Frieden und Harmonie, nach Ruhe und Entspannung, unerfüllt geblieben oder verletzt worden sind. Der Mangel oder die Kränkung sollen auf keinen Fall wiederbelebt werden, deshalb ist die ständige Abwehr notwendig.

18

Wahrnehmungsverzerrungen –
Übertragung und Gegenübertragung

Einen anderen Menschen nehmen wir so wahr, wie wir ihn aufgrund unserer frühen Beziehungserfahrungen wahrnehmen wollen: Wir sehen uns den Beziehungspartner also «schön» und idealisieren ihn, oder wir sehen ihn «hässlich», indem wir Schlechtes von ihm erwarten. Wohlgemerkt, das ist dann die eigene Sicht auf den anderen, die mit der Realität nicht viel zu tun hat. Unter einer *Übertragung* ist die Tatsache zu verstehen, dass wir auf andere Menschen Erwartungen, Hoffnungen, Wünsche, aber auch Enttäuschungen, Befürchtungen und sogar Bedrohungen «übertragen». Eine Übertragung ist also ebenfalls eine Wahrnehmungsverzerrung. Übertragungen offenbaren etwas von in uns abgelagerten Beziehungserfahrungen. Die Hirnforschung hat uns gelehrt, dass bei der Entwicklung des Gehirns die ersten Beziehungserfahrungen des Menschen eine prägende Matrix der neuronalen Vernetzung bilden, die das ganze weitere Leben als «Beziehungsrepräsentanzen» die Perspektive auf andere Menschen bestimmen.

Das Gehirn bildet demnach mit Entstehen der neuronalen Vernetzungen die Erlebnisqualität der Beziehungen zu Mutter und Vater oder anderen wichtigen frühen Beziehungspersonen ab, die wie eine Erfahrungsschablone spätere zwischenmenschliche Beziehungen «bewertet», mithin deren Wahrnehmung auch verzerrt. Grob gesagt: Bei schlechten frühen Beziehungserfahrungen bleiben die Beziehungserwartungen entsprechend negativ; die Welt wird grundsätzlich schlecht erlebt. Dagegen führen liebevolle frühe Beziehungserfahrungen zu der Überzeugung, von Geburt an für ein gutes Leben vorgesehen zu sein. Auf diese Weise können auch alle unvermeidbaren Lebensbelastungen mit Urvertrauen gemeistert werden.

Ein Mensch mit Problemen und Beschwerden trägt in sich stets belastende Beziehungserfahrungen aus seiner Frühgeschichte. Infolgedessen steht er permanent unter Übertragungsdruck, den erlittenen Liebes- und Bestätigungsmangel gestillt zu bekommen. Er wird deshalb seine Sehnsucht mit positiven Erwartungen übertragen. Da aber eine nachträgliche Befriedigung nicht mehr möglich ist, folgt auf die hoffnungsvollen Erwartungen meist eine tiefe Enttäuschung. Häufig geschieht dies in Partnerbeziehungen: Auf die Verliebtheit folgen Vorwürfe, und mit der Ernüchterung und Kränkung die Trennung. Wenn Übertragungen eine Beziehung bestimmen und belasten, werden durch den Enttäuschungsstreit auch die real guten Möglichkeiten der Beziehung zerstört. Und wenn Verletzungen aller Art die frühen Erfahrungen prägen, werden negative Erwartungen durch Ängste, Bedrohungsgefühle und Entwertungserleben alle Beziehungen belasten und bessere Erfahrungen zunichte machen.

Übertragungen finden immer und überall statt. Es gibt Personen, die aufgrund ihres Alters, ihres Geschlechts, ihres Charakters und Verhaltens so etwas wie einen Übertragungssog bewirken. Jede Therapie lebt von Übertragungen, sie sind die Bühne, auf der der Patient sich gemäß seiner frühen Prägungen inszeniert und dem Therapeuten die erwartete Rolle zuschreiben möchte. Im Erleben des geschulten Therapeuten bilden sich diese Übertragungen in der Regel gut ab; er braucht also eine gute Selbsterfahrung, um vor allem auf ihn Projiziertes vom eigenen Selbsterleben zu unterscheiden. Das ist sehr wichtig, damit der Therapeut die Patientenäußerungen nicht eins zu eins versteht. So wird er Idealisierungen – im Abgleich mit seiner Normalität – als Sehnsuchtsbedürfnis des Patienten erkennen und sich nicht zu viel darauf einbilden. Im Fall von Abwertungen, die sehr kränkend und sogar hassvoll sein können, wird er im guten Wissen um eigene Fehler und Schwächen die überzogene oder nicht zutreffende Kritik einfach abfließen lassen. Natürlich wird er zuerst für sich prüfen müssen, was am vorgetragenen Vorwurf dran ist. Einen Anteil an der negativen Reaktion hat der Therapeut fast immer, nur das Verhältnis zum Affekt des Patienten stimmt meistens nicht. Diese Differenz gibt dann auch einen Hinweis auf Übertragungen. Berechtigte Kritik seitens des Patienten wird er bestätigen, sich angemessen erklären und eventuell sich auch dafür entschuldigen. Den unberechtigten Anteil an der Kritik wird er dem Patienten hingegen zurückgeben – natürlich ohne Kränkung und keinesfalls mit Gegenaggression, denn er weiß ja um die potenzielle Übertragung und damit um die Wahrnehmungs- und Realitätsverzerrung des Patienten. Dieses «Zurückgeben» könnte so aussehen: «Ich erkenne mich in Ihrem Bild von mir gar nicht wieder. Wodurch habe ich das ausgelöst? Kennen Sie das auch in anderen Beziehungen – zum Beispiel aus Ihrer Kindheit?»

Aber so zu reagieren ist erst «statthaft», wenn zuvor eingeräumt worden ist, in welcher Weise man dem Patienten wirklich Unrecht getan oder ihn schlecht behandelt hat. Die vom Patienten geforderte Selbstaussage des Therapeuten muss ehrlich und zutreffend sein, damit Vertrauen wachsen kann.

Therapeuten sind auch nur Menschen. Von ihren Patienten unterscheiden sie sich im Wesentlichen nur durch ihre Selbsterfahrung, aufgrund derer sie ihren Patienten etwas voraus sind oder es doch sein sollten. Manchmal jedoch wollen sich Therapeuten ihre Begrenzung nicht eingestehen und projizieren das Problem auf den Patienten, etwa mit der Begründung, man wolle ihm einen Therapeutenwechsel nicht zumuten. Doch selbst wenn ein Patient klar und deutlich Bedenken gegen einen Methoden- und Therapeutenwechsel äußert und seine diesbezüglichen Ängste artikuliert, ist das kein zwingendes Argument gegen eine Veränderung – ganz im Gegenteil: Die Verunsicherung eines Patienten ist ein wichtiger Therapie-Inhalt, den es zu verstehen und zu bearbeiten gilt, statt seinem Widerstand zu folgen. Zu glauben, dass eine Therapie nur mit einem bestimmten Therapeuten erfolgreich sein kann, ist bereits eine Falle für den möglichen Erfolg.

Es ist ein gutes Zeichen für die Qualität der therapeutischen Arbeit, wenn auch negative Übertragungen möglich sind und gut bearbeitet werden können. Um ehrlich zu sein: Negative Übertragungen hat man natürlich nicht gern und möchte sie am liebsten vermeiden – das ist in der Therapie nicht anders wie in allen anderen Beziehungen auch. Immerhin geht es um sehr unangenehme Auseinandersetzungen: um Unterstellungen, Abwertungen, Kränkungen, Vorwürfe. Und wenn man nicht aufpasst, ist man schnell in einen heftigen Streit verwickelt, kann sich selbst nicht mehr gut leiden, wird misstrauisch, möchte am liebsten den Kontakt beenden. Das wäre für die Therapie fatal. Negative Übertragungen sind nämlich häufig das Tor zu wesentlichen Entwicklungen. Es ist keine Kunst, Lob und Anerkennung dankbar entgegenzunehmen.

Eine Therapie, die nur in positiven Übertragungen verläuft, in freundlicher Harmonie zwischen Therapeut und Patient, und alle möglichen Spannungen und Konflikte auszusparen bemüht ist, kann dem Patienten zwar angenehm sein, er wird sich vielleicht auch stabilisieren, aber die tieferen Quellen seiner Probleme werden bestimmt nicht erreicht. Eine persönliche Reifung bleibt dann aus.

Andererseits muss man sich aber auch vor überzogenen Erwartungen hüten: Längst nicht alle bösen und verletzenden Erfahrungen werden in der Übertragung reinszeniert und können in der therapeutischen Beziehung verarbeitet werden. Dazu sind diese Erfahrungen womöglich zu hasserfüllt, zu mörderisch, qualvoll und bedrohlich. Der therapeutische Umgang mit Frühbedrohung und Frühtraumatisierung im Patienten erfordert ein spezielles Therapiesetting, in dem die Affekte nicht mehr in der Übertragungsbeziehung aktiviert und zugelassen werden, sondern stellvertretend imaginativ oder körpertherapeutisch-kathartisch abgelenkt ausgedrückt und dann in das Verstehen integriert werden können.

Können sich sowohl positive wie auch negative Übertragungen entwickeln, sind gute Voraussetzungen dafür geschaffen, dass sich die Beziehungserfahrungen des Patienten in der therapeutischen Beziehung abbilden. Dabei ist es wichtig, dass der Therapeut den Patienten kommen lässt, ihn also nicht durch Mitteilungen, Fragen oder Hinweise einschränkt. Das unbestimmte therapeutische Feld ist Herausforderung und Chance für den Patienten, sich zu entfalten und zu zeigen. Alles, was in der Therapie keinen Platz findet und mithin auch nicht geklärt werden kann, vergrößert das Risiko, dass es außerhalb der kontrollierten Beziehung ausgetragen wird.

Eine *Gegenübertragung* ist dagegen das Erleben des Therapeuten in Reaktion auf das Verhalten und die Mitteilungen des Patienten. Zeigt der Patient Eigenschaften, die im Therapeuten Erinnerungen an seine lebensgeschichtlichen Erfahrungen auslösen, kann auch er Erwartungen, Hoffnungen und Befürchtungen auf den Patienten übertragen, die ehemals auf frühere Bezugspersonen gerichtet waren. Das sollte natürlich nicht vorkommen oder schnell erkannt und reguliert werden können. Der Therapeut steht also permanent vor der Aufgabe, seine möglichen Übertragungen auf den Patienten von den Gegenübertragungen, die der Patient in ihm hervorruft, zu unterscheiden. Deshalb sind Lehrerfahrung und lebenslange Supervision bei Bedarf für den Psychotherapeutenberuf unerlässlich. Im Ergebnis sollte der Therapeut übertragungsarm arbeiten können, um den Patienten möglichst unverzerrt zu spiegeln.

Eine unverzerrte Gegenübertragung ist ein ganz wesentliches Therapie-Instrument: Der Therapeut erlebt und versteht den Patienten anhand seines eigenen Befindens und Erlebens, das der Patient durch seine Mitteilungen und sein Verhalten auslöst. Deshalb sollte sich der Therapeut im Kontakt mit dem Patienten ständig folgende zentrale Fragen beantworten: Was erlebe ich? – Was fühle ich? – Wie geht es mir jetzt im Kontakt mit dem Patienten? – Was löst er in mir aus? Der gut ausgebildete Therapeut wird sich stets stärker auf sein Erleben im Patientenkontakt verlassen als auf die Mitteilungen des Patienten.

Manchmal höre ich von Therapeuten, dass sie eine durchaus positive Gegenübertragung zum Patienten haben. Ich frage mich dann, was in der therapeutischen Arbeit schiefgelaufen ist. Zur Gegenübertragung gehören Ängste, Verunsicherung, Hilflosigkeit und Ratlosigkeit, Empörung, Hass, der Ekel, Ohnmacht, Hoffnung, Freude, Begeisterung oder Stolz. Alle diese Affekte kann der Patient (noch) nicht wahrnehmen, aber er verhält sich so, dass der empathische Therapeut die unterdrückten Emotionen bedeutsamer Ereignisse im Leben des Patienten in sich spüren kann. Auf diese Weise lernt er den Patienten zu verstehen, kann ihm auch diese Gefühlszustände allmählich zurückspiegeln und so als eigene Erfahrungen des Patienten vermitteln. Vor diesem Hintergrund sollte zu verstehen sein, dass der Therapeut «rein» sein muss, um möglichst unverzerrt wahrnehmen und spiegeln zu können (weitere Ausführungen dazu siehe S. 243 ff.).

Ein Fallbeispiel für dynamische Gegenübertragung (das Beispiel resultiert aus dem Wahrnehmungsprotokoll der Gegenübertragungsgefühle einer Therapeutin in der 76. Stunde einer analytischen Psychotherapie):

Die Patientin, 26, ist eine Psychologiestudentin mit starker Leistungsabwehr und Pseudoautonomie als Folge mangelhafter mütterlicher Zuwendung und Bestätigung in der Frühgeschichte. Nur über Leistung konnte sie die Mutter für sich interessieren; schon sehr früh musste sie selbstständig und «pflegeleicht» sein, weil die Mutter ständig gereizt war und die Tochter mit Vorwürfen traktierte, sie würde ihr das Leben schwer machen.

Die 76. Therapiestunde: «Die Patientin liegt entgegen ihrem sonstigen Verhalten etwa zwölf Minuten lang schweigend auf der Couch. In der Gegenübertragung verspürt die Analytikerin Ungeduld, ein ärgerliches Gefühl, und sie fragt sich: ‹Was soll denn das jetzt?› Sie hält ihren Ärger zurück in der Annahme, dass die Patientin etwas in der Übertragung ausagiert, und sie interveniert: ‹Sie wollen mich heute nicht teilhaben lassen an Ihren Gedanken?› Die Patientin reagiert nonverbal durch eine abweisende und mürrisch-trotzige Geste und teilt sich weiterhin nicht mit. In der Gegenübertragung bekommt die Therapeutin ein Kältegefühl, sie fühlt sich alleingelassen und abgewiesen. Daraus reift die nächste Intervention: ‹Ich fühle mich jetzt ganz kalt und alleingelassen, ich vermute, dass Sie ein solches Befinden auch kennen?› Nur zögernd, mit langen Pausen, bekennt die Patientin, dass sie jetzt nicht wisse, wie sie Kontakt herstellen könne, sie habe dafür einfach nichts zur Verfügung. Die therapeutische Stunde zieht sich hin. Auf die Intervention ‹Sie fühlen sich ganz hilflos und möchten unterstützt werden?› reagiert die Patientin noch nicht. Die Therapeutin hat Mühe, den Kontakt zu halten, sie verspürt zunehmend eine bleierne Müdigkeit und Hilflosigkeit. Sie interveniert aus ihrer Gegenübertragung: ‹Ich glaube, ich bin jetzt genauso hilflos, wie Sie es sind oder auch gegenüber Ihrer Mutter gewesen sind.› Schließlich spricht die Patientin davon, dass sie der Mutter immer etwas bringen musste und nichts von ihr ohne Gegenleistung bekommen habe. Sie wird traurig, weint und gesteht der Therapeutin ihren fragenden Wunsch: ‹Halten Sie mich auch aus, wenn ich nichts tue, wenn ich nur so da bin?› Die Therapeutin versteht, sie kennt diese Unsicherheit und kann mit der Gegenübertragung eines tieferen Verständnisses ihre Empathie vermitteln: ‹Sie möchten sich endlich mal angenommen und bestätigt fühlen, ohne dafür etwas leisten zu müssen. Das hat Ihnen immer gefehlt.› Die Patientin kann jetzt schmerzvoll angerührt weinen und beendet schließlich die Stunde: ‹Ich fühle mich jetzt ganz leicht. Das ist wirklich eine gute Erfahrung, mich nicht immer nur anstrengen zu müssen.›»

Die Gegenübertragung war ein Wechselbad der Gefühle: Unmut, Ärger, Kältegefühl, Alleingelassen-Sein, Müdigkeit, Hilflosigkeit, Verständnis, Mitgefühl. Die Patientin hatte nonverbal ihr frühes Alleingelassen-Werden, ihren Trotz und ihren Protest, aber auch ihre Hilflosigkeit und Verzweiflung ausagierend übertragen – von der Mutter nicht wirklich angenommen worden zu sein, aber nun nicht länger Leistung erbringen zu wollen (die Mutter nicht mehr befriedigen zu wollen). Schließlich konnte sie ihre unerfüllte Sehnsucht schmerzvoll eröffnen. In der Gegenübertragung hatte die Therapeutin im Kältegefühl das Alleingelassen-Sein realisiert, in ihrer Ungeduld und Verärgerung den trotzigen Protest der Patientin aufgenommen, mit der Müdigkeit die Ohnmacht und Hilflosigkeit der Patientin gespiegelt, und für die berechtigte Sehnsucht der Patientin empathisches Verständnis gezeigt, was der Patientin ein entlastendes Weinen ermöglichte.

Im System von Übertragung und Gegenübertragung spielt auch der Wiederholungszwang eine entscheidende Rolle. Dabei werden die prägenden frühen Erfahrungen in vielfachen Varianten und, angepasst an die soziale Realität, wiederholt. Dieser Wiederholungszwang ist von Psychoanalytikern entdeckt und durch die Gehirnforschung bestätigt worden. Die Wiederholung früher Erfahrungen hat zwei wesentliche Funktionen: erstens eine schützende Wirkung, denn in den bereits erlebten Erfahrungen kennt man sich aus, weiß damit umzugehen und ist gesichert vor anderen Erfahrungen, die man noch nicht kennt oder die an schlechte Verhältnisse erinnern würden. So entsteht die fast paradoxe Situation, dass Menschen mit schlechten Erfahrungen unbewusst dafür sorgen, dass ihre Erfahrungen nicht besser werden können. Sie suchen oder schaffen sich aktiv Partnerschafts- und Arbeitsbeziehungen oder auch soziale Strukturen, in denen es ihnen weiterhin so mies geht, wie sie es kennenlernen mussten. Es ist einfach tragisch zu sehen, wie Betroffene bessere Lebensverhältnisse scheuen oder zerstören, bis das gewohnte Maß an seelischem Leid wieder hergestellt ist. Auf eine Formel gebracht: Bei Frühstörungen hat der spätere Erwachsene vor nichts mehr Angst als vor Liebe und Frieden. Denn genau das, liebevolle Beziehungen und friedliche Verhältnisse, hat er nie erleben dürfen – und die Erinnerung daran schmerzt sehr.

Die zweite Funktion des Wiederholungszwangs besteht in dem unbewussten Bedürfnis, auf die vorhandene Not aufmerksam zu machen. Indem ein Mensch belastende aktuelle Verhältnisse vorträgt oder der Therapeut in seiner Gegenübertragung auf die Angebote des Patienten hin sich als belastet (geängstigt, bedroht, verunsichert, genervt, überfordert, ärgerlich) erlebt, signalisiert der Patient den noch unbewussten Wunsch, endlich von seiner tieferen (frühen) Not erlöst zu werden. Da es Erlösung im irdischen Leben leider nicht gibt, sondern «nur» Therapie im Sinne des Verstehens für den Leidensweg – lediglich Entlastung durch den Gefühlsausdruck sowie das Erlernen günstigerer Verhaltensweisen –, muss in diesem Sinne miteinander gearbeitet werden (erinnern, verstehen, fühlen, sich verändern).

So tragisch der Wiederholungszwang für das reale Leben ist, so nützlich ist er für die Therapie. Der Therapeut darf sich nur nicht aus falsch verstandener Zuwendung den Patienten «schön» sehen oder eigene Gutmenschen-Bedürfnisse in seiner Arbeit ausagieren wollen. Die Kunst der Psychotherapie besteht nämlich darin, das problematische Verhalten so zu spiegeln, dass es selbstkritisch untersucht und hinterfragt werden kann. Oft erleben Patienten ihr gestörtes Erleben und Verhalten als «ich-synton», als stimmig. Erst wenn ihnen dämmert, dass ihnen ein entfremdendes Verhalten aufgenötigt worden ist und sie nur etwas wiederholen, um sich zu schützen, nehmen sie ihr Verhalten und Erleben zunehmend als ich-dyston, als nicht mehr stimmig wahr. Dann beginnt der ernsthafte Kampf gegen den Wiederholungszwang.

Nach den Erkenntnissen der Hirnforschung sind die ursprünglichen Erfahrungen prägend neuronal vernetzt, sodass sie nicht einfach aufgelöst werden können. Es müssen neue (jetzt individuell bessere, stimmigere) Erfahrungen gemacht und übend verinnerlicht werden, damit auch neue neuronale Vernetzungen von Beziehungserfahrungen entstehen können. Der Wiederholungszwang (früher Störungen) ist durch den «Zwang», (in der Gegenwart) bessere Erfahrungen zu suchen und einzuüben, zu ersetzen. Das ist die Chance für neues Erleben und ein Verhalten im Sinne von Selbstverantwortung.

19

Sprechen – Schweigen – Zuhören

Wir haben Psychotherapie als ein Beziehungsgeschehen – sowohl diagnostisch als auch therapeutisch – kennengelernt. Psychotherapie ist also vor allem Arbeit an der Beziehung. Und Beziehung wird überwiegend durch Sprechen, Schweigen und Zuhören ausgestaltet. Natürlich sind auch Mimik, Gestik, Körperhaltung und Bewegungen Kommunikationsmittel der zwischenmenschlichen Beziehung und werden im psychotherapeutischen Prozess sehr wohl beachtet und zum Verständnis der Beziehungsqualität mit herangezogen. Aber die verbale Kommunikation ist in der Psychotherapie das Haupttransportmittel für kognitive und emotionale Inhalte. Man kann zusammenfassend sagen: Der Psychotherapeut diagnostiziert durch Zuhören und heilt mit Worten. Für die therapeutische Wirkung müssen aber Zuhören und Sprechen, auch das Schweigen, einer spezifischen Qualität entsprechen.

Das Sprechen: Psychotherapie lebt davon, dass man zueinander spricht, wobei der Patient das Wort hat. Zuhören und Sprechen sind ungleich verteilt. Der Patient ist zum Sprechen zu ermutigen, der Therapeut muss vor allem zuhören, um dem Patienten Raum zu geben. Der Patient muss aufhören, über etwas oder über andere zu reden, sondern lernen, von sich zu sprechen. Therapeutisch relevante Sätze des Patienten beinhalten vor allem das «Ich»: Ich glaube, ich hoffe, ich fürchte, ich wünsche, ich denke, ich fühle, ich bitte, ich verlange, ich verstehe, ich lehne ab, ich distanziere mich, ich nähere mich usw.

Die Quelle des Redens beim Patienten kommt aus dem inneren Erleben und Befinden. Das fällt den meisten sehr schwer. Das «Ich» gilt als aufdringlich, egoistisch, nervend, belastend, narzisstisch – was häufig falsch ist; es ist Folge repressiver, manipulieren-

der und abwertender Erziehung. Viele Menschen benutzen lieber
das «Man», wenn sie etwas von sich mitteilen, aber ihre Position
verallgemeinern und damit verschleiern wollen. Das ist ange-
lernte Vorsicht. Hinter einem «Man» kann der Einzelne leichter
abtauchen. Wir sind fast alle darin geübt, über etwas und vor allem über andere zu sprechen. Es ist mitunter ein langer Weg, bis
ein Patient aufhört, über den ungerechten Vorgesetzten, den
schwierigen Partner, die lästigen und undankbaren Kinder, den
Nachbarn und «die da oben» zu schimpfen und sich aufzuregen.
Es dauert, bis er anfängt, sich nicht mehr nur als Opfer zu sehen
(was ehemals bestimmt zutraf und gegenwärtig auch real der Fall
sein kann), sondern sich ebenso als Täter zu begreifen (was hinsichtlich des angelernten Fehlverhaltens immer zutrifft, selbst
wenn einem in der Gegenwart Übles angetan wird).

Therapie beginnt mit der kritischen Reflexion des eigenen An-
teils an belastenden Verhältnissen: Wieso toleriere *ich* einen ungerechten Chef? – Wieso halte *ich* an einer unglücklichen Beziehung fest? – Wieso erlebe *ich* meine Kinder als so lästig, was habe
ich ihnen angetan, was habe *ich* unterlassen? – Wieso leide *ich* so
sehr unter den Verhältnissen? Sie beginnt in der Erkenntnis der
eigenen (meist natürlich unbewussten) Mitwirkung am Unglück
und in der Beantwortung der Frage, wie ich das Leidvolle verarbeiten und die Folgezustände regulieren lernen kann. Diese
Sichtweise darf nicht als Psychologisieren von realem Unrecht
missverstanden werden. Denn erst wenn eigene Schuldanteile erkannt und verzerrtes Reagieren auf die Realität identifiziert und
korrigiert sind, kann angemessen gegen Missstände vorgegangen
werden. Solange aus aufgestauten Affekten der eigenen Lebensgeschichte gehandelt wird, verkennt man die Realität, reagiert
überzogen, gießt im Grunde Öl ins Feuer und verhindert eine
mögliche Deeskalation.

Psychotherapie muss für den Patienten einen Freiraum schaffen, in dem er sich so offen und ehrlich, so unzensiert wie möglich mitteilen kann. Und zwar dadurch, dass er lernt, von sich zu
sprechen. Psychotherapeutisches Reden hat also eine besondere

Qualität. Ein Therapeut wird sich nur so lange wie nötig das Gerede eines Patienten über sein Leiden und über die belastenden, ungerechten Umstände anhören. Sobald als möglich will er Internales vom Patienten erfahren: «Wie erleben Sie das?» – «Was fühlen Sie dabei?» – «Was könnte Ihr Anteil sein?» Das alles sind Fragen, die helfen und ermutigen sollen, vom Reden über etwas zu authentischen Mitteilungen von sich zu kommen.

So könnte eine externale Mitteilung einer Patientin etwa so lauten: «Mein Mann, nie hat er Zeit für mich! Er ist stur und stellt seine Dinge immer in den Vordergrund. Er sieht einfach nicht, wie ich mich um die Kinder bemühe, was ich alles zu erledigen habe. Und dann will er auch noch Sex! Das ist doch unmöglich!»

Therapeut: «Sie finden das ungerecht und leiden an Ihrem Mann. Aber um was geht es Ihnen wirklich?»

Das könnte dahin führen, dass die Patientin sich anders mitteilt: «Ich fühle mich nicht verstanden, ich werde in meiner Arbeit gar nicht gewürdigt, das ist schon immer so!»

Therapeut: «Schon immer so?»

Patientin: «Ja, ich habe mich immer sehr bemüht, Anerkennung von meinem Vater zu bekommen, aber der hat mich nie gewürdigt. Das tut mir heute noch weh.»

Auf diese Weise werden externale Mitteilungen über das Verhalten des Ehemannes zu internalen Mitteilungen über tief sitzende Kränkungen, die zu aufgestauten Gefühlen führen können. Durch deren Ausdruck kann dann innerseelische Entspannung erreicht werden.

Der Patientin könnte es gelingen, die reale Enttäuschung über ihren Ehemann nicht mehr mit ihren uralten Kränkungen zu beladen. So könnte sie vielleicht etwas gelassener ihrem Mann mitteilen, was sie belastet, mit ihm über die Arbeitsanforderungen verhandeln, ihren Anteil selbst wertschätzen und auch seinen würdigen. Selbst wenn der Ehemann für eine Verständigung nicht erreichbar ist, wird das reale Leiden an einer unbefriedigenden Beziehung vom Ballast aufgestauter Affekte entlastet. Die

Beziehung hätte so die Chance, nicht ein Sumpf seelischer Verletzungen zu bleiben. Gelingt das jedoch nicht, stellt sich die ernste Frage, warum die Patientin an einer für sie so enttäuschenden Beziehung festhalten will.

Manchmal ist das Leiden an einem Partner, dem man verletzendes Verhalten nachweisen will, um sich im Recht zu fühlen, eine unbewusst gesuchte und schützende Abwehr gegenüber den Erinnerungen an sehr schmerzhafte Erfahrungen der eigenen Leidensgeschichte. Das gehört zu den zentralen psychotherapeutischen Erkenntnissen: Altes Leid aus der Kindheit mag längst vergangen und vergessen sein, nicht aber die damit verbundenen Affekte, die ihre pathogenen Wirkungen auf das spätere Erleben und Verhalten so lange entfalten, bis sie wieder berührt, eröffnet und endlich zur Entladung gebracht werden können. Alte Verletzungen können durch nichts ungeschehen und beseitigt werden, aber ihre Folgen können entsorgt werden – dafür dient das Reden. Genauer gesagt die internalen Mitteilungen über das innerste Erleben. Je zutreffender die Erinnerungen werden, desto mehr werden auch die Gefühle des Erlittenen wiederbelebt, deren Ausdruck heilsame Entlastung bewirkt. Das ist das wesentliche Ziel psychotherapeutischer Gespräche.

Das Zuhören: Wer zuhört, darf sich glücklich schätzen, wenn er das Gesprochene inhaltlich erfasst. Damit ist das Gesagte aber noch lange nicht verstanden. Es ist überhaupt eine Illusion, zu glauben, man könne etwas wirklich so verstehen, wie es gesagt wird. Es bleibt immer die Frage, wie es gemeint ist. Jede Aussage beinhaltet individuelle Mitteilungen, die wie Code-Worte für den Sprecher Bedeutung haben, sich aber keinem anderen vollständig erschließen. Was ausgesprochen wird, transportiert Hintergründe, Geschichten und Erfahrungen, die nicht expressis verbis mitgeteilt werden, höchstens zwischen den Zeilen zu ahnen, aber für den Sprechenden wie selbstverständlich mit enthalten sind. So haben Worte und Sätze eine individuelle Bedeutung, die nur dem Sprecher bekannt ist und ihm oft gar nicht bewusst sein muss.

Die versteckten Botschaften werden in der Sprachmodulation und Intonation, in der Wortwahl, im Satzbau und in Andeutungen transportiert. Mimik, Gestik sowie Körperausdruck unterstreichen oder konterkarieren das Gesagte. Fragen verstecken Aussagen, Zitate beschützen Unsicherheiten, Meinungen transportieren und sachliche Argumente verbergen Gefühle. So ist es bereits für den Sprechenden schwierig genug, auch wirklich zu wissen, was er eigentlich meint, was er aussagen will. Gar nicht möglich ist es hingegen, genau zu wissen, wie etwas Ausgesprochenes beim anderen ankommt.

Überzeugende Experimente haben gezeigt, wie einfache Aussagen von mehreren Menschen unterschiedlich gehört und vor allem verstanden werden. Die nachfolgenden Interpretationen sind dann nicht mehr zu kontrollieren. Nur selten existieren eindeutige Aussagen; ein «objektives» Verstehen ist nicht möglich. So bleiben Sprechen und Zuhören höchst subjektive – im Zusammenspiel dynamische – und immer anders interpretierbare Vorgänge. Missverständnisse in der Kommunikation sind deshalb im Alltag nicht auszuschließen, in der Psychotherapie aber fast die Regel. Bei Patienten ist das Zuhören durch Unsicherheit, Angst, Scham, Ratlosigkeit und Hilflosigkeit schwer beeinträchtigt. Therapeuten hören gern die Anerkennung, die Erfolgsmeldungen – und überhören die Kritik, vor allem die versteckten Vorwürfe und indirekten Aggressionen. Das Zuhören ist bei Patienten durch ihre Not und Fehlhaltung eingeschränkt, bei Therapeuten durch ihren narzisstischen Anspruch, ihre Helferhaltung und Erfolgsbedürfnisse.

In der therapeutischen Arbeit hat sich eine einfache Technik bewährt, das *aktive Zuhören*. Dabei reagiert der Therapeut auf Aussagen des Patienten etwa mit folgendem Satz: «Ich will Ihnen jetzt mal sagen, was ich verstanden habe …» und lässt sich das Wiedergegebene vom Patienten bestätigen. Das erfolgt so lange, bis beide der Überzeugung sind, dass sie gleichermaßen informiert sind. Eine solche aktive Verständigung klärt aber noch nicht die tiefere – gar unbewusste – Bedeutung des Gesprochenen und Gehörten. Dieses erschließt sich höchstens annähernd, wenn eine mögliche Bedeutung reflektiert, assoziiert und gedeutet wird. Die pauschale Formel: «Wer spricht, verbirgt seine wirkliche Meinung!» stimmt. Auch: «Was ausgesagt wird, macht Konflikthaftes ‹gesellschaftsfähig›!» Und wer zuhört, hört wiederum vor allem das, was er hören will oder verkraften kann. Die Sprache ist ein Lügenabfluss, das Gehör besitzt Scheuklappen. So bleibt nichts anderes übrig – und das sollte in der Psychotherapie Kommunikationskultur sein –, als dass

- wiedergegeben wird, was man glaubt, gehört zu haben (aktives Zuhören);
- Aussagen reflektiert, assoziiert und gedeutet werden, um mögliche Hinter- oder Untergründe zu erfassen;
- weiter gefragt wird, was gemeint ist und wie es gemeint ist;
- externale Mitteilungen auf ihre internale Bedeutung hin untersucht werden;
- längere Mitteilungen auf wesentliche Aussagen konzentriert werden;
- abgeglichen wird, was gesagt und was gehört wurde, was gemeint und was verstanden wurde.

Grundregel der Psychotherapie ist, dass der Therapeut bei jeder wichtigen Aussage oder Deutung von ihm nachfragt, wie sie beim Patienten angekommen ist und von ihm verstanden wurde. Der Abgleich von Aussage und Aussagebedeutung, von Gehörtem und Verstandenem ist zentrale psychotherapeutische Arbeit, um die Kommunikation mit sich selbst (zur Integration von Unbewusstem) und das Verstehen miteinander (zum Erkennen von Projektionen und Übertragungen) zu verbessern.

Das Schweigen: Therapeuten müssen viel schweigen, Patienten dürfen schweigen. Schweigen ist oft notwendig, Schweigen kann aber ebenso den therapeutischen Prozess wesentlich behindern. Schweigen ist Freiraum zur kreativen Reflexion und Schweigen ist Widerstand, stiller Protest. Das Schweigen selbst hat viele gestisch-energetische Varianten, erkennbar auch durch Mimik oder Körpersprache. Der Charakter des Schweigens ist spürbar für den, der darauf achtet und sich in dessen Wahrnehmung übt. Das Schweigen kann ratlos, hilflos, bedürftig sein, suggestiv-ma-nipulierend, vorwurfsvoll-herausfordernd, trotzig-verweigernd, aggressiv-kämpferisch (wer hält es länger aus?) oder angstvoll, den Ausdruck fürchtend, sich versteckend und sich entziehend, beziehungsvermeidend. Nicht minder kann ein Schweigen nach-denklich, assoziativ, entspannend, zur Ruhe kommend oder Frei-raum schaffend sein.

Das Schweigen des Therapeuten ist notwendig, damit der Pa-tient Zeit und Raum hat, um sich mitzuteilen. Je mehr der The-rapeut spricht, desto weniger kommt der Patient zu Wort. Der Therapeut mag sich in wichtigen Aussagen narzisstisch gefallen, der Patient mag froh oder auch irritiert sein, wenn er vom Thera-peuten zugetextet wird. Gute Therapie kann daraus nicht er-wachsen. Nur wenn der Therapeut schweigt, kann der Patient sprechen oder wird zum Ausdruck seiner selbst «verführt».

Das notwendige Schweigen des Therapeuten macht aber vie-len Patienten Angst, es wirkt verunsichernd. Die meisten kom-men zur Psychotherapie mit der Erwartung, dass ihnen etwas ge-sagt wird, dass sie Rat erhalten, dass ihnen jemand erklärt, was sie tun oder lassen sollen. Eine solche Gesprächsform gibt Sicherheit und Halt, taugt indessen für die psychotherapeutische Arbeit we-nig. Das Schweigen des Therapeuten ist die Voraussetzung, dass sich der Patient entfalten kann. Am besten ist es sogar, wenn er nur wenige Hinweise erhält, wie er sich verhalten und worüber er sprechen soll.

Fordert der Therapeut zum Sprechen auf, wird er konfron-tiert mit einem brav-angepassten Patienten oder einem Wider-ständler, der sich nichts sagen lassen will. Das ist diagnostisch hilfreich und kann zum Ausgang für die weitere therapeutische Arbeit gemacht werden, indem gemeinsam nach den Quellen der Anpassungsneigung oder des trotzigen Protestes geforscht wird.

Die beste Therapie ist eine, in welcher der Patient aus kritischer Selbstreflektion schließlich zu seinen Erkenntnisse und Entscheidungen findet. Das ist vielleicht das wichtigste Therapieziel, wichtiger als alle die Illusionen von Heil, Heilung und Glück: Mag kommen, was will, ich kann darüber nachdenken, sprechen und verstehen, was es für mich bedeutet, und mich nach meinen Möglichkeiten darauf einstellen. Es gibt keine Zielvorgabe erreichbarer «Gesundheit», sondern nur den lebenslangen Weg hilfreicher und befreiender Selbstreflektion. Keine Erkenntnis taugt für immer und überall, Leben ist ein ewiger Veränderungsprozess.

Der schweigende Therapeut braucht die Zurückhaltung auch, um sein Erleben, seine Einfälle und sein Befinden gut wahrnehmen zu können; denn darin wird die Gegenübertragung lebendig. Relativ unabhängig davon, was der Patient redet, ist der Therapeut auf diese Weise imstande, den Patienten in sich wahrzunehmen; drastisch gesprochen: Die bewussten Aussagen des Patienten haben häufig relativ wenig Wert für die therapeutische Entwicklung, die vor allem im beziehungsdynamischen Energiefeld zwischen Therapeut und Patient stattfindet. Ganz wichtig für die therapeutischen Wirkungen ist hingegen das Erleben des Patienten: Wie werde ich wahrgenommen und verstanden? Wann werde ich gemocht und wann abgelehnt? Was hilft und ermutigt zu neuen Erkenntnissen und Erfahrungen? Was hilft zu Verhaltensänderungen? Für beide Seiten gilt: Wird man nicht verstanden und nicht gemocht, ist Entwicklung im Grunde ausgeschlossen: Der Therapeut wird die Lust verlieren und der Patient das Vertrauen.

Schweigen ist kein Selbstzweck, sondern es hat Bedeutung. Der Therapeut ist gut beraten, den Patienten lange genug schweigen zu lassen – das kann sogar eine ganze Therapiestunde sein, solange das Schweigen therapeutischen Sinn macht, also am Ende verstehbar wird, was es bedeutet. Auf diese Weise kann man abwarten, bis der Patient sein Schweigen bricht, oder man ermutigt ihn, sich mitzuteilen: «Es fällt Ihnen bestimmt schwer…» – «Das ist sicher nicht einfach für Sie…» – «Ich würde gern wissen, was in Ihnen vorgeht …» – «Wollen Sie mich an Ihren Gedanken teilhaben lassen?» Man kann auch direkter, konfrontativer vorgehen: «Übersetzen Sie doch mal Ihr Schweigen!» – «Ich nehme an, dass Sie mir etwas nicht mitteilen wollen!» – «Ich will Ihnen sagen, wie Ihr Schweigen auf mich wirkt …» – «Ich mache mir Sorgen, ich weiß nicht mehr, was in Ihnen vorgeht, wenn Sie sich nicht mitteilen!»

Die Analyse des Schweigens ist eine wesentliche Kunst der therapeutischen Arbeit. Schweigen bedeutet etwas – dafür muss man natürlich erst einmal schweigen dürfen. Die Bedeutung des Schweigens besteht darin, das Tor zu wesentlichen therapeutischen Inhalten, also zu verleugneten Themen, zu schmerzvollen Erkenntnissen, zu unterdrückten Affekten und angstvollen Entscheidungen aufzustoßen. Hier trifft das Sprichwort «Reden ist Silber, Schweigen ist Gold» einmal zu, aber in einer anderen als der gewöhnlichen Auslegung. Es geht nicht um ein Verschweigen, sondern um die wesentlichen seelischen Inhalte, die vom Gerede – und mag es noch so geschickt und klug sein – unterdrückt oder übertönt werden. Der Patient muss schweigen dürfen; denn im Schweigen bilden sich der Erkenntnishumus und die Gefühlsladung, die erforderlich sind, um aus der Not herauszufinden.

20

«Mir bricht das Herz!» – das Dilemma mit den Gefühlen

Gefühle werden in ihrer Bedeutung häufig negativ bewertet. Gefühle zu zeigen wird oft als Schwäche angesehen, Gefühlsbeherrschung hingegen als ein Zeichen von Reife und Stärke. Aus meiner Erfahrung ist das Gegenteil der Fall. Gefühlsunterdrückung ist ein schwerwiegendes Symptom angstvoller Abwehr belastender, emotionsgeladener Erlebnisinhalte. Der gefühlsblockierte Mensch ist zu schwer belastet, um Wahrheiten und Realitäten annehmen zu können. Zuzugestehen ist jedoch, dass die Beherrschung dann eine Überlebensstrategie ist, wenn das Erlebte zu bedrohlich ist. So gesehen ist die scheinbare Emotionslosigkeit ein Schutzmechanismus bei einer schweren seelischen Beeinträchtigung. Genau diese Gefühlskrankheit wird jedoch häufig als cool, stark, souverän und selbstsicher gefeiert. Der unter dieser Sozialmaske verborgene Gefühlsstau, der meist unbewusst geworden ist und sich «nur» in verschiedensten seelischen oder körperlichen Beschwerden verrät, der ist tatsächlich gefährlich.

Insbesondere Männer sollen stark und tapfer sein. Andererseits wird ihnen – häufig von den Frauen – vorgeworfen, sie würden zu wenig Gefühle zeigen. Seit Jahrhunderten herrscht eine Erziehung zur Gefühlsunterdrückung: «Beherrsche dich!» – «Sei vernünftig!» – «Halte dich zurück!» – «Reagiere nicht so emotional!» – «Wer schreit, hat Unrecht!» – «Weinen ist peinlich!» – «Bleib ganz ruhig!» – «Wir reden hier nur ganz sachlich.» usw. Wir kennen das alle. So haben wir gelernt, unsere Gefühle zurückzuhalten und zu unterdrücken.

Wir haben aber nicht die Freiheit, zu fühlen oder nicht zu fühlen. Alle Lebensvorgänge sind zwangsläufig mit Emotionen verbunden. Lebensvollzug und Gefühl sind eine Einheit. Wir haben nur die Wahl, Gefühle zum Ausdruck zu bringen oder Gefühle zurückzuhalten – über beide Funktionen sollten wir möglichst frei verfügen können. Zurückgehaltene Gefühle bedeuten einen «Energiestau», der anderweitig abgeführt werden muss. So wird ein Gefühlsstau zur Quelle vielfacher psychosomatischer und funktioneller körperlicher Beschwerden (Gefühle werden somatisiert) oder sie werden energetisch in psychischen Symptomen (Ängste, Zwänge, Depression) oder in sozialen Konflikten (Streit, Kampf, Gewalt) stellvertretend abgeführt.

Der Volksmund kennt typische Redewendungen für die Somatisierung von Affekten:

- «Ich habe die Nase voll!» – Infekt mit Schnupfen als Folge ärgerlicher Belastungen.
- «Das schlägt mir richtig auf den Magen!» – Ärger, der heruntergeschluckt wird und nicht zum Ausdruck kommen kann.
- «Mich juckt das Fell!» – die Haut reagiert auf Unruhe und Erregung oder mit Sehnsucht nach Berührung.
- «Ich mach mir noch in die Hosen!» – Angst vor einem belastenden Ereignis, das nur über den Darm wahrgenommen wird.
- «Das geht mir richtig an die Nieren!» – ein schmerzliches Ereignis, das nur körperlich zum Ausdruck kommt.
- «Ich platze noch vor Wut!» – ein zorniger Gefühlsstau.
- «Da bleibt mir die Spucke weg!» – angstvolle Mundtrockenheit als Ausdruck des Erschreckens.
- «Mir schlägt das Herz bis in den Hals!» – eine freudige oder angstvolle Erregung, die die Herzfrequenz erhöht.
- «Mir bricht das Herz!» – schmerzvolles Erleben von Kränkung, Trauer oder Verlassenheit.
- «Ich ringe nach Luft!» – asthmatische Luftnot als Symptom von Bedrängnis und Übergriffigkeit.
- «Das ist ja zum Kotzen!» – Übelkeit als Ausdruck ekliger Zumutungen.
- «Da vergeht mir richtig die Lust!» – Erektionsstörung als Ausdruck eines Beziehungskonflikts.

In der Alltagssprache lassen sich unzählige Formulierungen erkennen, die die Einheit von Körper und Seele zum Ausdruck bringen. In der Psychotherapie lohnt es sich, Symptome auf ihren individuellen Symbolcharakter und ihre Signalfunktion hin zu erforschen. Meistens hat der Patient Einfälle und Assoziationen parat, wenn man ihn nach der möglichen Bedeutung dessen fragt, was sein Herz, seine Niere, seine Haut usw. zum Ausdruck bringen.

Dazu verwende ich gern eine Übung aus der Gestalttherapie, bei der sich der Patient mit dem jeweiligen Organ identifiziert und aus dessen Sicht spricht. Ein Beispiel: «Ich bin das Herz, ich schlage ganz unregelmäßig, ich bin aus dem gewohnten Rhythmus geraten, ich erzeuge Unruhe und Angst, ich bin ganz erregt, hört mich denn keiner, bemerkt mich denn niemand, was soll ich denn noch machen, ich will beachtet sein, sonst gehe ich noch kaputt.» In dieser Identifikationssprache mit dem Organ eröffnen sich wesentliche psychische Konfliktstoffe, die gerade über das Herz ausgetragen werden, weil sie noch nicht in ihrer Bedeutung erkannt sind. So kann man jetzt gut mit folgenden Fragen und Themen weiterarbeiten:

- Wie und was ist im Leben aus dem Rhythmus geraten?
- Was macht gerade Angst?
- Wer soll mich beachten?
- Was soll gesehen werden?

Ein anderes Beispiel: «Ich bin der Kopfschmerz, ich mache Druck, ich klopfe und klopfe und gebe keine Ruhe, ich schreie um Hilfe, versteht denn keiner, was ich will, ich zermartere mir den Kopf und finde keine Lösung, ich könnte platzen, wo ist der Ausgang?» Wiederum bekommen wir für die psychotherapeutische Bearbeitung reichlich Stoff für tiefere Erkenntnis:

- Was verursacht und macht Druck im Leben?
- Welche Hilfe wird gebraucht?
- Was sollen andere endlich verstehen?
- Was findet keinen Abfluss, keinen Ausdruck?

- Was steigt zu Kopf, was in tieferen Körperregionen keinen Ausgang findet?

Gefühlsunterdrückung ist seelische Sklaverei! Die Überzeugung, dass die Vernunft über die Gefühle herrschen müsse, ist ebenso falsch wie dumm. Höchstens ließe sich sagen, dass wir mit unserer Vernunft entscheiden, wann und wo wir unseren Gefühlen freien Lauf lassen und wo es besser ist, die Gefühle zu kontrollieren und zurückzuhalten. So sollte man in einer sachlichen Verhandlung keinen Gefühlsausbruch zulassen und beim Autofahren ebenfalls seine Gefühle (Verkehrssicherheit!) zurückhalten. In einer partnerschaftlichen Beziehung, beim Sex, bei notwendigen Auseinandersetzungen hingegen wäre es töricht, seine Gefühle nicht zu zeigen, dann wäre die Beziehung bald leer, der Sex fade und Konflikte könnten nie tiefer verstanden und gelöst werden.

Am allerwichtigsten ist die regelmäßige Gefühlshygiene. Dafür sollte man sich – am besten täglich – Raum und Zeit nehmen, um zurückgehaltene Gefühle, wie sie im Alltag unvermeidbar sind, aufzuspüren und ihnen freien Lauf zu lassen. Dabei werden immer auch aufgestaute Gefühle aus der Lebensgeschichte mit berührt werden, sodass die Gefühlshygiene zugleich der Entsorgung des Gefühlsstaus dient. Eine halbe Stunde reicht aus, um im Liegen (auf einer Matte) durch vertiefte Atmung und indem man beim Ausatmen Ton gibt, den Gefühlsprozess zu aktivieren.

Verständnisvolle Begleitung ist dabei hilfreich, aber nicht zwingend für denjenigen, der mit dem Gefühlsausdruck bereits Erfahrung hat. Meine Erfahrung ist, dass man bereits bekannte Gefühle auch allein eröffnen kann; unbekannte Gefühlsqualitäten hingegen brauchen Schutz, Ermutigung und Unterstützung, um zum Ausdruck zu kommen. Die wesentlichen primären Gefühlsqualitäten sind Wut und Hass, Schmerz, Trauer und Freude. Angst und Lust sind hingegen Symptome des Gefühlsprozesses: Angst als Symptom des Gefühlsstaus, Lust als Symptom der emotionalen Entladung. Stolz, Eitelkeit, Neid, Eifersucht und Befindlichkeiten wie allgemeine Anspannung oder auch animierter

Spaß sind dagegen Ausdruck einer neurotischen Verarbeitung nicht zugelassener Bedürfnisse und aufgestauter Affekte:

- Wut und Hass entstehen bei frühkindlicher Verletzung, Kränkung, Ablehnung oder Bedrohung, bei körperlicher und seelischer Gewalt.
- Schmerz ist die Folge frühkindlich erlittenen Mangels an Liebe, Bestätigung und Versorgung.
- Trauer ist das Symptom nicht gelebten Lebens, verlorener Lebenschancen und verhinderter Lebensmöglichkeiten.
- Freude ist das Ergebnis erfolgreicher Selbstverwirklichung (körperlich, seelisch, sozial).

Diese Gefühle bilden einen Gefühlsstau, wenn sie nicht angemessen zum Ausdruck gebracht werden (können). Angemessen meint den vollen Gefühlsausdruck mit der energetischen Qualität des zugrundeliegenden Erlebens. Der volle Gefühlsausdruck umfasst praktisch den ganzen Körper. Die Körperpsychotherapeuten (in der Nachfolge von Wilhelm Reich) teilen den Körper in sieben Segmente nach funktionalen Muskelketten ein, die für den Gefühlsausdruck wesentlich sind: Augen und Stirn, Mund, Hals mit Kehle, Brustkorb mit Armen, Zwerchfell, Bauch, Becken mit Beinen.

Einige Beispiele für einen vollen Gefühlsausdruck:

Wut und Zorn: Zuerst vor Wut blitzende Augen, dann wutverzerrtes Gesicht, aggressive Empörungs- und Protestrufe, mit den Armen sich schlagend wehren und verteidigen, tiefe (zwerchfellunterstützte) Wutschreie mit Spannung im Bauch (Wut im Bauch), stoßende Beckenbewegungen mit Treten und Schlagen der Beine.

Schmerz: Anfangs Rötung der Augen, dann erste Tränen, Beben und Zittern der Wangen und Lippen, lautes Weinen, bebender, schluchzender Brustkorb mit Anklammerungs- und Umarmungsimpulsen der Arme, tiefes (zwerchfellunterstütztes) Schluchzen aus dem Bauch heraus (Krümmen vor Schmerz) mit Anziehen der Beine in Seitenlage (Embryohaltung).

Freude: Zuerst strahlende Augen, dann lachendes Gesicht mit jubilierenden Lauten, geweiteter Brustkorb mit vertiefter Atmung, Arme, die die ganze Welt mit Zuwendung (nicht anklammernd) umfassen wollen, zwerchfellunterstütztes Lachen, warmes Bauchgefühl sowie ein angenehmes Strömen im Becken mit der Lust zu springen, zu hüpfen, zu tanzen.

Dieses Gefühl der Freude ist natürlich etwas völlig anderes als die animierten Spaßgefühle, das schreiende Gegröle in der Masse, die demonstrierte Begeisterung, bei der es um ein (Mit-)Machen und nicht um ein Zulassen geht. Der Schlachtruf: «Ich will Spaß und Action» ist das genaue Gegenteil erlebter, von innen kommender Lebensfreude.

Menschen, die kaum noch Freude erleben, weil zu viel aufgestauter Schmerz und zurückgehaltene Wut dieses Gefühl erdrücken, brauchen Animation für hysterische «Gefühle», um sich einbilden zu können, gut drauf zu sein. So müssen wir zwischen «echten» und «gemachten» Gefühlen unterscheiden. Sichere Unterscheidungskriterien dafür sind: Echte Gefühle stecken an, aufgesetzte Gefühle schrecken ab; echte Gefühle dauern immer nur wenige Minuten, hysterisierte Gefühle können quälend lang sein. Das ist ja oft das paradoxe Problem: Wenn jemand echt lacht, weint oder wütend wird, muss man mitfühlen. Doch wer sich im Gefühlsstau befindet, für den ist die Ansteckung bedrohlich. Er wird alles unternehmen, um den echten Gefühlsausdruck zu stoppen. Viele machen aber bei aufgesetzten Gefühlen mit, weil dabei innerlich nicht viel passiert und man emotional nicht wirklich bewegt wird. So wie man external über etwas reden kann, um nicht internal von sich zu sprechen, so kann man sich external erregen lassen, um ja nicht zu fühlen, was internal wirklich vorliegt.

Die therapeutische Bedeutung von echten Gefühlen ist unschätzbar. Echte Gefühle führen zur Erkenntnis, sie wirken entspannend und befreiend und sind der wesentliche Zugang zum präverbalen (frühkindlichen) Erleben. Dort liegt auch die Ursache für die kultivierte Gefühlsunterdrückung. Die Gefühle aus dem Früherleben haben mörderische, herzzerreißende, abgrundtiefe Qualität, sie sind also aus gutem Grund unterdrückt, sonst hätte das Kind nicht überleben können. Diese notwendige Gefühlsunterdrückung, meist noch verstärkt durch strenge Gefühlsverbote durch die Eltern, hält ein Leben lang an – als verständliche Schutzreaktion. Damit lebt man dann allerdings auch gefühlsblockiert mit den bekannten Symptomen: Ich fühle nichts, mich lässt alles kalt, ich kann mich über nichts freuen, ich bin wie erstarrt, wie tot. Menschen mit dieser tragischen Störung eignen sich später für alle Berufe oder Tätigkeiten, die extreme Gefühlsabstumpfung fordern. Mit positiver Kompensation werden sie etwa Intensivmediziner, Pathologen, Kriminalisten oder Polizisten, bei negativer Kompensation Söldner, Gewaltverbrecher, Extremist oder Terrorist.

Das destruktive Ausagieren eines belastenden Gefühlsstaus ist für mich die einzige Erklärung für das ansonsten nicht mehr verständliche Morden und Quälen von Menschen und von feindseligem Sozialverhalten: Das, was getan wird, wird nicht mehr gefühlt. Und die damit häufig verbundene Gewaltideologie ermöglicht noch eine Rationalisierung des bösen Tuns. Das ist in jedem Krieg, in jeder Revolution, im Rassenwahn und Völkermord, aber auch schon im Feindbilddenken, in der Sündenbockjagd oder in der Umweltzerstörung zu finden. Wer noch fühlt, was Mitmenschen, Kindern, Tieren und der Natur angetan wird, der müsste sehr leiden und könnte nicht einfach alles gutheißen, was im Namen des Fortschritts, des Wachstums, der Verteidigung als «notwendig» behauptet wird.

In der Therapie ist abzuwägen, ob Gefühle aus der Frühgeschichte reaktiviert werden können, ob sie auszuhalten sind und sich verarbeiten lassen. Das heißt, man wird nicht mit körperbezogener Gefühlsarbeit beginnen. Erst muss Vertrauen bestehen und ein Therapieprozess begonnen haben, der frühe Erfahrungen spürbar oder erinnerbar werden lässt. Danach lassen sich durch geschützte Gefühlsarbeit auch Anzeichen von emotionaler Erre-

gung auf der Matte aktivieren. Dabei wird deutlich, inwieweit
ein Patient in der Lage ist, sich darauf einzulassen. Gefühlsarbeit
ist eine Übungssache, die ermutigt, niemals aber gepusht werden
sollte. Eine Gefühlsentladung auf der Symptomebene neurotischer Konflikte ist der effektivste Weg zur Klärung und Entspannung. Damit gelingt es in der Regel, das Maß der Affekte besser
zu differenzieren: Was davon entspricht dem realen Anlass und
was wird durch das Wiederbeleben von Gefühlen aus der frühen
Entwicklungsgeschichte überladen? Im Anschluss an die Entladung der aufgestauten Affekte kann auf das reale Gegenwartspro-
blem sachlich angemessen reagiert werden. Dies ermöglicht dem
gefühlserfahrenen Menschen einen schnell zur Entlastung führenden «circulären Prozess» (siehe S. 239 ff.).

Jede verletzende, kränkende und einengende – letztlich lieblose – Erziehung ist ein Verbrechen, weil sie «Verbrecher» erzeugt.
Unsere Gefühle tragen unser Leben viel stärker als alle Vernunft.
Der Bauch ist der Wahrheit stets näher als der Kopf. Gefühle entscheiden über unser Befinden: entspannt, zufrieden, glücklich –
oder das Gegenteil davon. Echte Gefühle sind durch Geld, Besitz, Erfolg und Ruhm nicht wesentlich zu beeinflussen, wohl
aber dadurch, dass man verstanden wird und sich bestätigt fühlt.
Letztlich entscheidet die Qualität unserer mitmenschlichen Beziehungen darüber, wie wir uns fühlen. Was uns emotional erreicht, bildet uns auch und zeigt Wirkung für das Erleben, Befinden und die Beziehung.

Die allseits geforderte Bildung bereits vom Kleinkindalter an
könnte auf Lehrinhalte weitgehend verzichten, wenn die angebotenen Beziehungen positiv emotionsgeladen wären, also Liebe,
Anerkennung und Bestätigung übermittelten. Denn das ist die
Grundlage dafür, dass ein Mensch von sich aus lernen, entdecken, probieren und leisten möchte. Gute Gefühle aus guten Beziehungen bilden die Basis für erfolgreiche Bildung, für Lust am
Gestalten und Arbeiten, sie sind eine Garantie für liebevolle Partnerschaft und lustvolle Sexualität, mithin eine Grundlage für
eine zivilisierte Kultur.

21

Der circuläre Prozess oder
Der Umgang mit einer aktuellen Krise

Im Laufe der vielen Jahre psychotherapeutischer Praxis ist mir zunehmend deutlicher geworden, dass die vom Patienten vorgetragenen Beschwerden und Probleme stets eine tiefere Dynamik besitzen. Dabei signalisiert der aktuelle Konflikt in den allermeisten Fällen eine Problematik, die in den Strukturstörungen der Persönlichkeit verankert ist. Strukturstörungen sind Frühstörungen, damit ist entwicklungspsychologisch die frühe Kindheit (die die vorgeburtliche Zeit, die Geburt und die Entwicklung in den ersten drei Lebensjahren einschließt) gemeint, in der sich die wesentlichen Persönlichkeitszüge als Folge der Beziehungsqualität der Mutter-Vater-Kind-Beziehung ausbilden.

Nach meiner Erfahrung ist heutzutage kein Mensch mehr frei von Frühstörungsanteilen. Der Unterschied besteht lediglich in der Art und im Ausmaß der Strukturstörung. Mag sein, dass ich bisher nicht das Glück hatte, einen umfassend gesunden Menschen kennenlernen zu können, aber mein Verdacht basiert auf der kritischen Analyse gesellschaftlicher Fehlentwicklung (die «narzisstische Gesellschaft»). Diese Fehlentwicklung setzt voraus, dass eine Mehrheit der Bevölkerung eine spezifische individuelle Problematik massenpsychologisch wirksam ausagiert.

Die aktuelle Symptomatik dient meistens dazu, eine tief reichende Strukturstörung in der Persönlichkeitsorganisation zu überdecken, aber eben auch auf eine grundlegendere Problematik aufmerksam zu machen. Nicht zu übersehen ist das, wenn sich typische Konflikte wieder und wieder ereignen. Es ist dann, als mache sich der Patient damit so ekelig wie der Frosch im Märchen, der den aggressiven Akt der Konfrontation braucht, um seine wahre, nur verwunschene Gestalt endlich zeigen zu können.

Die Psychotherapie steht immer vor der Entscheidung, ob durch eine oberflächliche Bearbeitung auf der Symptom- und Konfliktebene eine schnelle, weniger aufwendige und erfolgversprechende Hilfe ermöglicht werden soll oder eine längerfristige Behandlung zur Regulierung auf der Strukturebene notwendig wird. So bewegt sich die Psychotherapie mit ihrer Zielstellung zwischen Anpassung und Emanzipation. Anpassung entlastet schnell, aber immer mit der Gefahr, dass damit pathogene innerseelische Verhältnisse zum eigenen und kollektiven Schaden gestärkt werden. Emanzipation hingegen kann dazu führen, dass die damit verknüpfte Individualisierung den Patienten schlichtweg überfordert, wenn er sich im sozialen Feld nun autonom behaupten möchte, vor allem gegenüber entfremdenden Erwartungen und pathogenen Strukturen.

Geboten und sinnvoll ist es, das aktuelle Leiden so zu besprechen, dass durch Zuhören und Empathie wesentliche Entlastung eintreten kann. Werden dadurch auch Zusammenhänge und Hintergründe der aktuellen Problematik verständlich, ist eine ausreichende Hilfe in kurzer Zeit möglich. Häufig reicht die eintretende Entspannung aber nicht für einen längeren Erfolg und für ein zufriedeneres Weiterleben aus; dann ist eine Klärung der zugrundeliegenden Strukturstörung erforderlich. Sie besteht einerseits darin, sich an die Tragik früher Beziehungsstörungen (Mutterbedrohung, Muttermangel, Muttervergiftung – Vaterterror, Vaterflucht, Vatermissbrauch) zu erinnern, die damit verbundenen Folgestörungen zu verstehen, die dazugehörigen Gefühle endlich zum Ausdruck bringen zu dürfen und daraus folgend neues Verhalten einzuüben, um mit der vorhandenen (nicht wirklich heilbaren) Strukturstörung kompetenter umgehen zu können. So ist auch die Akzeptanz begrenzter Möglichkeiten ein wichtiges Therapieziel, um endlich aus dem sinnlosen Bemühen um ein illusionäres Ziel aussteigen zu können – und aus dem, was real möglich ist, das Beste zu machen.

Mit diesen Erfahrungen habe ich das Konzept des «circulären Prozesses» entwickelt, das für alle Patienten geeignet ist, die erkannt haben, dass ihre aktuellen Konflikte eine nie wirklich beherrschbare Quelle haben, deren «Überdruck» aber entlastend reguliert werden kann. Unerlässlich dafür ist körperbezogene Gefühlsarbeit im Matten-Setting. Die «circuläre» Arbeit ist seit Jahren eine erfolgreiche Praxis, wenn ehemalige Patienten mit einer akuten Symptomatik oder Problematik kommen, deren zeitlicher und dynamischer Zusammenhang bei vorhandener Therapieerfahrung meistens relativ rasch (in etwa 20 Minuten) erfasst werden kann. Mit dem Bericht darüber wird die strukturelle Störungsquelle berührt, sodass mit dem Setting-Wechsel auf die Matte die frühkindliche (präverbale) Erfahrung durch entsprechende körperbezogene Gefühlsarbeit belebt und im begleitenden Schutz zum Ausdruck gebracht werden kann.

Nach emotionaler Katharsis aus Frühstörungsaffekten ist der Mensch auf erstaunliche und faszinierende Weise verändert: Ist er soeben noch leidvoll auf die Matte gegangen, so fühlt er sich nach dem Gefühlsausdruck deutlich entlastet, er ist oft nahezu heiter, rosig durchblutet, hat einen strahlenden Blick. Dies ist für Patient und Therapeut eine gleichermaßen überzeugende Erfahrung. Nun muss noch das verstehende, einordnende Gespräch folgen, indem das Verständnis gefunden wird, wie die aktuelle Problematik sich aus der frühen Erfahrung erklären lässt.

Die affektive Entladung, die emotionale Katharsis durch einen Gefühlsausdruck, ist dabei das wesentliche «Heilmittel». Allerdings lässt sich auf diesem Weg keine dauerhafte Stabilisierung herstellen, was dem Patienten natürlich am liebsten wäre. Stets aufs Neue gibt es äußere, pathogen wirksame Auslöser, auch wiederbelebte innere Erinnerungsprozesse, die frühe Verletzungen reaktivieren. Sie bringen sich dann abermals in einer akuten Symptomatik zum Ausdruck. Solche pathogenen Reaktivierungen sind ständig möglich.

Mit der Akzeptanz und Einübung des «circulären Prozesses» gewinnt man jedoch eine wesentliche Kompetenz im Umgang mit der Strukturstörung, indem für jedes aktuelle Problem nach der möglichen strukturell bedingten Ursache geforscht wird. Dieses Erforschen ist idealerweise kein intellektueller Vorgang, sondern vor allem ein emotionaler Prozess. Man geht mit der aktuellen Problematik auf die Matte, um den dazugehörigen Gefühlsprozess zu aktivieren, der nicht nur zur Entlastung führt, sondern auch zur entscheidenden Erkenntnis über die tief verwurzelte Ursache der aktuellen Krise. Damit ist letztlich die Richtung für die notwendige Einstellungs- oder Verhaltensänderung angezeigt.

Der circuläre Prozess beinhaltet,

1. dass neurotische Symptome und Konflikte unvermeidbar immer wieder auftreten;

2. dass nach einer zugrundeliegenden strukturellen Quelle geforscht werden sollte;

3. dass für die vorhandene affektive Last eine Entladung gefunden werden sollte;

4. dass die emotionale Entspannung die verstehende Erkenntnis und die handelnden Konsequenzen erleichtert;

5. dass man für die nächste neurotische Symptomatik oder Problematik einen Entsorgungsweg kennt und ihn zu gehen gelernt hat.

Manche Therapeuten erwarten, dass durch ihre Arbeit eine «dauerhafte Stabilisierung» des Patienten eintritt. Ich halte das für eine unrealistische, nahezu unmenschliche Vorstellung von der Dynamik innerseelischer Prozesse und äußerer, stets veränderlicher sozialer Belastungen. Die Illusion eines dauerhaften Erfolges bedarf der heilsamen Relativierung durch die Erfahrung der (Selbst-)Hilfswege.

22

Die Abstinenz des Therapeuten

Ein Patient darf fast alles – außer sein Verhalten ist strafrechtlich relevant. Der Therapeut hingegen ist ethisch auf Begrenzung seiner Bedürfnisse und seines Verhaltens im Therapieprozess verpflichtet. Er unterliegt einer sozial- und strafrechtlichen Verantwortung, dem Patienten keinerlei Schaden zuzufügen und ihm mit den Regeln und der Kunst seines Berufs hilfreich zu sein. Allerdings wird Hilfe subjektiv sehr unterschiedlich erlebt. Im Extremfall kann vom Patienten als positiv erlebte Hilfe sich auf seine Entwicklung sogar negativ auswirken. Andererseits werden therapeutische Interventionen von Patienten auch abgelehnt und abgewertet, obwohl sie in der Sache richtig sind. So ist es durchaus denkbar, dass eine als richtig erlebte Hilfe falsch und eine als falsch erlebte Hilfe die richtige ist.

Um dieser Unsicherheit, diesem Dilemma zu entkommen, ist «Abstinenz des Therapeuten» eine grundlegende Verpflichtung für die therapeutische Arbeit. Mit Abstinenz ist gemeint, dass der Therapeut den Patienten nicht mit eigenen Problemen und Schwierigkeiten belasten darf, dass er seine persönliche Meinung zu bestimmten Inhalten der therapeutischen Arbeit dem Patienten nicht aufdrängt und ihn auf keinen Fall für persönliche Bedürfnisse missbraucht. Der Therapeut ist verpflichtet, auf alle privaten Kontakte mit dem Patienten zu verzichten, er wird auch über sein privates Leben von sich aus keine Mitteilungen machen.

Das ist alles ziemlich eindeutig und doch im Einzelfall nicht so einfach. Natürlich hat der Therapeut zu allen Behandlungsinhalten seine persönlichen Erfahrungen und Positionen. Diese teilt er dem Patienten selbstverständlich nicht mit, dennoch fließt die Tendenz seiner Haltung unweigerlich, geradezu «energetisch» in die therapeutische Beziehung mit ein. Und genauso selbstverständlich hat jeder Therapeut persönliche Bedürfnisse, die er in die Therapie trägt und sogar dort auslebt. So will er zum Beispiel beliebt sein, Dank bekommen, Sinn erfahren – alles in allem will er narzisstisch bestätigt werden. Es kann auch für einen Patienten sehr wichtig sein, etwas aus dem Leben des Therapeuten zu erfahren, etwa ob er verheiratet ist, Kinder hat, wie er zu politischen Ereignissen steht, ob er religiös ist usw. Manche Therapeuten beantworten solche Fragen grundsätzlich mit einer Gegenfrage: «Warum wollen Sie das jetzt wissen, wieso ist das wichtig für Sie?» Antworten können aber für die Orientierung und das Vertrauen des Patienten wichtig sein. So wird jedes Mal abzuwägen bleiben, ob man auf direkte Fragen auch direkt antwortet (was ja nicht ausschließt, dass man trotzdem nach der Bedeutung der Frage forscht). Auf konkrete Fragen des Patienten zu antworten, ist auch etwas anderes, als ihm von sich aus Persönliches mitzuteilen.

Um die notwendige Abstinenz einhalten zu können, braucht der Therapeut ein Leben lang Selbsterfahrung, Supervision und Möglichkeiten, seine individuellen Lebensprobleme zu regulieren. Ein unzufriedener und frustrierter Therapeut wird nicht gut abstinent sein können, sondern seine Missstimmungen und Bedürfnisse in das therapeutische Verhältnis tragen.

Die lebenslange Selbsterfahrung unterscheidet sich von der verpflichtenden Lehrerfahrung und Lehranalyse in der Ausbildung. Da sich für jeden Therapeuten die eigenen Lebensumstände permanent verändern, da auch der Therapeut mit privaten Konflikten, mit Beschwerden und Erkrankungen zu kämpfen hat, sollte er sich unter Zuhilfenahme der eigenen therapeutischen Mitteln kritisch reflektieren. Vor allem sollte er den Austausch mit hilfreichen Freunden und eventuell auch selbst eine Therapie in Anspruch nehmen, um gegenüber dem eigenen Leben Freiheit und Klarheit zu haben und den Patienten damit nicht zu belasten. Wohlbefinden und Zufriedenheit des Therapeuten sind der beste Garant für seine Abstinenz und seine Fähigkeit, gut entscheiden zu können, welche persönlichen Inhalte, die der Patient abfragt, übermittelt werden können und welche nicht.

Abstinenz meint aber auf keinen Fall, dass der Therapeut sein persönliches Erleben im Kontakt mit dem Patienten zurückhalten sollte, ganz im Gegenteil. Im Gegenübertragungserleben des Therapeuten spiegelt sich eine wesentliche therapeutische Erkenntnis, die besprochen werden muss. Der Therapeut wird letztlich prüfen, ob sein Erleben und Befinden tatsächlich eine Reaktion auf den Patienten ist – also eine Gegenübertragung –, oder ob er eigene Bedürfnisse, Wünsche oder Ängste auf den Patienten überträgt. Letzteres kommt bei jüngeren Therapeuten mit älteren Patienten gar nicht so selten vor. Insbesondere bei unterschiedlichem Geschlecht von Therapeut und Patient können auch partnerschaftliche und erotische Fantasien übertragungsdynamisch eine Rolle spielen.

Es existieren also genügend Gründe, warum der Therapeut bemüht sein sollte, sein Erleben wieder und wieder zu differenzieren. Persönliche Mitteilungen des Therapeuten aus seinem Gegenübertragungserleben verletzen nicht die Abstinenzpflicht, sondern können ausgezeichnete therapeutische Arbeit sein, wenn dem Patienten ein Spiegel vorgehalten wird. Dagegen stellen unkontrollierte Übertragungsreaktionen des Therapeuten gegenüber dem Patienten durchaus Verletzungen der notwendigen Zurückhaltung dar.

Die Abstinenz des Therapeuten bekommt bei körperpsychotherapeutischen Interventionen eine besondere Brisanz. Körperliche Berührung ist dann keine Verletzung der Abstinenz, sondern sinnvolle und spezifische therapeutische Intervention zur Aktivierung der Erinnerung und Unterstützung des Gefühlsausdrucks. Dabei ist der Therapeut verpflichtet, seine Bedürfnisse und Motive für einen Körperkontakt kritisch zu prüfen, weil er den Patienten dadurch in intensiver Weise erreicht und beeinflusst und weil sich auch der unbewusste Zustand des Therapeuten energetisch überträgt.

Bei einem distanzierten Setting im Gegenübersitzen und bei nur verbaler Kommunikation bleibt viel mehr verborgen als bei körperlichem Kontakt – das kann durchaus notwendig sein, um

den Patienten nicht zu überfordern. Aber durch eine falsch ver-
standene Abstinenz – zum Beispiel durch ein striktes Verbot von
Körperkontakt – wird möglicherweise auch eine wesentliche therapeutische Erfahrung verhindert. Es kann sogar zu einer Retrau-
matisierung kommen, wenn ein Patient erneut keinen unmittel-
baren körperlichen Halt erfährt, wie es seiner Traumatisierung
aus früher Verlassenheit entspricht. Die Selbsterfahrung des Therapeuten, die kritische Reflexion seines Befindens und seiner situativen Motivation sind bei einem Körperkontakt jedoch wesentlich strenger gefordert als bei nur verbaler Kommunikation. Der
Körper überträgt eben sehr viel direkter und intensiver die emotionale Wahrheit – von beiden Seiten.

Die Abstinenz des Therapeuten bedeutet also vor allem, dass
der Patient in keiner Weise mit den persönlichen Bedürfnissen
und Problemen des Therapeuten belastet werden darf. Therapie
ist ein Freiraum für den Patienten, nicht für den Therapeuten.
Alle Interventionen des Therapeuten – auch die persönlichen In-
halts – dienen der kritischen Reflexion des Patienten, um letztlich
zu eigenen Überzeugungen in eigener Verantwortung zu finden.
Dabei kann der Therapeut schon sehr persönlich werden und
muss es mitunter auch, aber stets nur bezogen auf die therapeutische Zusammenarbeit.

Der Therapeut wird oft sagen, wie es ihm im Kontakt mit dem
Patienten geht, was er dabei erlebt, fühlt und denkt. Aber er wird
seine Meinung zu den therapeutischen Inhalten zurückhalten
müssen, um den Patienten frei zu lassen, um ihm zu ermöglichen, seine eigene Entscheidung zu finden. Dies bleibt eine Herausforderung an jeden Therapeuten, die besser besteht, wer mit
sich und seinem Leben halbwegs im Reinen ist. Wenn das Erleben und Verhalten eines Patienten sehr stark von der Lebensform
des Therapeuten und dessen Erfahrungen abweicht, wird der
Therapeut kaum Abstinenz einhalten können. Das gilt auch,
wenn er selbst in ungelösten Konflikten steckt. Dann sollte er Behandlungen ablehnen oder vorübergehend ruhen lassen.

23

*Verliebtheit und sexuelle Fantasien
in der therapeutischen Beziehung*

Dass sich Patient und Therapeut gut verstehen, ist die wichtigste Voraussetzung für eine erfolgreiche Zusammenarbeit. Wenn ein Verständnis füreinander nicht zustande kommt, sollte keine Therapie vereinbart werden. Wenn man sich sympathisch findet und gegenseitig mag, ist das eine besonders gute Voraussetzung für Therapieerfolg. Aber Vorsicht! Sympathie muss in aller Regel erarbeitet werden, sie ergibt sich aus der realen Zusammenarbeit, aus der Art und Weise, wie man miteinander umgeht. Und sie muss erprobt sein.

Die Qualität einer therapeutischen Beziehung ist also nicht an den positiven Gefühlen füreinander zu messen, sondern an der Art und Weise, wie unvermeidbare Konflikte miteinander ausgetragen und gelöst werden. Bei einfühlsamer Verständigung darüber wachsen Vertrauen und Sympathie. Dies ist auch der wesentliche Unterschied zur «Verliebtheit» in der Therapie. Verliebtheit ist eine spezifische psychische Störung, die das Bedürfnis nach narzisstischer Bestätigung, die unerfüllte Sehnsucht nach liebevoller Zuwendung in eine illusionäre Hoffnung verwandelt. Es ist die Hoffnung, dass das «Objekt» der Verliebtheit endlich alle Sehnsucht stillt. Das Gegenüber wird dann nicht mehr als Subjekt mit eigenen Bedürfnissen wahrgenommen, sondern in einem Zustand spezifischer Bewusstseinsstörung als Erlöser aus aller Not verkannt. Deshalb endet Verliebtheit meistens im Desaster, und zwar dann, wenn die illusionäre Erwartung in der Realität enttäuscht wird. Und das wird nicht ausbleiben. Eine Erlösung von einem frühen Liebesdefizit ist nicht möglich! Möglich ist allein die Erkenntnis des Mangels, das Beweinen fehlender Liebe und das Erlernen von Beziehungsfunktionen, mit de-

nen in der Gegenwart liebevolle Erfahrungen gemacht werden
können. Diese sekundär erarbeiteten Liebeserfahrungen sind weniger, als man sich ersehnt, aber mehr als die Verliebtheitsbezie-
hungen, die durch Enttäuschungen, Vorwürfe und Konflikte allmählich, aber sicher kaputt gemacht werden.

Dass sich ein Patient in seinen Therapeuten «verliebt», kommt
vor und ist gut zu verstehen. Er ist vielleicht der erste Mensch im
Leben des Patienten, der zuhört, der Zeit hat, sich zuwendet und
verstehen will. So erfährt der Patient besondere Aufmerksamkeit
und auch Bestätigung wie noch nie, und das aktiviert die gesamte
unerfüllte Liebessehnsucht, die jetzt ungebremst auf den Therapeuten gerichtet wird. Es handelt sich dabei um eine Störung,
um eine spezifische Übertragung. Kein Therapeut sollte die Idealisierung und Bewunderung, die er erfährt, unreflektiert aufnehmen. Er ist als Person nur begrenzt gemeint, eher als «Objekt», das der Patient so noch nie hatte. Aufgabe des Therapeuten
ist es, sich auf die Zuneigung des Patienten nicht so viel einzubil-
den, und schon gar nicht sollte er sie für die eigene narzisstische
Stabilisierung missbrauchen. Er sollte die Verliebtheit als ein
Symptom begreifen, wobei das auch dem Patienten verständlich
gemacht werden kann. Sinngemäß und in angemessenen Portionen könnte das mit folgenden Worten vermittelt werden:

«Ich verstehe gut, dass Sie mich so verehren. Ich bemühe mich
ja auch um Sie, und ich erkenne, dass Sie in mir etwas finden, was
Ihnen so gefehlt hat: Annahme, Verständnis, Zuwendung. Ihre
Zuneigung zu mir gilt also auch Ihrer Sehnsucht, die ich aber
niemals stillen kann. Und das nicht nur, weil mein Interesse an
Ihnen vor allem beruflich bedingt ist, sondern weil Ihre unerfüllt
gebliebenen Bedürfnisse nicht mehr – von niemandem mehr –
erfüllt werden können. Was Sie jetzt in mir sehen, soll Ihnen helfen, den erlittenen Mangel zu vergessen. Aber ich will Sie ermutigen, sich eben diesem Defizit mit Ihren Gefühlen zu stellen.
Dann werden Sie nicht nur mich wieder realer erleben, sondern
auch potenzielle Partner nicht mit illusionären Erwartungen beladen und so die möglichen Beziehungen belasten.»

Erotisch-sexuelle Fantasien können in jeder therapeutischen Beziehung vorkommen – von beiden Seiten. Dabei besteht die Gefahr, dass Nähe- und Liebessehnsüchte sexualisiert werden. Überhaupt ist es gar nicht so selten, dass die Liebessehnsucht einzig als sexuelles Bedürfnis wahrgenommen wird. Fehlte eine frühe Liebe, konnte aber durch eine spätere Sexualität Nähe, Zuneigung und Bestätigung erlebt werden, tritt Sexualität an die Stelle von Liebe. Für die Liebe gibt es dann keine andere Erfahrung.

Dass man sich in einer therapeutischen Beziehung Gedanken darüber macht, ob und wie der Therapiepartner sexuell aktiv ist, halte ich für normal. Der Therapeut sollte etwas darüber wissen, wie der Patient seine Sexualität lebt, wie zufrieden er damit ist oder ob er Probleme hat. Die Sexualität des Therapeuten hingegen kann nicht Gegenstand der therapeutischen Arbeit sein; dennoch wird er sehr genau für sich reflektieren müssen, ob er mit seiner gelebten Sexualität zufrieden ist. Besteht die Gefahr, dass er auf den Patienten verborgene Gelüste überträgt oder auf dessen Sexualität – vor allem bei Abweichungen von der Norm – mit Ängsten, Unsicherheit oder Abwertung reagiert? Sexuell frustrierte Therapeuten eignen sich nicht für psychotherapeutische Arbeit. Sie könnten die therapeutische Beziehung anzüglich sexualisieren oder Scham empfinden, wenn der Patient seine sexuellen Probleme bearbeiten möchte.

Ein sexuelles Interesse mit entsprechender Erregung kann auf beiden Seiten der Therapiebeziehung vorkommen. Wenn einem Therapeuten das öfter passiert, sollte er seine Arbeit ruhen lassen, bis er mit seinem Sexualleben zufrieden ist. Dem Patienten ist natürlich alles erlaubt. Wenn er sexualisiert, erhält man dadurch wesentliches therapeutisches Material. Dieses darf nicht ausgelebt, sondern muss verstanden und in der Analyse differenziert werden: Was daran ist Liebessehnsucht und was sexuelles Triebbedürfnis? Wofür wird Sexualität eingesetzt? Für narzisstische Anerkennung? Für Abwehr von Liebe? Für Machtbedürfnisse? Um sich zu unterwerfen, den anderen zu kränken und zu bestrafen, etwa durch Impotenz oder Verweigerung von Lust? Wird mit Sexualität «bezahlt»? Wird Sexualität gewährt, erbettelt, geschenkt, verweigert? Spielt Gewalt eine Rolle, mit körperlichen Übergriffen, psychischer Verletzung oder sozialem Druck bis hin zu Erpressung?

Es gibt, glaube ich, kein psychosoziales Problem, das nicht auch in der Sexualität gespiegelt und sexualisiert ausagiert wird. Der Therapeut sollte keine Scheu haben, sexualisierte Avancen – sei es durch Kleidung, Kosmetik, erotisierendes Verhalten oder direkte Angebote – aufzugreifen und gemeinsam mit dem Patienten auf ihre mögliche Bedeutung hin zu untersuchen. Dabei ist zu beachten, dass es einen Anteil potenziell denkbarer Sexualität zwischen Therapeut und Patient geben kann, über den auch gesprochen werden sollte, damit Erotik und Sex nicht tabuisiert und pathogenisiert werden. Doch ist deren Realisierung eindeutig mit dem Hinweis abzulehnen, dass dies ein Missbrauch einer immer auch abhängigen Beziehung wäre. Ein möglicher Text dazu könnte lauten: «Ich finde Sie erotisch durchaus anziehend.» Oder: «Ich verstehe, dass Sie mich erotisch anziehend finden, das nehme ich auch freudig zur Kenntnis. Doch das ist nicht das Anliegen unserer Zusammenarbeit; eine reale sexuelle Beziehung ist ausgeschlossen.» Oder: «Lassen Sie uns darüber sprechen und danach suchen, was sich in der erotischen Anziehung verbirgt, was damit zum Ausdruck kommt. Unsere Beziehung schließt private Kontakte grundsätzlich aus, damit das Reflektieren, Verstehen und Fühlen frei bleibt für Ihre Arbeit, ohne private Verwicklungen zwischen uns.» Nach meiner Erfahrung haben es Therapeuten wie Patienten sehr schwer, sexuelles Interesse aneinander zuzugeben und darüber zu sprechen. Ihre gemeinsame Aufgabe besteht darin, zu differenzieren, was durchaus reale verständliche Anziehung ist und was durch tiefer verwurzelte Bedürfnisse sexualisiert wird. Es gehört zur Reife des Therapeuten, eine erotisch-sexuelle Möglichkeit anzuerkennen, verständlich zu machen und darauf, ohne Wenn und Aber, zu verzichten.

Verliebtheit und eine sexualisierte Beziehung sind eine besondere Herausforderung für den Therapeuten, die er nur bestehen kann, wenn er offen und ehrlich ist. Damit bekommt er aber auch wesentliche therapeutische Themen und Inhalte angeboten, mit deren Klärung wichtige Erfahrungen gemacht und therapeutische Erfolge erzielt werden können.

24

Wie Patienten den Therapeuten benutzen
und Therapeuten den Patienten brauchen

Ein kranker Mensch, ein Mensch mit Beschwerden, Konflikten und belastenden Lebensumständen kommt zunehmend in Not, wenn er sich nicht mehr zu helfen weiß. Dann sucht er Rat und Hilfe. Die Art seiner Beschwerden stellt die Weiche, an welches medizinische Fachgebiet er sich wendet. Eine Schlüsselfunktion hat dabei der Hausarzt, der die erste Diagnose stellt, die Schwere der Erkrankung abschätzt und danach selbst behandelt oder in das zuständige medizinische Fachgebiet überweist. Aber so relativ einfach und klar ist es bei vielen Symptomen und Erkrankungen nicht, da es körperliche Erkrankungen gibt, die sich zunächst als psychische Symptomatik äußern: Müdigkeit, Erschöpfung, depressive Verstimmung, Beunruhigung, Angst, Unruhe, Grübeleien, Selbstvorwürfe oder gereizte Streitangebote. Noch viel häufiger kommt es vor, dass eine seelische Erkrankung somatisiert wird, das heißt, die seelische Problematik drückt sich bevorzugt in körperlicher Symptomatik aus, vor allem durch alle denkbaren Schmerzzustände (Kopfschmerz, Rückenschmerzen, Gelenkschmerzen, Bauchschmerzen, Herzschmerzen, Unterleibsschmerzen) oder durch Funktionsstörungen in allen möglichen Organbereichen (Atmung, Herz-Kreislauf, Magen-Darm, Urogenital, Haut).

Es gibt nahezu keine körperliche Symptomatik, die nicht durch psychische Probleme verursacht sein könnte oder zumindest wesentlich mitbestimmt wird. Umgekehrt wird man bei allen psychischen Symptomen stets auch nach möglichen organischen Ursachen forschen müssen. Das ist eine sehr verantwortliche und nicht immer leichte differentialdiagnostische Aufgabe, die vor allem von den Allgemeinmedizinern und Hausärzten zu leisten ist. Der Hausarzt sollte auf jeden Fall auch ausreichend gute Kenntnisse über Psychotherapie und Psychosomatik verfügen. Das ist aber leider nicht immer gegeben. So besteht immer die Gefahr – erst recht, wenn von Anfang an ein anderer Facharzt aufgesucht wird, der von der möglichen psychischen Problematik nicht viel hält und auch nicht viel versteht –, dass dann alle mögliche apparative und instrumentelle Diagnostik in Gang gesetzt wird. Dabei muss man wissen, dass bei den heutigen Möglichkeiten apparativer Diagnostik immer etwas gefunden werden kann, das aber mit den Beschwerden des Patienten nichts oder höchstens nur randständig zu tun hat. Befunde können jedoch unnötige Angst provozieren und vor allem mit falscher Kausalität auch zu einer falschen oder unnötigen Behandlung führen, die viel kostet, auch Risiken in sich birgt, aber überhaupt nichts bringt. Die bitter-ironische Aussage dazu lautet: Einen absolut gesunden Menschen gibt es heute nicht mehr, er ist dann nur noch nicht richtig untersucht worden!

In seiner Not ist der hilfsbedürftige Patient in seiner Wahrnehmung und Entscheidungsfähigkeit eingeschränkt und stark abhängig von der Meinung des Experten und dessen Behandlungsempfehlung. Im Grunde wird damit – das liegt in der Natur der Sache – ein infantiles Abhängigkeitsverhältnis zwischen Patient und Arzt reinszeniert, wie es ehemals als Kind gegenüber den Eltern bestand. Der Mensch verwandelt sich fast automatisch in ein Objekt medizinischer Autorität. So wie Eltern mitunter denken, das Kind sei ihr Besitz, so behandeln Ärzte den Patienten als «Fall» nach den Regeln ihrer Kunst. Dabei bekommt leider zu oft die individuelle, die subjektive und menschlich-emotionale Dimension zu wenig Raum. Ich kenne unzählige Patienten, die es nicht wagen würden, belastende Diagnostik, riskante Eingriffe oder fragwürdige Behandlungen kritisch zu hinterfragen oder gar abzulehnen. Sie fürchten dann Bedrohung («Sonst könnten wir etwas Schlimmes übersehen!» – «Das kann zu Ihrem Schaden sein!») oder Ablehnung («Dann kann ich Sie nicht behandeln!» – «Das ist sehr unvernünftig von Ihnen!»). Sie sind den Experten ausgeliefert, und diese wiederum «müssen» sich absichern, alles getan zu haben, um nichts zu übersehen. Auch sind sie immer in Gefahr, etwas vorzuschlagen, was sich finanziell für sie selbst oder für das Krankenhaus lohnt. (Das Abrechnungssystem halte ich für dringend reformbedürftig. So sollte man zum Beispiel nicht nach Einzelleistungen bei der Behandlung honorieren, sondern den Arzt durch ein angemessenes Grundgehalt finanziell absichern, dazu Prämien für Erfolge in den Bereichen Prävention und systemischer Erkenntnisse geben.)

Dass es keine Krankheiten, sondern nur kranke Menschen gibt, ist für viele Mediziner eine unannehmbare Zumutung. Zugegeben, wenn man nicht mehr ein «Objekt» vor sich hat, sondern einen ganzen Menschen in all seinen lebensgeschichtlichen, psychischen, sozialen und spirituellen Dimensionen, dann wird medizinisches Handeln sehr viel schwieriger, weil es nicht mehr fachspezifisch oder organreduziert, sondern ganzheitlich, also wesentlich komplexer und rätselhafter entschieden und verantwortet werden müsste. Der infantilisierte Patient benimmt sich auch in aller Regel wie ein Kind und will es oft so. Endlich kümmert sich jemand um einen, endlich erfährt man Sorge, Zuwendung, Beratung und Hilfe. Man wird befragt, untersucht, betastet, beeindruckende Maschinen und Apparate werden beansprucht – wann hat man schon mal so viel Aufmerksamkeit erfahren? Narzisstisch gesprochen rutscht der Mensch als Patient nahezu automatisch ins Größenklein. Die ansonsten intakte Fassade von Kompetenz, Souveränität, Cleverness, Dominanz bröckelt angesichts der Hilfsbedürftigkeit und Ratlosigkeit. Endlich kann auch der angestrengte Leistungsmensch sich der sonst so verpönten Passivität und Bedürftigkeit anheimgeben und etwas mit sich machen lassen, endlich wird er mal wieder geführt und versorgt. Das allein kann schon heilsam wirken, vorausgesetzt, es werden nicht durch zu viele oder falsche medizinische Maßnahmen Schäden verursacht und unangenehme bis gefährliche Nebenwirkungen von Medikamenten erzeugt.

Im kranken Zustand liegt für viele Größenselbst-Menschen,

die im Dauerstress ihres falschen Lebens eine Belastbarkeits-
grenze überschritten haben, die befreiende Chance für ein entspannteres Leben. Natürlich nur für den Fall, dass sie nicht zu
schnell von ihren Beschwerden befreit werden, um dann so wei-
terzuleben wie vorher, sondern eine therapeutische Beziehung
erfahren, in der sie auch über Ursachen, Hintergründe und Zusammenhänge ihres psychosozialen Lebens reflektieren und kommunizieren können. Doch letztlich habe beide Therapiepartner
Vorbehalte gegenüber einer solchen Beziehung. Die Patienten,
weil sie auf diese Weise mit schmerzlichen Erkenntnissen und
schwierigen, aber notwendigen Veränderungen in ihrem Leben
konfrontiert werden könnten – dann sind sie nicht länger un-
schuldige Opfer einer Krankheit, sondern auch verantwortlich
für Lebensformen und Verdrängungsleistungen, durch die sie
mitverschuldet krank geworden sind. Und die Ärzte, weil sie an
den oft aufwendigen und anstrengenden Gesprächsleistungen zu
wenig verdienen und darin auch nicht ausreichend geschult sind.

Die Impulse und Botschaften, die vom Patienten ausgehen –
als hilfsbedürftiges, abhängiges Objekt –, verführen den Arzt nahezu, sich um rasche Abhilfe zu bemühen und sich damit vor
tiefer liegenden Ansprüchen des Patienten zu schützen, die in
oder hinter der Krankheit verborgen sind. Es gibt Fälle, da quält
der Patient mit seinen Leiden den Arzt regelrecht, weil – in Symptome verpackt – frühe Beziehungsdefizite, Sehnsüchte und Bedürftigkeiten transportiert werden, die der Mediziner natürlich
nicht befriedigen kann. Er kann lediglich das Verstehen, das
emotionale Verarbeiten und die notwendigen Lebensveränderungen befördern und unterstützen. Der Patient verlangt zu Recht
nach Befriedigung, nur leider auf dem falschen Weg. Bestenfalls
erfährt er medizinische Versorgung, aber keine wirkliche Befreiung vom Druck des ursprünglichen Liebesmangels. Der Arzt
hingegen ist bewaffnet mit Instrumenten, Geräten und Medikamenten, mit denen er sich gegen den unlösbaren Anspruch des
Patienten wehrt. Das ist die Crux der modernen, hochtechnisier-
ten Medizin. Es kommt also darauf an, ob der komplexe Charak-

ter des Krankseins erkannt und entsprechend differenziert darauf
reagiert wird.

Ein Patient kann wirklich unangenehm, lästig und anstrengend werden, wenn er nur auf der Symptomebene behandelt
wird. So werden Ärzte «benutzt», um auf verschlungenen Wegen
endlich etwas von der Aufmerksamkeit und Zuwendung zu bekommen, die ihm als Kind so sehr gefehlt hat – nur leider auf
einem verhängnisvollen, nämlich Leiden chronifizierenden Weg.
Oder der Patient nimmt auf seine, ihm selbst nicht bewusste
Weise Rache für die Lieblosigkeit seiner Kindheit, indem der
Arzt mit den Beschwerden und Problemen, die dieser nicht besei-
tigen kann, hilflos gemacht wird. Dann ist der Arzt die «Müll-
kippe» des erfahrenen und aufgestauten Leids, das eben wie «Ab-
fall» entsorgt werden will, ohne dass dadurch die Quelle erkannt,
eingedämmt oder zum Versiegen gebracht würde.

Wie gesagt, beide, Patient und Arzt, sind in Gefahr, diese reduzierte Hilfe zu suchen. Und das Medizinsystem ist im großen Stil
darauf orientiert, nur einseitig zu antworten. Bei der Diagnose
Herzinfarkt beispielsweise gibt es eine Standardtherapie mit Ace-
tylsalicylsäure, cholesterinsenkenden Statinen, eventuell Blut-
druckmittel und einer Coronargefäßerweiterung (Ballonkatheter,
Stent). Notwendig wäre eine andere Diagnose: Herzinfarkt als
Folge falscher Ernährung, mangelnder Bewegung, stressreicher
Lebensweise und situativer unbewusster Konfliktdynamik, diese
wiederum als Ergebnis eines kompensatorischen Lebensstils bei
ungestillten narzisstischen Bedürfnissen (Herzensangelegenheiten!), verstärkt durch psychosoziale Anforderungen im Konkur-
renzkampf um Anerkennung und beruflichen Erfolg in einer nur
noch leistungsorientierten Umgebung und im Falle partner-
schaftlicher Enttäuschung durch zurückgenommene Zuwendung
und Bestätigung. So würde eine ganzheitliche Diagnose lauten,
mit der dann auch eine ganzheitliche Behandlung einhergehen
müsste. Diese würde beinhalten: eine notwendige organische
Versorgung des Herzens, Unterstützung bei der Veränderung der
Lebensweise, die Erkenntnis des falschen Lebensstils mit Verar-

beitung der frühen Bedürfnisse und mit einem politischen Engagement für soziale und gesellschaftliche Veränderungen im Sinne humaner, natürlicherer Lebensformen.

Auf der Flucht vor dieser komplexen Aufgabe «benutzen» die meisten Patienten ihren Therapeuten als Erlöser, als Retter vom falschen Leben. Oder sie machen den Therapeuten zum Sündenbock, dem alle Schuld an den schwierigen, kaum noch oder nicht mehr behandelbaren Erkrankungen aufgeladen wird. In der Positiv-Variante versuchen sich beide Parteien wechselseitig zu bestätigen und ersatzweise zu befriedigen: Der Patient ist bemüht, mit Besserungen den Therapeuten zu beruhigen und ihn mit Danksagung zu betäuben, weil der sich so sorgt. Und der Therapeut ist bemüht, schnell eine Symptombesserung und Erleichterung zu verschaffen, um sich durch «Erfolg» eine Selbstbestätigung zu geben und vor allem die schwierige Aufgabe einer ganzheitlichen Begleitung zu vermeiden, die ja kaum bezahlt wird. Die Psychotherapie macht dabei durchaus eine Ausnahme, ist aber auch nicht frei vom Wunsch schneller Hilfe und Beschwerdefreiheit und nahezu magischer Glückserwartungen.

Patienten benutzen Therapeuten in der Illusion, von allem Übel befreit und für Leid und Entbehrungen endlich entschädigt oder sogar gerächt zu werden. Wenn der Therapeut diese Erwartungen nicht erfüllt – wozu er gar nicht in der Lage ist –, wird er gar nicht so selten mit unauflösbaren Beschwerden, verstärkten Symptomen und lästigen Verhaltensweisen bestraft und gequält. Das muss kein Hinweis auf eine schlechte Therapie sein, sondern lässt sich im Kampf um die bittere Wahrheit verletzter Seelen oft gar nicht vermeiden. Der Patient kann auch darum bemüht sein – wie er es bei seinen Eltern lernen musste (Muttervergiftung, Vatermissbrauch) –, den Therapeuten glücklich machen zu wollen, und dankt die erfahrene Zuwendung mit Symptombesserung und freundlich-bestätigendem Verhalten. Welcher Therapeut ist nicht in Gefahr, darauf hereinzufallen? So könnte doch die Arbeit Spaß machen und wenig Mühe kosten. Doch das ist meistens ein verhängnisvoller Irrtum, denn der Patient findet auf diese Weise kein wirkliches Verständnis für seine Biografie. Die nächste Krise ist gewiss, und das «Therapiespiel» wiederholt sich: Der Patient erfährt Zuwendung, dankt es mit schneller Besserung, der Therapeut ist zufrieden und kann sich was einbilden. Beide ersparen sich anstrengende Arbeit, und der Therapeut verdient sogar daran.

Therapeuten brauchen ihre Patienten, um mit einem wichtigen und sinnvollen Beruf ihren Lebensunterhalt bestreiten zu können. Sie könnten in Gefahr sein, Patienten zu benutzen, um eigene Lebensschwierigkeiten zu überdecken. Dann wird der Beruf zur Ersatzbefriedigung, und Patienten geraten in Gefahr, missbraucht zu werden, «Opfer» zu werden. Dann ist der Therapeut der «Täter», der Patienten zur narzisstischen Stabilisierung missbraucht. Oder der Therapeut macht sich zum «Opfer», indem er den Patienten in der «Täter»-Rolle festhält und sich mit Klagen, Symptomen, Beschwerden und Verhaltensweisen quälen lässt, ohne kritische Reflexion einzufordern. Dann kann der Therapeut sein schweres Los zur Abwehr eigener Last kultivieren, nimmt aber in Kauf, die symptomatischen Leiden des Patienten zu chronifizieren.

In einer guten Psychotherapie darf der Patient «sadistisch» und «masochistisch» sein. Das ist Ausdruck seiner Problematik, die gespiegelt und analysiert werden muss. Der Therapeut darf weder Lust am Quälen noch an eigener Qual haben. Er muss den Patienten oft beunruhigen und irritieren, darf ihn aber nicht zudringlich oder übergriffig quälen. Der Therapeut muss sich einiges gefallen lassen, aber nur, damit es endlich verstanden werden kann. Die Zielrichtung jeder Therapie kann nur Klärung und Entspannung, Frieden und Liebe sein – kaum umfassend erreichbar, aber immer erstrebenswert.

25

Alkohol, Drogen, Medikamente
und Psychotherapie

Bei einer Substanzabhängigkeit (Alkohol, Medikamente, Drogen) ist eine Psychotherapie erst nach erreichter und eingehaltener Abstinenz möglich, das haben jedenfalls die Psychotherapie-Richtlinien eindeutig festgelegt. Vor einer Psychotherapie wäre also eine Entgiftungsbehandlung notwendig. Seit 2011 ist die grundsätzliche Ablehnung von Psychotherapie bei einer Substanzabhängigkeit etwas gelockert; es werden zehn Behandlungsstunden zugestanden, um eine Abstinenz zu erreichen.

Diese klare Haltung wird nicht von jedem Psychotherapeuten ernst genommen. Manche scheuen die genaue Befragung, lehnen Laborkontrollen ab und bagatellisieren den schädlichen Gebrauch von Alkohol und sogenannter weicher Drogen wie zum Beispiel Haschisch. Ich habe dafür kein Verständnis, denn Psychotherapie kann nur Erfolge bringen, wenn deutliche Bereitschaft und ernsthafte Motivation gegeben sind. Bedenkt man, dass Alkohol und Drogen vor allem zur psychischen Beeinflussung eingenommen werden (zur Dämpfung, Beruhigung, Stimmungsverbesserung oder zur Verminderung von Ängsten), dann wird unverständlich, weshalb Patienten nicht zur völligen Abstinenz verpflichtet werden. Denn was mit Substanzen betäubt wird, entzieht sich der therapeutischen Bearbeitung. Anders gesagt: Erst wenn Suchtmittel weggelassen werden, können die psychischen Inhalte, die mit Alkohol oder Drogen beeinflusst wurden, wieder spürbar und so der bewussten Bearbeitung zugeführt werden. Man kann es auch zugespitzt formulieren: Statt sich mit Drogen zuzudröhnen, entsteht die wesentliche Befreiung durch die zugelassenen Affekte – in der Regel aggressive, schmerzliche und traurige Gefühle – in einer einfühlsamen Beziehung. Selbst wenn kein eindeutiges Abhängigkeitssyndrom vorliegt, empfiehlt es sich, während der Zeit der vereinbarten Therapie auf psychotrope Substanzen zu verzichten. Damit werden Ernsthaftigkeit und Motivation für die Therapie unterstrichen.

Die Diagnose eines Abhängigkeitssyndroms wird durch eine entsprechende Befragung gestellt. Im Zweifelsfall sollte der Therapeut die Zustimmung des Patienten einholen, Angehörige oder Kollegen zu befragen, auch Laborkontrollen durch den Hausarzt vornehmen zu lassen. Solange keine ehrlichen Informationen gegeben werden, sollte man keine Psychotherapie beginnen. Für ein Abhängigkeitssyndrom sprechen:

- eine regelmäßige Einnahme entsprechender Substanzen;
- ein starkes Verlangen, diese Substanzen einzunehmen;
- Schwierigkeiten, die Einnahme zu kontrollieren;
- ein fortgesetzter Substanzgebrauch trotz bereits erkennbarer schädlicher (körperlicher, psychischer, sozialer) Folgen;
- Vorrang des Substanzgebrauchs vor anderen Aktivitäten und Verpflichtungen;
- eine Toleranzerhöhung mit Steigerung der Dosis;
- körperliche Entzugserscheinungen, sodass nicht mehr ohne schwere Symptome auf das Mittel verzichtet werden kann.

Ist eine Abstinenz von Alkohol oder Drogen erreicht und wird sie eingehalten, kann eine Vereinbarung für eine Psychotherapie getroffen werden. Zu empfehlen ist eine schriftliche Abstinenzvereinbarung:

«Ich (Name .....) beginne am (Datum .....) eine psychotherapeutische Behandlung bei (Name .....). Ich verpflichte mich, während der ganzen Therapiezeit Abstinenz von Alkohol und Drogen einzuhalten. Verletze ich die Abstinenzvereinbarung, bin ich verpflichtet, den Therapeuten darüber zu informieren. Ich verstehe und akzeptiere, dass ich mit einer Abstinenzverletzung meine Therapie beendet habe.»

Manche Therapeuten sind «großzügig»: Bei einem Rückfall wollen sie die Gründe verstehen – was auf jeden Fall geboten ist –, dann aber setzen sie die Therapie mit bekräftigender oder neuer Abstinenzvereinbarung fort. Das kann ich nicht empfehlen. Im Rahmen einer Entwöhnungsbehandlung sind Rückfälle häufig und geben Anlass, das Abhängigkeitssyndrom immer besser zu verstehen und entsprechend zu bearbeiten. Aber wer Psychotherapie will, mit dem kann auf der Symptomebene nicht wiederholt verhandelt werden. Die Voraussetzungen für eine psychotherapeutische Behandlung sind dann noch nicht erreicht.

26

Lebevertrag – Suizidalität und Psychotherapie

Selbstmordgedanken und -absichten sind meistens Symptome einer psychischen Erkrankung. Sicher gibt es auch den Sterbewunsch als Ausdruck einer gründlichen Bilanz in einer ausweglosen Situation. Ob Psychotherapeuten eine so schwierige Aufgabe übernehmen wollen, muss jeder für sich entscheiden. Auf keinen Fall aber darf das Nachdenken und Sprechen über Sterben und Selbstmord vermieden werden. Es gehört zur Verpflichtung des Psychotherapeuten, den Patienten nach Selbstmordversuchen, -gedanken und -wünschen zu befragen und sich damit auseinanderzusetzen, ob der Patient suizidgefährdet sein könnte. Hinweise auf eine mögliche Suizidalität ergeben sich aus früheren Suizidversuchen, aus klaren Andeutungen des Patienten, aus der Symptomatik (vor allem depressive Verzweiflung, Sinnlosigkeit und Hoffnungslosigkeit) sowie aus der sozialen Situation, also wenn der Patient einsam ist, keine wesentlichen Kontakte mehr pflegt und auch keine Verpflichtungen mehr für sein Leben spürt. So tragisch es ist, aber es ist grundsätzlich nicht möglich, einen Suizid zu verhindern.

Hat der Therapeut den Verdacht auf Suizidalität oder spricht der Patient davon, sich das Leben nehmen zu wollen, ist er zu Schutzmaßnahmen verpflichtet. In der Regel wäre das die stationäre Einweisung in eine psychiatrische Klinik. Will der Patient dies nicht, distanziert sich aber weiterhin nicht eindeutig von einem möglichen Selbstmord, muss er nach dem Einweisungsgesetz für psychisch Kranke zwangseingewiesen werden. Ein Arzt hat das gutachterlich zu begründen. Der Psychotherapeut wendet sich am besten an den zuständigen sozialpsychiatrischen Dienst, das Ordnungsamt regelt dann die Unterbringung (wobei ein Richter die Anwendung des Gesetzes zu bestätigen hat). Dafür muss eine psychische Krankheit vorliegen und der Patient keine Einsicht in seinen krankhaften Zustand haben, auch muss er für sich oder andere eine Gefährdung darstellen.

Bei Verdacht auf Suizidalität empfiehlt sich für die psychotherapeutische Arbeit einen «Lebevertrag» mit dem Patienten abzuschließen. Der Therapeut wird darin eindeutig Stellung nehmen, dass er einen Suizid nicht wirklich verhindern, mit einem drohenden Suizid aber keine Psychotherapie verantworten kann. Er sei jedoch bereit, mit dem Patienten einen «Lebevertrag» zu schließen, da es bei aller Verzweiflung in der Therapie darum gehen müsse, wie der Patient weiterleben kann. Beispiel für einen «Lebevertrag»:

«Ich (Name.....) verpflichte mich, während der gesamten Therapiezeit bei (Name.....) keinen Suizid/Suizidversuch zu unternehmen. Suizidgedanken teile ich meinem Therapeuten mit. Ich bin bereit, alles zu tun, um weiterleben zu können. Bei drängenden Suizidgedanken bin ich mit einer stationären Einweisung einverstanden.»

Nach meiner Erfahrung gibt eine solche Vereinbarung einen wichtigen Halt, am Leben zu bleiben, und schafft damit eine wesentliche Voraussetzung für die psychotherapeutische Arbeit, die ein besseres Leben für den Patienten erreichen will. Verunsicherungen und seelische Belastungen lassen sich aber vorübergehend nicht vermeiden. Deshalb ist die Zusicherung des Patienten für das gewünschte Weiterleben, auch wenn es zeitweise schwerfallen mag, so wichtig.

Die meisten Suizide geschehen im Stillen. Der Patient redet nicht mehr über seine Absichten, zieht sich zurück, verschließt sich, verweigert Kontakte. In einem solch präsuizidalen Zustand ist er dann meistens nicht mehr wirklich erreichbar. Auch deshalb gibt ein «Lebevertrag» präventiv Halt.

27

Manchmal geht gar nichts –
die häufigsten Fehler

Der Patient darf zwar (fast) alles, aber nicht alles kann akzeptiert werden. Der Therapeut darf nicht alles, er muss sich kontrollieren, ohne sein Mitgefühl zu verschließen, er muss Regeln einhalten, sollte aber nicht bürokratisch-zwanghaft sein. Er muss Verantwortung übernehmen, ohne den Patienten aus seiner Verantwortung zu entlassen, und er sollte vor allem bemüht sein, alles zu verstehen, was ihm angetragen wird. Aber er wird nicht alles verstehen können, und das muss kommuniziert werden. Ein Patient kann keine Fehler machen, denn alles, was geschieht, liefert therapeutisches Material, das es zu verstehen gilt. Manche Patienten befürchten, sie wüssten nichts Wichtiges zu sagen, nichts Therapierelevantes würde ihnen einfallen, in ihnen ginge nichts Wahrnehmbares vor. Das sind aber keine «Fehler», sondern Symptome, die eine Bedeutung haben und zu entschlüsseln sind.

Dennoch funktioniert Psychotherapie mit einigen Menschen gar nicht. Wenn eine Therapievereinbarung nicht eingehalten wird, wenn ein Arbeitsbündnis nicht gelingt, wenn die Widerstände nicht verstanden und aufgegeben werden und wenn kein Mindestmaß an Respekt und Sympathie zustande kommt, dann kann Psychotherapie weder greifen noch erfolgreich wirken. Mit anderen Worten: Es gibt immer Menschen, die zu den psychotherapeutischen Bedingungen und Voraussetzungen nicht bereit oder in der Lage sind. Will der Patient erreichte Erkenntnisse nicht akzeptieren und sein Verhalten darauf nicht einstellen, dann muss eine Psychotherapie auch beendet werden – nicht ohne ausreichende Prüfung und Bearbeitung der mangelnden Bereitschaft zur Veränderung. Wird dabei deutlich, dass eine notwendige und sinnvolle Veränderung dem Patienten nicht möglich ist, kann die weitere Psychotherapie zur Qual werden. Ist dann trotzdem noch therapeutische Hilfe erforderlich, sollte diese außerhalb von Psychotherapie geleistet werden (psychiatrische, sozialtherapeutische, psychopharmakologische Betreuung).

Therapeuten hingegen können viel falsch machen. Ich will die häufigsten Fehler, die mir als Supervisor und Gutachter zur Kenntnis gekommen sind, aufzählen und kurz beschreiben:

- Der Therapeut trifft keine konkrete Vereinbarung mit dem Patienten – damit fehlen der Therapie der notwendige Rahmen und die Orientierung.

- Der Therapeut begrenzt das Therapieanliegen nicht und bildet keinen Behandlungsfokus mit dem Patienten – damit wächst die Gefahr, dass über alles Mögliche geredet wird, ohne die wesentliche Problematik des Patienten gezielt zu bearbeiten.

- Der Therapeut bietet in «falscher Mütterlichkeit» nur Verständnis an, lässt alles gewähren, ohne angemessene und notwendige Konfrontation von Fehleinschätzungen und Fehlverhalten.

- Der Therapeut ist ausschließlich um positive Übertragung und um eine nur harmonische Arbeitsbeziehung bedacht, ohne die immer auch vorhandene negative Übertragung zu erfassen und unvermeidbare Beziehungskonflikte in der Therapie zuzulassen. Damit werden wesentliche, zumeist die entscheidenden Therapieinhalte ausgespart – und Entwicklung ist nicht möglich. Negative Übertragungen entstehen wie von selbst, wenn man die neurotischen Erwartungen des Patienten nicht erfüllt, wenn man nicht auf seine Verführungsbemühungen, ihn zu «erlösen» und anstrengende Entwicklungen zu vermeiden, eingeht und damit die schützende Abwehr labilisiert. Dann muss der Therapeut aktuell als Verursacher der Irritation und Enttäuschung erlebt werden. Dieses «Opfer» muss der Therapeut bringen, damit der Patient allmählich zu erkennen wagt, wer wirklich die Verursacher seines Leidens waren. Der Therapeut als Sparring-Partner ist aber nichts für Therapeuten, die gegen ihre frühen Erfahrungen ständig beweisen müssen, dass sie doch gut, lieb und stets bemüht sind. Sie sind dann in einer permanenten Mutter-Übertragung auf ihre Patienten.

- Der Therapeut konfrontiert zu hart, deutet zu früh oder eröffnet Inhalte, die der Patient (noch) nicht verkraften kann. Damit werden Aspekte und Verunsicherungen geschürt, die ein vertrauensvolles Sich-öffnen-und-Mitteilen unmöglich werden lässt.

- Der Therapeut ist verängstigt, eingeschüchtert, blockiert und nicht in der Lage, das mit dem Patienten oder einem Supervisor zur Klärung zu bringen. Dann verliert der Therapeut seine Kompetenz und muss die Behandlung beenden.

- Der Therapeut beachtet die Widerstände nicht, führt keine Widerstandsanalyse mit dem Patienten durch und lässt sich von interessanten Themen und Entwicklungen vom therapeutischen Auftrag abbringen.

- Therapeut und Patient «verschwören» sich gegen vermeintliche Täter (Eltern, Partner, Kinder, Vorgesetzte, die «Verhältnisse»), ohne den vorhandenen Anteil des Patienten an allen Konflikten zu erkennen. Kein Patient ist nur Opfer! Es gilt die Regel: Wer erwachsen geworden ist (also etwa ab dem 18. Lebensjahr), kann seine Probleme nicht mehr nur auf frühere, durchaus schuldige Täter schieben, sondern ist für ihre Lösung verantwortlich geworden.

- Mit den therapeutischen Möglichkeiten der Traumatherapie breitet sich die Gefahr aus, dass die Probleme eines Patienten auf ein Trauma reduziert werden. Die völlig unerwarteten, lebensbedrohlichen Traumata, die fast jeden Menschen in einen krankheitswertigen Ausnahmezustand bringen, sind jedoch vergleichsweise selten. Die immer häufiger angegebenen oder angenommenen Traumata sind niemals alleinige Ursache der psychischen Erkrankung eines Patienten. Man wird immer die Frage zu klären haben, warum dieser Patient mit einem traumatischen Ereignis so schwer fertig wird. Die Diagnose einer traumatischen Erfahrung ersetzt also nicht die Erforschung der Vorgeschichte, des Umfelds sowie der spezifischen Verarbeitung der erlebten Belastung. Anders gesagt: Die Reduzierung eines komplexen Krankheitsgeschehens auf ein Trauma mit der Erwartung, durch traumatherapeutische Interventionen ausreichend erfolgreich zu sein, gleicht dem verhängnisvollen medizinischen Alltag, nur ein Symptom bekämpfen zu wollen.

• So manchen Therapeuten fällt der Abschied vom Patienten sehr schwer. Natürlich, wenn man intensiv miteinander gearbeitet, sich dabei kennengelernt und schätzen gelernt hat, kann die Trennung schmerzlich sein. Aber im Grunde sollte Freude über den Erfolg dominieren, und der Abschied könnte die Entwicklung krönen. Das ist jedoch nicht der Fall, wenn Therapeuten selbst bedürftig sind und dies mit falscher Mütterlichkeit («Du brauchst mich doch!» – «Ich bin ja so gerne für dich da!») oder fehlender Väterlichkeit («Ich kann dir doch keine Verantwortung, Pflicht und Begrenzung, keine Schwierigkeiten zumuten!») ausagieren. Vorsicht Psychotherapeut, kann man da nur warnen.

• Schon öfter ist mir aufgefallen, mit welcher Vorsicht und Zaghaftigkeit Therapeuten ihren Patienten nicht zu nahe kommen wollen und dabei offenbar einer Fehleinschätzung verfallen: Sie lassen sich von den Symptomen und Klagen des Patienten beeindrucken. Das vorgetragene aktuelle neurotische Leid halte ich nicht für besonders beschützenswert, das kann und sollte klar konfrontiert werden, im Unterschied zu dem darunterliegenden realen Leid der Frühgeschichte, das besonders einfühlsamen Schutzes bedarf. Diese therapeutische Fehlhaltung findet man häufiger bei Therapeuten, die ihre eigene frühe Not nicht bearbeitet haben und sich deshalb viel lieber – zum Selbstschutz – mit der oberflächlichen Symptomatik des Patienten beschäftigen. Damit finden sie dann natürlich auch kein Ende, weil es kein Ende in der neurotischen Abwehrsymptomatik gibt, solange die Frühstörung unbeachtet und unerlöst bleibt.

- Ein Fehler ist auch ein viel zu hoher Anspruch von Therapeuten, dahingehend, was sich mit einer Therapie erreichen lässt,
welche Entwicklung und Verbesserung durch sie zu erwarten
ist. Der hohe Therapieanspruch ist ein Symptom therapeutischer narzisstischer Problematik, sich durch den Beruf selbst
große Bedeutung geben zu wollen. Davon betroffene Therapeuten können dann sowohl die begrenzte Therapiezeit als
auch die begrenzten Behandlungschancen schwer akzeptieren,
weil sie zuvor die eigene verleugnete Begrenzung erkennen
und akzeptieren müssten. Statt die realen Grenzen mit dem
Patienten auszuhalten, geben sie sich illusionären Hoffnungen
hin. Bei dem geläufigen Sprichwort: «Die Hoffnung stirbt zuletzt» wird übersehen, dass sie am Ende aber doch stirbt. Dagegen würde ich immer die Realität vertreten: «Das Ende ist
gewiss – deshalb finde nicht nur deine Möglichkeiten, sondern
lerne auch Grenzen wertzuschätzen!»

28
Die Beendigung der Therapie

Jede einmal begonnene Therapie muss auch wieder beendet werden. Das ist die Realität. Grund dafür sind nicht nur die begrenzten Krankenkassenleistungen, sondern vor allem, dass dadurch auch der wesentliche Antrieb für die therapeutische Arbeit gegeben ist, so wie der Tod dem Leben erst entscheidende Bedeutung verleiht.

Die Vorgaben der Psychotherapie-Richtlinien für honorierte Bewilligungsschritte der vereinbarten Therapie (bei tiefenpsychologisch fundierter Psychotherapie 25 – 50 – 80 und maximal 100 Stunden und bei analytischer Psychotherapie (25) – 160 – 240 und maximal 300 Stunden) bieten eine gute Grundlage für klare Vereinbarungen mit dem Patienten. Es gibt überhaupt keinen Grund, eine solche Begrenzung nicht zu akzeptieren oder nicht einzuhalten. Was in der möglichen Behandlungszeit nicht erreicht worden ist, wird auch durch die Verlängerung einer Therapie nicht wirklich verbessert werden können.

Da sich ein Mensch jedoch das gesamte Leben hindurch entwickelt und auf reale Veränderungen reagieren muss, kann es andererseits notwendig und sinnvoll sein, die Therapie später wieder aufzunehmen und mit neuen Inhalten fortzuführen. Immer sollte ein Patient dabei seine bisherige Entwicklung belegen können, damit nicht nur Widerstandsverhalten oder sekundärer Krankheitsgewinn als Abhängigkeits- und Zuwendungsbedürfnis chronifiziert werden. Natürlich gibt es Menschen, die ihr ganzes Leben lang hilfreiche Begleitung und Unterstützung gut gebrauchen können oder sogar nötig haben. Aber das ist dann Sache sozialer Versorgungssysteme und von Selbsthilfe außerhalb von Krankenkassenleistungen.

In der Psychotherapie geht es um Erkenntnis, Entwicklung

und Verhaltensänderung. Entweder lassen sich diese Ziele im Rahmen der Behandlungskontingente im Wesentlichen erreichen oder aus prinzipiellen Gründen ist das gar nicht möglich. Man muss also unterscheiden zwischen behandlungsfähiger Erkrankung einerseits und betreuungspflichtiger Behinderung andererseits. Dass es unüberwindbare Begrenzungen und Einschränkungen der individuellen Möglichkeiten gibt, ist mitunter schwer auszuhalten, darf aber nicht zu uneinlösbaren therapeutischen Verheißungen verführen. Dass es Patienten gibt, die «ewig» therapeutisch begleitet sein wollen, ist leicht zu verstehen, da sie auf diesem Wege Zuwendung, Verständnis und Entlastung erfahren. Aber sie müssen dann auch die Verantwortung übernehmen, für diese Bedürfnisse außerhalb von Sozialleistungen zu sorgen.

Wollen oder können Therapeuten das begrenzte Behandlungskontingent nicht einhalten, steckt in aller Regel eine eigene Problematik dahinter: nicht loslassen zu können, sich Bedeutung verleihen zu wollen und sich selbst zu wichtig zu nehmen, Patienten zur eigenen Kompensation von Bedürftigkeiten zu brauchen und in der therapeutischen Arbeit den Patienten zu wenig konfrontiert und gefordert zu haben, zumeist um eigene Beunruhigung und Verunsicherung zu vermeiden. Wenn die klare Haltung begrenzter und zu begrenzender therapeutischer Hilfe nicht gegeben ist und nicht vermittelt wird, beraubt sich der Therapeut nicht nur einer wesentlichen Motivationshilfe für die Mitarbeit des Patienten, sondern macht sich einer Verheißung unrealistischer Erfolge schuldig, die das Leben nicht erleichtert, sondern die schon vorhandenen Enttäuschungen vermehrt.

Hat der Therapeut den Patienten über das unumstößliche Ende der Therapie rechtzeitig in Kenntnis gesetzt, kann die damit verbundene Labilisierung und Irritation des Patienten, die durch die Reaktivierung früher Verlassenheit und mangelhafter Zuwendung besonders ausgeprägt sein kann, rechtzeitig und intensiv durchgearbeitet werden. Gleichfalls wird der Patient auf diese Weise frühzeitig dazu angeregt und ermutigt, unterstützende Beziehungen und Strukturen außerhalb von Richtlinien-Psycho-

therapie zu finden und auszugestalten. Der Abschied aus der Therapie wird auf diese Weise thematisch vorbereitet und emotional
verarbeitet und die Eigenverantwortung des Patienten sozial eingeübt. Dabei ist es meistens sehr hilfreich, die Frequenz der Therapie auszudehnen, so dass die letzten Stunden in vierzehntägigen
bis zu vierwöchigen Abständen absolviert werden.

Die Bearbeitung der begrenzten Möglichkeiten in der Therapie wie im Leben mit der sich dabei unumgänglich einstellenden
Ernüchterung von Patient und Therapeut ist von größerem Wert
als eine «unendliche» Fortführung illusionärer Hoffnungen oder
gar die wiederholte Bearbeitung nie endender Lebenskonflikte,
Dadurch wird vor allem die Realität der Begrenzung und das
Schicksal früher Verletzungen verleugnet und seelischer Frieden
unmöglich gemacht.

Leben ist Begrenzung! Nur begrenzte Therapie belebt Entwicklung und aktiviert Lebendigkeit. So ist jeder Therapeut gut
beraten, den Abschluss der Therapie als unvermeidbar und un-
umstößlich konkret festzulegen – möglichst schon von Anfang
an – und vor dem vereinbarten Termin rechtzeitig die mit der
Trennung und Ablösung verbundenen Schwierigkeiten durchzuarbeiten. Abschiede sind Lebenselixier. Der vereinbarte und
nicht unnötig hinausgezögerte Abschied aus der Therapie stärkt
die Selbstverantwortung für das eigene Leben und übt auch die
Akzeptanz des Todes ein.

29

Die Suche nach dem längst
verlorenen Glück

Für Glück gibt es keine objektive Definition. Die subjektive Wahrnehmung glücklicher Augenblicke ist stark abhängig von der psychischen Ausgangslage und den manipulierenden Suggestionen aus der Umwelt. Wer sehr hungrig ist, freut sich über jeden Happen, den er bekommen kann, wer sehr arm ist und kein Dach über den Kopf hat, ist mit einer trockenen, geschützten Schlafstelle zufrieden, und mancher glaubt, dass ihn ein perfektes Waschmittel beglücken könnte. Glückserleben ist höchst subjektiv, relativ und suggestiv. Aber letztlich ist es stets eine Erfahrung von Entspannung, von Befriedigung, stets das Erleben, etwas Gewünschtes erreicht zu haben und im permanenten Auf und Ab von Anstrengung und Befürchtung eine Pause einlegen zu können.

Die Hirnforschung zeigt uns, wie Glücksgefühle sich auch biochemisch manifestieren. So werden einige Neurotransmitter (chemische Botenstoffe, die für die Übertragung einer elektrischen Erregung von einer Nervenzelle zur anderen sorgen, etwa Dopamin, Serotonin oder Oxytocin) oder Endorphine (ausgeschüttete körpereigene Morphine) als «Glückshormone» bezeichnet. Mit diesem Wissen begann auch die Suche, wie jene biochemischen Informationsübertragungen von außen – am besten durch Pillen oder Spritzen – aktiviert oder sogar zugeführt werden können. Der «künstlich» (chemisch) erzeugte High-Zustand hält jedoch nur kurze Zeit an, muss immer wieder neu durch Drogenzufuhr mit Dosissteigerung erzeugt werden und macht so abhängig. Verheerend sind die Folgen für die biochemische Regulation, sie führen zu seelischen Einengungen, sozialen Krisen und Konflikten. Am Ende ist die körperliche, seelische und soziale Gesundheit ruiniert.

Mittlerweile sind auch Nahrungsmittel bekannt – zum Beispiel Schokolade mit einem hohen Kakaoanteil –, die «Glückshormone» verstärkt aktivieren sollen. Wiederum wäre es eine fatale
Fehleinschätzung, würde man davon ausgehen, man müsse nur
Schokolade essen, um glücklich zu werden. Unglückliche Menschen «fressen» aus Kummer, sie benutzen eine Ersatzbefriedigung. Dadurch werden sie immer dicker, was ihr Unglück nur
noch vermehrt. Es ist wohl stimmiger, anzunehmen, dass glückli-
che Menschen auch gern (in Maßen) Schokolade essen, als auf
eine Drogenwirkung zu hoffen.

Inzwischen weiß man, dass beim Sport Endorphine ausge-
schüttet werden. Aber auch hier gilt, dass zufriedene Menschen
sich mehr bewegen als depressive, die sich eher in sich zurückziehen. Einen depressiven Menschen aufzufordern, er solle verstärkt
Sport treiben, um aus seiner sozialen Isolation herauszukommen,
gleicht der Forderung, dass sich ein Blinder an der Schönheit der
Landschaft erfreuen solle. Mit anderen Worten: Es gibt keine
Mittel, die man einfach von außen zuführen könnte, um die Probleme zu lösen, um Gesundheit und Zufriedenheit auf Dauer zu
erreichen. Es gibt auch keinen Rat, den man nur befolgen muss,
damit alles gut wird.

Drogen lösen keine Probleme, sie sind ein Teil des Problems
und verschärfen die Schwierigkeiten. Dies trifft übrigens ebenso
auf den überwiegenden Teil der Medikamenteneinnahme zu. Die
Ärzteschaft und die Pharmaindustrie laden schwere Schuld auf
sich, wenn sie Menschen Hilfen anbieten, die diese von der Erkenntnis tiefer liegender und komplexer Zusammenhänge ablen-
ken. Damit wird eine notwendige Lebensveränderung verhindert
sowie soziales und politisches Engagement gegen gesellschaftliche
Fehlentwicklungen. Das Ausmaß gesellschaftlicher Fehlentwicklung dürfte sehr genau mit der Steigerung der Pharma-Profite
korrelieren. Allerdings sind hier notwendige, lebensrettende und
wirklich der Gesundung dienende Verordnungen unbedingt zu
unterscheiden von den Medikationen, die in der Symptombe-
kämpfung bereits die Lösung verheißen und oft genug aus Un-

wissenheit, Verlegenheit oder Zeitmangel verordnet beziehungsweise eingenommen werden. Dabei spielen auch Erkenntnisangst
und das Blockieren sozialer Veränderungen eine wesentliche
Rolle.

Psychotherapie setzt dort an, wo Menschen sich mit sympto-
matischer Beruhigung und Problemverschleppung nicht mehr
zufrieden geben oder daran verzweifeln. Psychotherapie muss
sich dann mit beziehungsdynamischen, politischen, ideologischen, ökonomischen, religiösen sowie den modischen Blocka-
den von Entwicklung und Veränderung kritisch auseinandersetzen. Es gibt keine Verbesserung durch Psychotherapie, die nicht
auch Auswirkungen auf die soziale Umwelt hätte. Eine «Glücks-
pille» führt nicht zu einem verbesserten Leben, sondern provoziert erhebliche destruktive Folgen, wenn einem künstlich herge-
stellten Zustand weder innerseelische noch soziale Integration
entspricht. Das chemische «Glück» verzerrt die Realität, schafft
neue Fehleinschätzungen und verhindert die notwendige Wahrheit, um sich aktiv für individuelle und gesellschaftliche Lebens-
verbesserungen zu engagieren.

Psychotherapie hat es schwer, weil sie Patienten ernüchtert
und die mühselige Rekonstruktion eines komplexen Entwick-
lungssystems sowie anstrengende Lebensveränderung verlangt.
Die verständliche Erwartung, glücklicher leben zu können, ist
kaum erfüllbar. Es gibt kein Recht auf Glück, so wie es kein
Recht auf Gesundheit gibt. Aber der durchaus nachvollziehbare
Anspruch, glücklicher leben zu können, bekommt eine realistische Perspektive, wenn damit mehr Zufriedenheit, mehr Entspannung und Entängstigung, mehr Orientierung und Selbstbestimmung gemeint sind. Doch handelt man sich dadurch auch
ein prinzipielles Problem ein: Wer weniger entfremdet und autonomer leben will, hat sofort den Widerstand von Partnern, Familienangehörigen, Freunden und Arbeitskollegen zu befürchten.
Er muss sehr auf der Hut sein, um nicht von den Werten des
Zeitgeistes allzu sehr abzuweichen, weil er dann zum Außenseiter
wird. Der irrationale Hass der Masse gegen jeden, der irgendwie

aussteigt, entspricht in etwa der seelischen Entfremdung und Verletzung der Verfolger, die auf keinen Fall durch Abweichler irgendwelche nagenden Zweifel an der eigenen Fehlentwicklung entstehen lassen wollen.

Wer nach Glück durch Psychotherapie strebt, muss sich frei machen von den durch die Eltern und andere Autoritäten repräsentierten Idealen; er darf das eigene nicht mit dem scheinbaren Glück anderer vergleichen wollen und muss äußere Parameter der Glücksbemessung (Geld, Besitz, Ruhm, Macht) als zwar verführerische, aber sich letztlich nie erfüllende Formen der Befriedigung aufgeben lernen. Er muss Glück als einen höchst subjektiven, sehr flüchtigen Zustand akzeptieren, der sogar eine bedrohliche Kehrseite hat, weil bisherige belastende Erfahrungen dadurch erst richtig bewusst werden. Und er muss gegen Häme und Abwertung, gegen Distanzierung durch die soziale Umwelt gewappnet sein.

Glücklich ist, wer befriedigt ist, wer befreit ist von Bedürfnisdruck und von der Last, nicht gut genug, nicht richtig, nicht liebenswert zu sein. Glücklich ist, wer sich verstanden und bestätigt erleben darf. Die Überwindung aufgenötigter Entfremdung, des Zwangs, so zu sein, wie es anderen gefällt, und die Befreiung von der Bewertungsangst schaffen einen Glücksraum für Identität und Authentizität. Glück ist das Erleben von Würde. Glücklich ist, wer Augenblicke der Selbstwahrnehmung mit der Überschrift «Ja, das bin ich! So ist es!» erleben kann, und überglücklich darf man sich schätzen, wenn dies in Beziehungen geschieht, die die Selbstwahrnehmung empathisch bestätigen. Das heißt nicht, dass ein Beziehungspartner dasselbe empfinden muss; es geht nicht um eine verschmelzende Einheit, sondern um die erlebte Individualität in bestätigender Bezogenheit. Der Beziehungspartner kann auch sagen: «Ich verstehe gut, was du jetzt sagst, wie es dir gerade geht, obwohl ich das ganz anders empfinde.» Gerade eine solche bestätigende Unterschiedlichkeit adelt die eigene Einzigartigkeit in einer Glückserfahrung.

Eine glücksgewinnende Psychotherapie wird bemüht sein

Individualität – also die Würde des Menschen – aus der Verkrustung durch Verbote, aus den Verbiegungen der Gebote, aus der Entfremdung falscher Maßstäbe herauszuarbeiten. Dabei wird eine Tatsache zur unumstößlichen Wahrheit: Ein konstituierendes «Urglück», das nur die Mutter (oder eine andere primäre Bezugsperson) hätte vermitteln können, ist für immer verloren. Das ist der schwierigste Punkt jeder seriösen Psychotherapie: Es gibt kein auflösendes Ungeschehen-Machen frühen Mangels, früher Verletzungen. Die Wahrheit kann nur durch die Abwehrmechanismen hindurch schmerzvoll erfahren werden – soweit das zumutbar und aushaltbar ist. Nur so sind Freiräume für eigene Glückserfahrungen zu schaffen, trotz des dereinst nicht geschenkten und vermittelten Glücks. Das selbst gefundene Glück ist immer weniger als das ursprünglich Gewünschte, und es ist immer mehr als das durch suggerierte Glücksverheißungen Erreichbare.

Auf der Suche nach dem längst verlorenen Glück ist der Psychotherapeut ein freundlich-wohlwollender Ernüchterer und ein Helfer dabei, eigenes, selbst erworbenes Glückserleben zu gewinnen. Statt des verlorenen oder nie erfahrenen kindlichen Glücks können Glücksaugenblicke erlebter Stimmigkeit mit sich und der Welt erreicht werden. Dabei gibt es viel falschen Ehrgeiz – nach dem Muster der Leistungsgesellschaft. Es gibt auch falsche Überzeugungen von eigener Identität und Authentizität, die zumeist etwas aufgesetzt und angestrengt wirken, trotzig daherkommen («So bin ich halt!» – «Dazu stehe ich!» – «Und das ist gut so!») und kämpferisch verteidigt werden («Das lass ich mir nicht nehmen!» – «Das lass ich mir nicht ausreden!» – «Dafür stehe ich ein!» – «Ich übernehme die Verantwortung!»). Man darf sich also diesbezüglich ruhig selbst immer wieder in Frage stellen. Die Augenblicke reinsten Glücks habe ich persönlich und bei vielen Klienten nach einer Gefühlsentladung auf der Matte erlebt. Wenn Frühbedrohung und Liebesmangel emotional zum Ausdruck gebracht sind, dann kann man Momente höchster Klarheit, Zufriedenheit und Selbstgewissheit erleben, die Glück bedeuten.

Psychotherapie hat einen großen Verbündeten. Die Eltern sind zwar zur Liebe verpflichtet, erfüllen diese Pflicht und Verantwortung aber häufig leider nur ungenügend. Aber ebenso wie sie nicht einem Kind das Leben schenken, sondern nur das Tor zum Leben sein können, so ist die Liebe nicht allein von den Eltern abhängig. Sie ist schon da – wie auch immer man das verstehen will. Sie ist Gott, Natur, Energie, unabhängig von uns Menschen und unserem Verhalten. Eltern und soziale Verhältnisse können sicher förderlich oder hinderlich sein für die Liebe, aber sie sind nicht ihre Erzeuger und Verursacher. Psychotherapie kann helfen, wieder Anschluss an die Kraft zu finden, die uns ins Leben ruft und wieder abberuft. So sind Leben und Sterben Manifestationen der Liebe, deren verantwortliche Pflege in unsere Hände gelegt ist. Was die Eltern nicht leisten, kann auch die Psychotherapie nicht ersetzen. Aber sie kann zur Erkenntnis führen und die Wege der Liebe erweitern, verbessern oder gar befreien helfen.

30

Elternliebe erübrigt Psychotherapie

Leiden, das zur Therapie führt, ist die folgerichtige Ausdrucks-
form der verborgenen frühen Not, die man als Kind erlitten hat.
Offenkundige Gewalt und schwere körperliche und seelische
Verletzungen sind vergleichsweise selten – von denen hätten
dann auch Nachbarn oder das Jugendamt Kenntnis bekommen
können. Viel entscheidender sind die versteckten Verletzungen
der Würde und der individuellen Integrität des Kindes, die unter
dem Deckmantel scheinbar «ordentlicher» Verhältnisse geschehen. Sogar im Namen der Liebe, unter Berufung auf Gott, auf
traditionelle Erziehungsvorstellungen und mit dem Hinweis auf
die ökonomische Not der Familie werden mittels Gehirnwäsche
und abverlangter «Einsicht» Verbrechen gegen das Kind began-
gen, die nie geahndet werden, die aber die Quelle der dann beklagten Fehlentwicklungen des Kindes sind.

Es geht um den alltäglichen kleinen Terror gegen die Bedürfnisse des Kindes – was es nicht darf und was es soll. Es geht vor
allem auch um das Verlassensein des Kindes, nicht nur durch die
reale Abwesenheit der Eltern, vielmehr durch das Desinteresse
am Kind. Es geht um die Unfähigkeit zur Empathie, das Nicht-
zuhören-Wollen und Nicht-verstehen-Können der Eltern: Kinder verstummen und teilen nichts mehr von sich mit, wenn sie
nur belehrt und ermahnt werden. Dass Kinder anders empfinden
und denken, als Eltern es erwarten, ist völlig normal, wird aber
von vielen nicht toleriert, geschweige denn verstanden. Hier eine
kleine Auswahl von Erziehungsterror hinter der Maske der Sorge
um das Kind:

- «Das verstehst du doch nicht!»
- «Du musst tun, was ich dir sage!»
- «Wenn du das machst, bist du für mich gestorben!»

- «Das will ich nie wieder hören!»
- «So kann ich dich überhaupt nicht lieb haben!»
- «Du hast mich aber sehr enttäuscht!»
- «Das hätte ich von dir nicht gedacht!»
- «Du bringst mich noch ins Grab!»
- «Das musst du doch verstehen!»
- «Das mache ich nur aus Liebe zu dir!»
- «Ich opfere mich auf für dich!»
- «Du sollst es mal besser haben!»
- «Gott sieht alles!»
- «Kinder müssen schreien, das kräftigt die Lungen!»
- «Lass das Kind schreien, du darfst es nicht verwöhnen!»
- «Sei lieb!»
- «Mach mir keine Schande!»

Mit Tausenden solcher Gebote und Verbote werden Kinder so lange zugerichtet, bis sie den Erwartungen und Bedürfnissen der Eltern/Krippenerzieher entsprechen. Wenn Eltern die Zuwendung verweigern, ihre Aufmerksamkeit dem Kind entziehen, den Kindern Angst machen, sie schuldig sprechen oder mit Liebesentzug bestrafen, erzeugen sie die späteren psychischen und körperlichen Erkrankungen, die sozialen Ängste und Konflikte und schlimmstenfalls die späteren Gewalttäter. Einer der dümmsten Sätze, der häufiger in diesem Zusammenhang zu hören ist und der die Verbrechen gegen das Kind verschleiern soll, lautet: «Und? Hat es denn geschadet?!»

Rationalisierende Beschwichtigung ist nicht nur die Botschaft der Täter, auch viele Opfer sind mit der verleugnenden Fehleinschätzung identifiziert. Das wird dadurch erleichtert, dass Spätfolgen nicht in den Zusammenhang mit den frühen Lebensbedingungen gebracht werden. Mitunter sind auch schon frühe Erkrankungen und Verhaltensstörungen in der Kindheit eine Möglichkeit, die innere Not des Kindes zu ahnen. Das aber wird häufig nicht verstanden und dann mit Erziehung, also mit Strafen und Drohungen, aber auch mit Lob und Anerkennung für gefordertes Wohlverhalten oder gar mit Medikamenten bekämpft, statt auf die wirklichen Bedürfnisse des Kindes einzugehen, die Zuwendung, Bestätigung, Verstandenwerden – in einem Wort Liebe – fordern. Wenn wir uns die kindliche Situation vergegenwärtigen, in der es auf Gedeih und Verderb den Eltern oder anderen frühen Bezugspersonen ausgeliefert ist, dann können wir auch den potentiellen Bedrohungscharakter der frühen Erfahrungen verstehen, solange die Beziehungsangebote defizitär oder verlogen sind. Ein verständliches Abwehrbedürfnis ist der Motor für die späteren Beschwerden. Die Erkrankungssymptomatik steht stellvertretend für die frühe Not und bringt diese nun maskiert und symbolisierend zum Ausdruck.

Der hartnäckigste Heilungswiderstand ist eine Art Schutzreflex gegen sehr belastende Erkenntnisse und steht im Dienst des Elternschutzes. Vom Kind aus betrachtet, ist eindeutig die Mutter infolge frühester Bedrohungserfahrungen sowie ungenügender Anwesenheit und Liebe die Haupttäterin. Trotzdem werden strafende und sich entziehende Väter häufiger als die Hauptschuldigen angesehen, weil ihr Versagen eher zu ertragen ist als der Mangel an guter Mütterlichkeit. Auf das reale Versagen des Vaters lässt sich leicht die verleugnete Mutterschuld projizieren. Mit der sicher berechtigten und notwendigen Verfolgung väterlicher Schuld wird der Vater aber auch sehr häufig zum Sündenbock gemacht, um die Mutter zu schonen. Damit sichert sich das Kind das eigene Überleben, und als Erwachsener hat es eine brauchbare Legende für sein Unglück. Mit Hass und Verachtung auf den Vater ist es wesentlich einfacher zu leben, als erkennen zu müssen, von der Mutter nicht geliebt, nicht ausreichend versorgt oder für ihre Bedürfnisse missbraucht worden zu sein. Dieser Erkenntniswiderstand wird nachhaltig unterstützt vom christlich geprägten Bild der unantastbaren «heiligen» Mutter einerseits und durch die ökonomisch erzwungene und feministisch-ideologisch geprägte Abwertung von Mütterlichkeit andererseits.

Die gegenwärtige Diskussion in der deutschen Gesellschaft, wie Kinderbetreuung und Berufstätigkeit zu vereinbaren seien, hat bedenkliche Züge von Kinderfeindlichkeit und einer nahezu diskriminierenden Abwertung von Mütterlichkeit angenommen. Der Streit um sexistische Äußerungen und Einstellungen von Männern treibt absurde Blüten, aber die Abwertung der natürlichsten und wichtigsten menschlichen Funktion – einer guten Mütterlichkeit – wird landesweit durch alle Schichten der Gesellschaft und fast alle Parteien nicht nur hingenommen, sondern aktiv vorangetrieben: Mit Begriffen wie «Herdprämie», «Bildungsfernhalteprämie», «Rückfall ins Steinzeitalter» und mit polemischen Hinweisen auf die Mutterideologie der Nazis werden grundlegende Werte der menschlichen Entwicklung verunglimpft. Mit dem Verweis auf die (vermeintliche) Notwendigkeit frühkindlicher Bildung wird die eigentliche Aufgabe einer zuverlässigen, beständigen und liebevollen Bindung rationalisierend verleugnet. Zu Recht wurde einst die zu frühe und kollektive Fremdbetreuung der Kinder in der DDR mit ihren schwerwiegenden Folgen angeprangert. Heute jedoch werden diese DDR-Verhältnisse per Gesetz in ganz Deutschland restauriert. Wie ist das möglich?

Mich ängstigt und empört die Zustimmung einer Mehrheit der Bevölkerung enorm. Als Kriegskind des Nationalsozialismus und Schulkind des real existierenden Sozialismus der DDR hat mich ein Thema nie mehr losgelassen: Wie konnte das alles geschehen? Ich bin mir sicher, dass ich auf der Suche nach Antworten Psychotherapeut geworden bin und hinreichend Erklärungen und Beweise dafür gefunden habe, wie durchschnittliche Menschen auch «Bestien», Mörder, Gewalttäter, Rassisten sein können, wenn ihre versteckten seelischen Verletzungen in belastenden Situationen durch geeignete «Führer» ausgenutzt und missbraucht werden. Ein gefährlicher Kurzschluss verwandelt dann verständlichen frühen Hass auf lieblose Eltern in brutale Aggression gegenüber dazu geeigneten Opfern. Die «Eignung» für das Opfer-Sein ergibt sich aus realer Unsicherheit, sozialer Schwäche, beunruhigender Andersartigkeit und ungeschützter Minderheit.

Nach 40 Jahren seelischer Untergrundarbeit habe ich keinen

Zweifel mehr daran, dass alle Gräueltaten, die Menschen begehen können, sich sowohl individuell als auch kollektiv so lange ereignen werden, solange Kinder nicht optimal frühbetreut werden. Es ist eine Illusion zu glauben, dass Rassenwahn, Völkermord und Krieg allein politisch, ökonomisch und moralisch verhindert werden könnten, ohne die psychosozialen Voraussetzungen dafür in den Menschen zu schaffen. Demokratie, Wohlstand und ein humaner (religiöser) Wertekanon sichern niemals allein den Frieden und das friedliche Zusammenleben. Nur die primäre narzisstische Befriedigung der Menschen könnte das soziale Leben weitgehend befriedigen. Es existiert ein entscheidender Unterschied zwischen einer innerseelischen und einer nur politisch organisierten Demokratie, zwischen innerer Befriedung und diplomatisch verhandeltem Frieden, zwischen Beziehungsreichtum und materiellem Reichtum, zwischen unendlichem innerseelischen Wachstum und begrenztem äußeren Wachstum. Dieser Unterschied steht und fällt damit, ob Kinder gewollt oder bedroht, geliebt oder vernachlässigt, gefördert oder eingeschüchtert, freigelassen oder genötigt werden. Auf den Punkt gebracht: ob Eltern und die Gesellschaft glauben, Kinder müssten erzogen und gebildet werden, oder ob ihnen Beziehung und damit Entwicklung geboten und ermöglicht werden.

Ich habe schätzungsweise 15 000 Menschen als Patienten der Psychotherapie kennengelernt. Darunter war keiner, dessen Erkrankung und Lebensprobleme nicht auf belastende Erfahrungen in der frühen Kindheit zurückzuführen gewesen wären. Die einzelnen pathogenen Wirkungen, die ich in den Mütterlichkeits- und Väterlichkeitsstörungen zusammengefasst habe, resultieren aus erfahrener Ablehnung, Bedrohung, aus früher Verlassenheit, aus Nicht-verstanden-Werden, aus Nötigung und Anpassungsdruck. Dabei ist – wie schon erwähnt – erkennbare Gewalt wesentlich seltener als Manipulation. Die erzwungene Anpassung an den Willen der Eltern und die vorherrschenden Normen der Gesellschaft verschleiern die Entfremdung und Abnormität der psychosozialen Entwicklung. Man kann das «Normopathie» nennen. Ich erfasse mit diesem Begriff das sonst völlig unverständliche begeisterte Mitläufertum und die gewissenlose Mittäterschaft, wo es um kollektive menschliche Verbrechen geht.

Die Pathologie unserer gegenwärtigen Lebensform beruht auf einer Wachstumsillusion. Deren Schuldenlast und die gnadenlose Zerstörung unserer natürlichen Lebensbedingungen und sozialen Bezüge sind Bestandteile eines Kriegs, den wir gegen Pflanzen, Tiere, Luft, Erde und Wasser und gegen sozial schwächere Menschen führen. Wir sind weder klüger noch reifer geworden. Dem Selbstbetrug und der Unfähigkeit, diesen Prozess zu stoppen, liegen seelisch begründete Abwehrprozesse und strukturbedingte Störungen zugrunde, die sich als Folge früher Beziehungsdefizite der Mehrheit der Bevölkerung verstehen lassen. Eine allein politisch begründete Demokratie kann in Wirklichkeit eine Diktatur der seelischen Verletzungen sein. Wir ahnen etwas davon, wenn wir die Primitivität des Boulevards, die absurden Peinlichkeiten im Fernsehen, den Zwang der Moden, die kriminellen Energien des Profitstrebens, die Macht des Sozialneids, den gnadenlosen Kampf um Erfolg und Sieg kritisch zur Kenntnis nehmen. Wir schauen weg, wollen nichts wissen, fühlen uns hilflos, finden richtig, was alle machen, oder beruhigen uns durch stille Proteste oder geselliges Gejammere, entkommen aber nicht der seelischen Zwangsjacke, die uns ehemals durch mangelnde Elternliebe und durch zu frühe Fremdbetreuung auferlegt worden ist.

Ein Kind unter drei Jahren braucht seine Mutter beziehungsweise eine optimale Mütterlichkeit für seine gesunde Entwicklung wie die Luft zum Atmen. Deshalb muss, verbunden mit entsprechender Sozialpolitik, eine gesellschaftliche Haltung gefördert werden, die Mütterlichkeit (und Väterlichkeit) zentralen Stellenwert einräumt: Selbsterfahrung und Psychotherapie für Frauen, die Mutter werden, Elternschulen für Mütterlichkeit, Väterlichkeit und Beziehungskultur, sozialpolitische Maßnahmen, die es Müttern erlauben, die Frühbetreuung auszuüben bei entsprechender Unterstützung, wenn spätere Berufstätigkeit und Karriere geplant werden. Familie oder Beruf: Man sollte zwischen beidem nicht wählen müssen, sondern optimale Kinderbetreuung und berufliche Förderung müssen gleichermaßen möglich sein. Dabei darf Frühbetreuung in einer Krippe nur die Ausnahme im Fall einer Notsituation sein. Vor allem muss sich Fremdbetreuung aber an guter Mütterlichkeit orientieren. Es werden Krippenerzieherinnen gebraucht, die zu Empathie und Liebe fähig sind, also mehr Herzensbildung haben als pädagogische Bildung. Kinder in einer Krippe brauchen *eine* zuverlässig anwesende Bezugsperson, die höchstens drei, vier Kinder zu betreuen hat, um wirklich mütterlich sein zu können.

Krippen dürfen keine Aufbewahrungsorte oder Bildungsstätten, sie müssen Quellen guter Bindung sein. Wir dürfen nicht nur die furchtbaren Trennungstraumata einer zu frühen Trennung des Kindes von der Mutter bedenken. Wir müssen auch sehen, dass Krippenerzieherinnen überfordert sind, dass ihre Empathie und Sympathie für Kinder sehr unterschiedlich ausfallen, dass Kinder einem Kollektiv mit unterschiedlichsten Folgen ausgesetzt werden und dass es immer zu Bindungsverwirrungen und -konkurrenzen zwischen «guten» Eltern und «bösen» Erzieherinnen oder «guten» Betreuern und «bösen» Eltern kommen kann. So werden – fast unbemerkt – die Orientierung, die Imitation, der Halt und die Sicherheit des Kindes gestört und verunsichert. Kein Wunder, dass später Ängste, Unsicherheiten, Minderwertigkeitsgefühle, verbunden mit Rückzug und Resignation oder mit Größenanspruch und Dominanzstreben, die Konsequenzen sind. Ich habe Menschen behandelt, die infolge früher Fremdbetreuung nur in der Gruppe halbwegs funktioniert haben und beim Alleinsein in depressive Einsamkeit rutschten. Aber auch die sozialen Beziehungen waren meistens anstrengend, weil sie sich ständig behaupten, zeigen und durchsetzen mussten. Sie sagten oft: «Ich weiß nicht, wer ich wirklich bin und wie ich bin, ich weiß nur, was ich soll, um bestehen zu können und akzeptiert zu werden.»

Ich bin Menschen begegnet, die schon in der Krippe gemobbt, gehänselt, geärgert, geschubst und geschlagen wurden, die sich als soziales «Omega» kultiviert haben und in dieser Rolle ein trauriges Leben mit viel Ablehnung und Enttäuschung führten. Viele Partnerschaftsstörungen sind das Ergebnis früher Trennung, durch die eine Sehnsucht nach symbiotischer Beziehung (zur guten Mutter) frustriert worden ist. Später wird dann vom Partner eine entsprechende Zuwendung erwartet, was auf Dauer nicht gutgehen kann. Da der sichernde Blick der Mutter fehlte und keine Krippenerzieherin die Fähigkeit und Zeit hatte, diese Spiegelung zu schenken, wird vom Partner eine illusionäre Bestätigung gefordert – was bei anfänglicher Verliebtheit durchaus möglich erscheint. Es entsteht jedoch eine diffuse Angst, wenn diese erhoffte Zuwendung nicht erfüllt wird. Und sie kann letztlich auch niemals erfüllt werden. Die Tragik aber entsteht dadurch, dass der Betroffene glaubt, der Partner sei daran schuld. Es wird dann der Nächste gesucht, sodass praktisch keine dauerhafte stabile Beziehung möglich ist.

Die frühen seelischen Defizite belasten nicht nur die persönlichen Beziehungen, sondern beherrschen auch zunehmend die sozialen Verhältnisse, wenn viele Menschen davon betroffen sind. Dann spiegeln sich die verleugneten seelischen Zustände in den Werten und Normen einer Gesellschaft, in den Moden und den dominierenden Inhalten des Zeitgeistes wider. Auch ökonomische Verhältnisse, die Banken- und Finanzwirtschaft stehen, pervertiert, im Zusammenhang mit den seelischen Problemen der Verantwortlichen und Mächtigen. Werden dann wiederum durch Wirtschaft, Politik, Kultur, Religion und Moral seelische Einengung und soziale Entfremdung befördert, kommt der Psychotherapie eine große Verantwortung zu, mit dem Einzelnen seine Möglichkeiten zur Emanzipation, aber auch die Notwendigkeit der Anpassung individuell zu erarbeiten, um halbwegs gesund leben zu können. Die Regulationsfähigkeit im permanenten Konfliktfeld zwischen Natur und Kultur, zwischen Individualität und Gesellschaft ist dann ein wichtiges Therapieziel. Dabei darf nicht vergessen werden: Wer sich von belastenden elterlichen Einflüssen befreit und die auferlegten Werte und Normen hinter sich lässt, dem droht nicht nur ein Verstoß aus dem Familienverbund. Auch die Partner, Freunde und Kollegen sehen sich kritisch hinterfragt. Wenn ein Kranker gesundet, wird das kranke System, das Geflecht schädigender, entfremdender Einflüsse erkennbar. Es entsteht ein neuer Machtkampf: Der Gesundende wird wieder krank (gemacht) – oder die wesentlichen Beziehungspersonen erkennen ihren Anteil am kranken System und beginnen, sich auch als Betroffene zu begreifen.

Eine gute Psychotherapie bedeutet hier: Die Systeme Familie, Partnerschaft, Arbeit und Gesellschaft auf den Prüfstand zu stellen. Psychotherapeuten sind mithin politisch Verantwortliche, haben eine entsprechende Sozialpolitik und gesellschaftliche Verhältnisse einzufordern, die Sicherheit geben können. Sie haben auf präventive Maßnahmen zu drängen, damit Kinder möglichst keine Strukturstörungen in ihrer Entwicklung erleiden müssen. Tun sie das nicht, sind sie bloße Nutznießer einer kollektiven Erkrankung und selbst Teil eines pathogenen Systems, das ihnen finanziellen Gewinn ermöglicht.

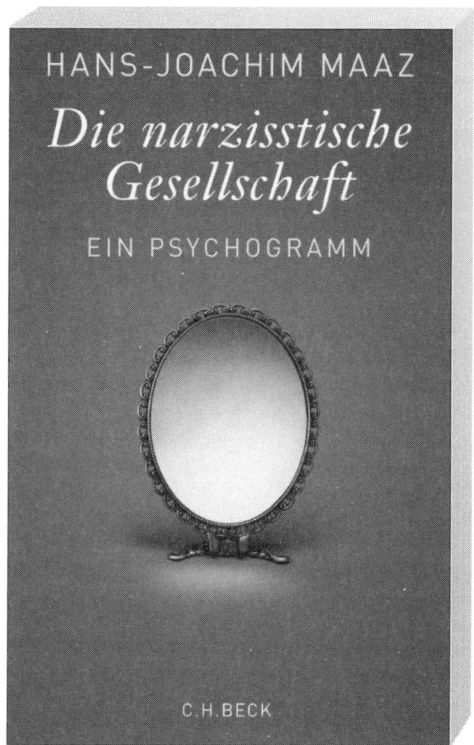

236 Seiten. Klappenbroschur

Gier, sei es nach Geld oder anderen Lebensvorteilen, so
zeigt Hans-Joachim Maaz, ist Ausdruck einer narzisstischen Störung. Der narzisstische Mensch ist im Kern ein
um Anerkennung ringender, stark verunsicherter Mensch.
So tut er alles, um die Bestätigung, die er zum Leben
braucht, zu erhalten. Diese narzisstische Kompensation
bedarf ständig erweiterter Ablenkung durch Konsum, Besitz, Animation und Aktion. Gier ist keine spezifische Cha-
raktereigenschaft etwa von Bankern oder lediglich Folge
falscher Anreize: Für Maaz ist sie ein zentrales Symptom
der narzisstischen Bedürftigkeit der meisten Bürger der
westlichen Konsumgesellschaften. Besonders ausgeprägt
ist sie allerdings bei den Trägern gesellschaftlicher Macht
anzutreffen: bei Politikern, Managern und Stars.